皮肤病诊断与治疗方法

主 编 王丽昆 马珊珊 王松芬 贾玲芝 齐海华

PIFUBING ZHENDUAN YU
ZHILIAO FANGFA

黑龙江科学技术出版社

图书在版编目（CIP）数据

皮肤病诊断与治疗方法 / 王丽昆等主编. -- 哈尔滨:
黑龙江科学技术出版社, 2018.2
ISBN 978-7-5388-9738-8

Ⅰ.①皮… Ⅱ.①王… Ⅲ.①皮肤病—诊疗 Ⅳ.
①R751

中国版本图书馆CIP数据核字(2018)第114617号

皮肤病诊断与治疗方法
PIFUBING ZHENDUAN YU ZHILIAO FANGFA

主　　编	王丽昆　马珊珊　王松芬　贾玲芝　齐海华	
副 主 编	丁小珍　彭　云　陈　凤	
责任编辑	李欣育	
装帧设计	雅卓图书	
出　　版	黑龙江科学技术出版社	
	地址：哈尔滨市南岗区公安街70-2号　邮编：150001	
	电话：（0451）53642106　传真：（0451）53642143	
	网址：www.lkcbs.cn　www.lkpub.cn	
发　　行	全国新华书店	
印　　刷	济南大地图文快印有限公司	
开　　本	880 mm × 1 230 mm　1/16	
印　　张	11	
字　　数	345 千字	
版　　次	2018年2月第1版	
印　　次	2018年2月第1次印刷	
书　　号	ISBN 978-7-5388-9738-8	
定　　价	88.00元	

前　言

　　皮肤病是发生在皮肤和皮肤附属器官疾病的总称。皮肤是人体最大的器官，皮肤病种类繁多，而且多种内脏发生的疾病也可以在皮肤上有所表现，严重影响身体健康，引起人们的恐慌与社会对病人的歧视。近几年来，随着分子生物学、医学免疫学等相关学科的日益进步，人们对皮肤疾病的治疗和皮肤美容的要求越来越高。临床医生只有不断地学习新理论和新技术，才能对常见、多发性皮肤病做出快速诊断和治疗，减轻患者的病痛。

　　本书着重讲解了皮肤病治疗的基本理论、常用皮肤病治疗技术和皮肤科常见疾病及并发症的诊断和治疗等内容。本书紧扣临床，简明实用，内容丰富，资料新颖，对于皮肤科医务工作者处理相关问题具有一定的参考价值，也可作为各基层医生和医务工作者学习之用。

　　本书的编委都是来自于从事皮肤病医疗和教学工作多年的专业人员，集众家之所长并结合国内实际情况，在充分研讨的基础上，倾力合著此书，希望本书的出版对于推动我国皮肤病学的发展有所帮助。在即将付梓之际，对先后为此书付出努力的同志表示诚挚的感谢！尽管我们已尽心竭力，但唯恐百密一疏，愿专家、读者能加以指正，不胜期盼之至。

编　者

2018 年 2 月

目 录

第一章

皮肤的解剖与组织学

第一节　皮肤解剖学

皮肤位于人体表面，是人体的第一道防线，尤其是角质层，具有十分重要的功能。从重量与面积的角度来看，皮肤是人体最大的器官，其重量约占体重的 16%；皮肤的面积，成年人为 1.5～2.0m²，新生儿约为 0.21m²。

皮肤厚度因人而异，不同部位的厚度也不相同，通常为 0.5～4.0mm（不包括皮下脂肪层）。儿童皮肤较成年人薄得多；四肢及躯干皮肤，伸侧比屈侧厚；枕后、项、臀及掌跖部位皮肤最厚；眼睑、外阴、乳房等部位皮肤最薄。

皮肤表面有很多皮嵴、皮沟和皱襞。皮嵴部位常见许多凹陷的小孔，称为汗孔，是汗腺导管开口的部位。皮沟是由于皮肤组织中纤维束的排列和牵引所形成的，深浅不一，在面部、手掌、阴囊及活动部位（如关节部位）最深。皮沟将皮肤表面划分为许多三角形、菱形或多角形的皮野，在手背、颈项等处最为清楚。在手指及足趾末端屈面皮嵴呈涡纹状，特称为指（趾）纹。

由于真皮结缔组织的纤维束排列方向的不同，因此皮肤具有一定方向的张力线，又名皮肤切线或 Langer 线。在外科手术时，如按此线的方向切开皮肤，则皮肤切口的宽度较小；相反，如切口与此线垂直，则其宽度较大，并且在伤口愈合后，容易产生较明显的瘢痕。故此线对外科手术选择切口方向具有重要意义。

皮肤颜色各人不同，并且与种族、年龄、性别以及外界环境等因素有密切关系。即使同一人体的皮肤，在各种部位也深浅不一。

皮肤还附有毛发、皮脂腺、外泌汗腺、顶泌汗腺及指（趾）甲等附属器，现分述如下：

1. 毛发　是一种长圆柱状角质结构，其深入皮肤内的部分称为毛根，毛根末端膨大呈葱头状，称为毛球。露出皮面的部分称为毛干。毛发分布很广，几乎遍及全身，仅掌跖、指（趾）屈面、指（趾）末节伸面、唇红区、龟头、包皮内面、小阴唇、大阴唇内侧以及阴蒂等处无毛。通常毛发可分为硬毛与毳毛两种。硬毛粗硬，具有髓质，颜色较深。硬毛又可分为两种：①长毛：如头发、胡须、腋毛与阴毛等；②短毛：如眉毛、睫毛、鼻毛与耳毛等，通常长度较长毛为短。毳毛细软，无髓质，颜色较淡，主要见于面部、四肢与躯干。

2. 皮脂腺　分布很广，除掌跖与指（趾）屈面外，几乎遍及全身。唇红区、阴茎、龟头、包皮内面、小阴唇、大阴唇内侧和阴蒂处也有皮脂腺。通常可分为三种类型：①附属于毛囊，此种皮脂腺开口于毛囊，与毛发共同构成毛皮脂腺单位；②与毳毛有关，其导管直接开口于体表；③与毛发无关，故又称为独立皮脂腺，见于口唇、包皮内面、小阴唇、大阴唇内侧、阴蒂与乳晕等处。皮脂腺在人体的分布密度不相同，以头皮、面部（特别是前额、鼻翼等处）最多，而躯干则以中央部位较多，因此，这些部位以及腋窝等处又称为皮脂溢出部位。四肢（特别是小腿外侧）皮脂腺最少，掌跖及指（趾）屈面则缺如。

3. 汗腺　根据汗腺结构与功能的不同，可分为外泌汗腺和顶泌汗腺两种。

（1）外泌汗腺：亦称小汗腺，可简称汗腺，除口唇、唇红区、龟头、包皮内面、阴蒂外，几乎遍及全身。在不同部位，汗腺的密度各不相同，掌跖密度最大，其次为面额部、躯干。一般四肢屈侧较伸侧密集，上肢多于下肢。儿童皮肤的汗腺密度则较成年人为大。汗腺是一种结构比较简单的盲端管状腺，其腺体部分自我盘旋呈不规则球状，多位于真皮和皮下组织交界处。其导管自腺体垂直或稍弯曲向上，穿过真皮到达表皮嵴的下端进入表皮，在表皮内呈螺旋状上行，开口于皮肤表面。

（2）顶泌汗腺：亦名"大汗腺"，其分泌部的直径较外泌汗腺约大 10 倍，仅分布于鼻翼、腋窝、脐窝、腹股沟、包皮、阴囊、小阴唇、会阴、肛门及生殖器周围等处。此外，外耳道的耵聍腺、眼睑的麦氏腺以及乳晕的乳轮腺则属于顶泌汗腺的变型。顶泌汗腺在女性发育较早，在月经及妊娠期分泌亦较旺盛。胚胎学研究证明，顶泌汗腺与皮脂腺相似，均起源于原始上皮胚芽，发生自毛囊的上皮细胞，不直接开口于皮肤表面，而在皮脂腺开口的上方开口于毛囊。腺体位置一般较深，多在皮下脂肪层，偶尔见于真皮深部，甚至中部。

另外，在腋窝处尚存在受肾上腺素能及胆碱能神经递质双重调节的所谓顶泌外泌汗腺（apocrine glands），为青春期时向顶泌汗腺转分化的外泌汗腺结构。其分泌部大小介于外泌汗腺和顶泌汗腺之间，分布于腋窝和肛周，占到腋窝汗腺的 50% 以上。其导管直接开口于皮肤表面。

4. 指（趾）甲　是由致密而坚实的角质所组成，位于指（趾）末端的伸侧面，扁平而有弹性，自后向前稍有弯曲，呈半透明状。甲板的前面暴露部分称为甲体，甲体的远端称为游离缘。甲板后端隐蔽皮肤褶皱下方的部分称为甲根。甲板除游离缘外，其他三边均嵌于皮肤褶皱内。位于甲体下的基底组织部分称为甲床。位于甲根下的基底组织称甲母质。指（趾）甲近甲根处有新月形的白色区，称为甲弧影（或甲半月）。

（王丽昆）

第二节　皮肤组织学

从胚胎学的观点来看，皮肤有两种主要组成部分：①上皮部分，由外胚叶分化而来，称为表皮。②结缔组织部分，由中胚叶分化而来，通常又可分为两层：位于表皮下方较为致密者，为真皮；位于真皮下方比较疏松者，称为皮下组织。由于皮下组织含有脂肪组织，故又名皮下脂肪层，或称脂膜。

在组织切片中，表皮与其下方的真皮相结合处，通常呈波浪形曲线。真皮以乳头状似手指样伸入表皮，表皮则相应地伸入真皮，两者之间犬牙交错，表皮伸入真皮部分称为表皮嵴（以往称为表皮突或皮突）。在掌跖部的乳头体和表皮嵴比较深长，而且数量上较多。其次在口唇、阴茎、包皮、小阴唇和乳头部分，也有许多比较深长的乳头体和表皮嵴。但在其他一些部位，如面部、下腹部等处，不仅表皮比较薄，而且乳头体和表皮嵴也较少而短（图 1-1）。

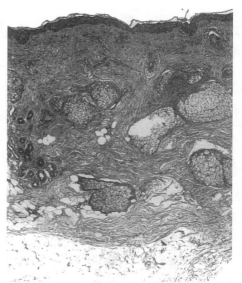

图 1-1　正常皮肤（HE 染色 ×40）

一、表皮

表皮由两大类细胞所组成，即角质形成细胞与树枝状细胞。两者迥然不同，角质形成细胞具有细胞间桥以及丰富的胞质，用 HE 染色即可着色；而树枝状细胞则无细胞间桥，其胞质需用特殊染色或组织化学方法，甚至在电子显微镜下才能识别。现将两类细胞分述如下。

（一）表皮的角质形成细胞

角质形成细胞最终产生角质蛋白，在其向角质细胞演变过程中，一般可以分为四层，即基底层、棘层、颗粒层以及角质层。有人又把前三层或前二层称为生发层或马尔匹基层。此外，在某些部位，特别在掌跖部位，在角质层的下方还可见到透明层（图1-2）。

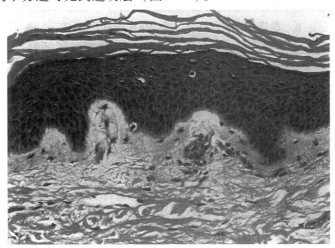

图1-2　正常表皮
从上至下分别为角质层、颗粒层、棘层和基底层（HE染色×200）

1. 基底层　由一层圆柱状基底细胞所组成。通常排列整齐，如栅栏状。其长轴与表皮和真皮之间的交界线垂直。胞质深嗜碱性，胞核卵圆形，呈暗黑色。基底细胞之间以及与其上方的棘细胞之间是通过细胞间桥相连接的。基底细胞的底部则附着于表皮下基底膜带，此带在HE染色时不易辨认，只有用特殊染色，如过碘酸雪夫（PAS）染色时才能显示出来。

基底细胞内尚有多少不等的黑素，其含量的多少与皮肤的颜色是一致的。白皮肤的人，基底细胞内仅含少量黑素颗粒，以致在HE染色切片内看不清楚；而晒黑或黑皮肤的人，其基底细胞内则有大量黑素颗粒。通常黑素颗粒主要位于基底细胞核的上方，但数量甚多时，则散布于胞质内。

2. 棘层　此层由4~8层多角形细胞所构成，愈位于表层，细胞形态愈扁平。每个细胞均有很多胞质突，称为棘突，因此这层细胞也称为棘细胞。正常皮肤的棘突在高倍镜下看不清楚，但在有细胞间水肿时，则清晰可见。

3. 颗粒层　通常由1~3层扁平或菱形细胞所组成。胞质内充满粗大、深嗜碱性的透明角质颗粒。正常皮肤颗粒层的厚度与角质层的厚度成正比例，在角质层薄的部位仅1~3层，而在角质层厚的部位，如掌跖，颗粒层则较厚，甚至多达10层。

4. 角质层　此层细胞已不含细胞核。染色呈嗜酸性。由于角质层外层常不断脱落，因此难以确定其厚度。在福尔马林固定的标本中，角质层内因有较大的细胞内外间隙，故往往呈网状，这是制片过程中所造成的。

5. 透明层　在掌跖皮肤角质层厚的部位，如取材用福尔马林固定，切片用HE染色后，在角质层的最下部分，可见一薄层均匀一致的嗜酸性带，称之为透明层。特别是在足跟部位皮肤组织切片中，此层最明显。

6. 表皮下基底膜带　在PAS染色时，在表皮-真皮连接处可见0.5~1.0μm厚、均匀一致紫红色的带，称之为表皮下基底膜带。此带在HE染色时看不到，而PAS反应阳性，说明其中有相当多的中性黏多糖。此外，如用硝酸银浸染时，在真皮最上部可见网状纤维。如再用阿尔新蓝同时染多糖带和网状纤维，则可见多糖带位于网状纤维网之上。光学显微镜下所见到的PAS阳性的表皮下基底膜带，与电子显微镜下所见到的基底板不同，后者仅有35~45nm厚，是一种超微结构；而光学显微镜下的基底膜带，比电子显微镜下所见的基底板平均要厚20倍。毛囊及汗腺腺体周围也可见到此带。

（二）表皮的树枝状细胞

在表皮内有四种类型的树枝状细胞，其结构功能各不相同。其中只有一种，即黑素细胞，在 HE 染色的组织切片内可以辨认；而第二种，即朗格汉斯细胞，需要用组织化学或免疫组化方法或电子显微镜才能辨认；第三种为未定型树枝状细胞，则只能用电子显微镜才能辨认；第四种是梅克尔细胞（Merkel cell），这类细胞的情况尚不完全清楚，在 HE 染色切片中也不能辨认，需要用电子显微镜或免疫组化方法加以确认。

1. 黑素细胞　HE 染色的切片中，黑素细胞有一小而浓染的核和透明的胞质，故又名透明细胞。此种细胞镶嵌于表皮基底细胞之间。黑素细胞的数目随身体的部位不同而异，而且在紫外线反复照射后可以增多。在 HE 染色的垂直切片中，透明细胞的平均数是每 10 个基底细胞中有 1 个透明细胞。但是，在常规切片中并非所有见到的透明细胞都是黑素细胞，因为基底细胞偶尔也可出现人工性的皱缩，和黑素细胞很难区别。黑素细胞具有形成黑素的功能，因此多巴反应阳性；同时由于其中含有黑素，故银染色阳性。通常黑素细胞的树枝状突起需用多巴反应才能显示出来，但如含有大量黑素时，银染色也常能看出。黑素就是通过黑素细胞的树枝状突输送到基底细胞内。

2. 朗格汉斯细胞（LC）　在 HE 染色切片中，这种细胞虽然也表现为透明细胞，但是位于表皮中上部，不像黑素细胞常位于基底层内。

LC 如用氯化金浸染，可以表现为树枝状细胞，而多巴反应则为阴性，同时 ATP 酶阳性，电子显微镜下证实其细胞胞质内有独特的伯贝克颗粒，故与黑素细胞可以区别。单克隆抗体 CDla（OKT6 或 Leu6）及免疫荧光或免疫细胞化学技术是观察此种细胞的最好方法。

3. 未定型细胞　此种树枝状细胞常位于表皮最下层，只有电子显微镜下才能证实。

4. 梅克尔细胞　位于表皮和口腔黏膜的下面，相当罕见，分布不规则，偶尔成群排列。这样的梅克尔细胞，在光学显微镜切片中，不能辨认。然而，在哺乳动物有毛皮肤中，梅克尔细胞簇集成盘状，比较特殊，因此有人称之为毛盘或 Merkel 盘。在银染色切片中，在每个梅克尔细胞基底下部紧贴着一个半月板样的神经末梢，所以才称为 Merkel 盘，并有一根感觉神经纤维在盘处终止。推测它们是一种触觉感觉器。

通过细胞化学及电子显微镜的研究，一般认为，梅克尔细胞的本质应属于 APUD（amino precursor uptake and decarboxylation）细胞系统。

二、真皮

真皮主要由结缔组织构成，但其中尚有其他组织，如神经和神经末梢、血管、淋巴管、肌肉以及皮肤的附属器。

真皮主要分为两层，即乳头层及网状层，但也有将乳头层再分为真皮乳头及乳头下层者（或者两者合称为真皮上部）。网状层也可分为真皮中部与真皮下部，但两者之间没有明确界限。

真皮结缔组织是由胶原纤维与弹性纤维、基质以及细胞成分组成。胶原纤维和弹性纤维互相交织在一起，埋于基质内。正常真皮中的细胞成分包括成纤维细胞、组织细胞及肥大细胞等。胶原纤维、弹性纤维和基质都是由成纤维细胞形成的。网状纤维仅是幼稚的胶原纤维，并非一独立成分。

1. 胶原纤维　真皮结缔组织中，胶原纤维成分最为丰富。除了表皮下、表皮附属器和血管附近者外，真皮内的胶原纤维均结合成束。胶原纤维的直径大小不一，在 $2 \sim 15 \mu m$。组织切片中的胶原束在各个部位粗细不等，在真皮下部最粗，而在真皮上部最细，乳头层胶原束不但细小，而且无一定行走方向，但在真皮中部和下部，胶原束的方向几乎与皮面平行，并互相交织在一起，在一个水平面上向各种方向延伸。因此，在组织切片中，可以同时看到胶原束的纵切面和横切面。纵切的胶原束通常稍呈波浪状。在胶原束中，有少量成纤维细胞散在，细胞核染色较深，其纵切呈菱形。在 HE 染色时，成纤维细胞胞质边界不能辨认。此外，在正常真皮上部有噬黑素细胞，在血管周围尚可见到少量肥大细胞及组织细胞。通常肥大细胞需要用 Giemsa 染色等才能加以证明。这些细胞将在炎症浸润细胞内详细叙述（图 1 – 3）。

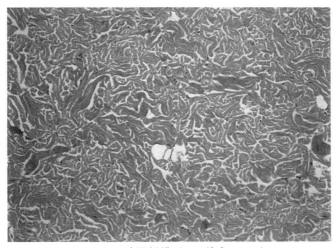

图 1 - 3　胶原纤维（HE 染色 × 100）

2. 网状纤维　在 HE 染色时，此种纤维不易辨认，但因其具有嗜银性，故可用硝酸银溶液浸染加以显示。网状纤维是纤细的胶原纤维，其直径仅为 0.2 ~ 1.0 μm。在胚胎时期，网状纤维出现最早。在正常成人皮肤中，网状纤维稀少，仅见于表皮下、汗腺、皮脂腺、毛囊和毛细血管周围。表皮下网状纤维排列呈网状。每个脂肪细胞周围也有网状纤维围绕。但在某些病变时，如创伤愈合以及成纤维细胞增生活跃或有新胶原形成的病变中，网状纤维大量增生。

3. 弹性纤维　弹性纤维被染色后可见弹性纤维缠绕在胶原束之间，因弹性纤维较胶原纤维细得多（直径 1 ~ 3 μm），并且呈波浪状，因此在切片内仅能见到弹性纤维的一部分，甚至正常弹性纤维表现为碎片状。弹性纤维在真皮下部最粗，其排列方向和胶原束相同，与表皮平行。而在表皮下的乳头体中，细小的弹性纤维几乎呈垂直方向上升至表皮下，终止于表皮—真皮交界处的下方（图 1 - 4）。

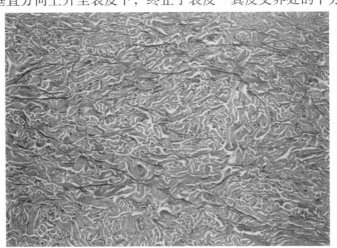

图 1 - 4　弹性纤维（HE 染色 × 100）

4. 基质　为一种无定型物质，充满于胶原纤维和胶原束之间的间隙内，在正常皮肤中含量甚少。因此，如用 HE 染色时，除了生长期毛发的毛乳头中含有较多的非硫酸盐和硫酸盐酸性黏多糖外，经常不能显示基质的存在。在真皮乳头体中，皮肤附属器和毛细血管周围，仅偶见少量非硫酸盐酸性黏多糖。正常真皮内基质主要含非硫酸盐酸性黏多糖，如玻璃酸。而在创伤愈合时，有新胶原的形成，基质中除含有非硫酸盐黏多糖外，尚有硫酸盐黏多糖，主要为硫酸软骨素。

三、皮下组织

皮下组织又称皮下脂肪层或脂膜。其结缔组织纤维皆自真皮下部延续而来，但较疏松，而且充满脂肪细胞，其他结构与真皮类似。

四、皮肤附属器

皮肤附属器包括毛发、毛囊、汗腺、皮脂腺与指（趾）甲等。

（一）毛发与毛囊

1. 毛发　是由角化的角质形成细胞所构成，从内到外可分为三层。

（1）髓质：是毛发的中心部分，由 2～3 层立方形细胞构成，其细胞质染色较淡。在毛发的末端通常无髓质。

（2）皮质：是毛发的主要组成部分，由几层梭形上皮细胞所构成。在有色的毛发中，黑素即存在于此层细胞内。

（3）毛小皮：又名角质膜，由一层互相连叠的角化细胞所构成。

2. 毛囊　毛囊的不同部分有不同的名称。毛囊的上部，自皮脂腺开口部位以上的毛囊部分，称为漏斗部，或毛脂囊；而自皮脂腺开口部以下，至竖毛肌附着部之间的毛囊部分，称为毛囊峡；毛囊末端膨大呈球状，又名毛球。毛囊由内、外毛根鞘及纤维鞘所构成，前两层毛根鞘的细胞均起源于表皮，而纤维鞘则起源于真皮（图 1 - 5）。

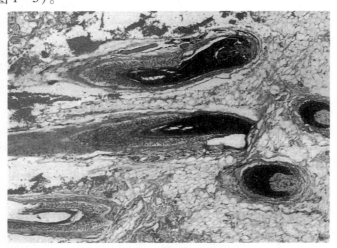

图 1 - 5　毛和毛囊（HE 染色 ×40）

（1）内毛根鞘：由内而外，可分三层：①鞘小皮，又名鞘角质膜，是一层互相连叠的细胞；②赫胥黎层（Huxley's layer），为 1～3 层细胞所构成；③亨勒层（Henle's layer），由单行排列较扁平的细胞构成。

（2）外毛根鞘：此层相当于表皮基底层及棘层，由它们延续而来，由一至数层细胞所构成。其最外一层为长方形柱状上皮细胞，相当于基底细胞。

（3）纤维鞘：可分为三层：①内层：为一透明玻璃样的薄膜；②中层：由波浪状致密的纤维组织构成；③外层：由疏松的胶原纤维和弹性纤维所组成，与周围结缔组织无明确界限。

3. 毛母质　由表皮细胞的团块所构成。这些细胞形态多样，与黑素细胞、黑素颗粒共同形成毛球。

4. 毛乳头　是一种伸入毛球内的结缔组织，其中有血管和神经（图 1 - 6）。

（二）皮脂腺

是一种全浆分泌腺，没有腺腔，整个细胞破裂即成为分泌物。不论与毛囊有无联系，其结构基本相同，均可分为腺体及导管两部分（图 1 - 7）。

1. 腺体　呈泡状，由多层细胞构成，周围有一薄层的基底膜带和结缔组织。尚未发育成熟的腺体中，脂肪小滴积聚在中央部分的腺细胞内，以后逐渐发育成熟时，周围的细胞逐渐有脂肪小滴积聚。成熟的腺体不论其中央或周围细胞内，均有较大的脂肪滴，核浓缩，胞质呈网状，最后核固缩消失，细胞破裂，胞质内脂肪滴与细胞碎片组成无定型物质，即所谓皮脂。皮脂通过导管排至皮肤表面或毛囊内。

腺体最外一层的细胞多呈立方形，与导管的上皮细胞连续，此层细胞不断增殖，不断地形成皮脂。

2. 导管　由复层鳞状上皮细胞构成，向下与毛囊的外毛根鞘相连，向上则与外毛根鞘或表皮的基底细胞连续，独立皮脂腺则与表皮或黏膜上皮的基底细胞相连。

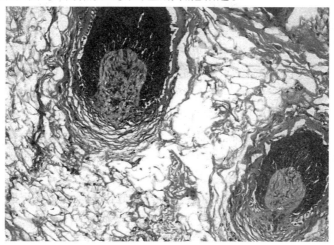

图 1-6　毛球和毛乳头结构（HE 染色 ×100）

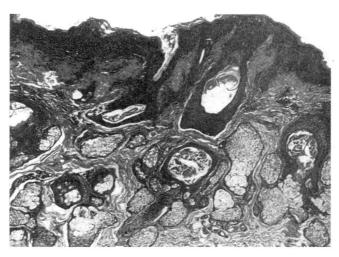

图 1-7　皮脂腺（HE 染色 ×40）

（三）外泌汗腺（又称小汗腺）

1. 腺体　由腺细胞、肌上皮细胞和基底膜带组成，中央有腺腔。

（1）腺细胞：有两种，即暗细胞和明细胞，在不同的腺体内，两者的数目有所不同。通常暗细胞位于近腺腔的一面，围绕腺腔，较小，近腺腔的表面部分有刷样小皮缘，胞核位于基底部，胞质内有较大的空泡和很多嗜碱性小颗粒，故染色暗而深。每个细胞有两个以上的细胞质突，此突穿过明细胞之间而附着于基底膜或肌上皮组织。明细胞位于基底膜带上，较大，形态不一，通常底宽而顶尖圆，顶尖部分常近管腔，靠近腺腔的表浅部也有小皮缘，胞核无一定位置，胞质内空泡较小，无嗜碱性颗粒，故染色淡而透明，细胞间有分泌细管与腺腔相通。外泌汗腺细胞核与顶泌汗腺者不同，呈圆形或椭圆形，染色质不明显。如做 Feulgen 反应，核内则可见密集 Feulgen 阳性颗粒。通常有两个以上的核仁。暗细胞核和明细胞核无任何区别。

（2）肌上皮细胞：位于腺细胞与基底膜带之间，排列成一层，其长轴与腺细胞的长轴垂直，稍呈螺旋状，横切面呈三角形或半圆形。细胞核内有长圆形核仁。胞质染色呈嗜伊红性，其中有细的肌原纤维，故肌上皮细胞有收缩能力，有助于汗腺将汗液排入汗管内。

（3）基底膜带：位于肌上皮细胞的外围，用硝酸银染成不均匀的黑色。如做 PAS 反应，则为阳性。

2. 汗管　由两层立方形细胞构成。细胞染色呈嗜碱性，周围无基底膜带。汗管的内层细胞在近腔面的表浅部有小皮缘。外层细胞为基底细胞（图1-8）。

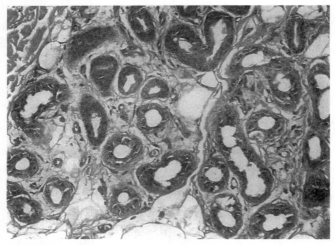

图1-8　外泌汗腺（HE染色×200）

（四）顶泌汗腺（又称大汗腺）

1. 腺体　也是由腺细胞、肌上皮细胞、基底膜带所构成。腺细胞形态不一，随其分泌活动而改变，大致有圆柱形、立方形和扁平形三种，分泌旺盛时，细胞较高，反之则较低。胞核呈椭圆形，有一至数个核仁。肌上皮细胞及基底膜带与外泌汗腺相同（图1-9）。

2. 导管　与外泌汗腺相同，也是由两层细胞组成。

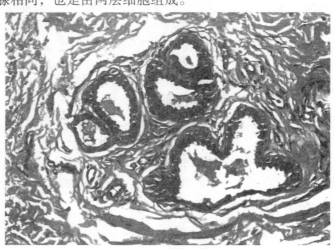

图1-9　正常人大汗腺腺体

腺体由单层分泌细胞组成，胞质呈嗜酸性。外被肌上皮细胞，其外周为透明基底膜带和纤维结缔组织网。腺腔内可见"断头分泌"现象（HE染色×200）

（五）甲

1. 近端甲襞　为肢端背侧皮肤的延续，向下反折在甲母质上方，形成背侧上皮面和腹侧上皮面。背侧结构同肢端表皮，腹侧见薄而平的表皮，有角质层和颗粒层。在背侧与腹侧之间，角质层明显增厚，系甲小皮，防止甲板与甲皱襞分离。甲襞真皮内含有大量毛细血管。

2. 甲母质　位于近端甲襞和甲板下方，其中甲板的近侧端白色半圆形区域即甲母质肉眼可见部分，称甲半月。甲母质是产生甲板的结构，由多层上皮组成，角质层红染，无颗粒层。其近端部分形成甲板的背侧，远端部分形成甲板的腹侧。

3. 甲床　位于甲板下方，和甲母质相连续。甲床上皮薄，由2～5层细胞组成，无颗粒层，其菲薄的角质层即腹侧甲板。

不管是甲母质还是甲床，其真皮内均无毛皮脂腺结构，通常无外泌汗腺。远端甲母质真皮结缔组织水肿、疏松，而近端甲母质和甲床的真皮由垂直排列、致密的胶原束组成。真皮内含有丰富的血管，大量动静脉吻合支形成血管球，使上方甲板呈现粉红色，外伤后引起碎片状出血。

4. 甲下皮　位于甲板远端游离处下方，和甲床远端相连续，具有颗粒层。

5. 甲板　四肢末端背侧近似矩形的半透明较坚硬结构，由扁平、角质化的甲细胞（onvchocvte）组成，相互紧密粘连，而且不似表皮角质层细胞会定期脱落。有时在近端、腹侧仍可残留细胞核结构。

五、皮肤的神经

皮肤组织中神经装置特别丰富，不仅有向心性感觉神经纤维，而且有离心性运动神经纤维。皮肤的神经是周围神经的分支。

（一）周围神经干的构造

某些部位的真皮组织深部或皮下组织中，有时能看到皮神经，它是细小的周围神经干。正常的周围神经干有一层神经外膜（epineurium），由结缔组织及脂肪组织构成，其中有血管和淋巴管，整个神经干可分成许多神经束。每个神经束周围有结缔组织构成的膜，即神经束膜（perineurium），神经束膜形成小梁状的结缔组织中隔，称为神经内膜（endoneurium），伸入神经束内，把神经束分成许多不完全分隔的区域，每个区域内有许多神经纤维。

（二）神经纤维的构造

1. 有髓神经纤维　每一神经纤维的轴心部分均见有轴索。轴索由圆筒状的神经胞质和神经元纤维构成。有髓神经纤维除了由 Schwann 细胞所构成的神经膜呈圆筒状包绕着神经轴索外，尚有很厚的髓鞘围绕在轴索的外围。通过电子显微镜观察证明，Schwann 细胞扁平卷曲呈多层圆筒状，髓鞘位于 Schwann 细胞胞质内，因此也呈层板状。有髓神经纤维的另一特点是呈节段状，神经纤维每在一定距离处，即出现环形狭窄，即 Ranvier 结，位于两个 Schwann 细胞交界处，轴索的分支在此分出。有髓神经纤维干在皮下组织内，其长轴与皮肤表面相平行，其分支随动脉分支进入真皮，以后再分出细支进入真皮乳头层内，呈网状分布。

2. 无髓神经纤维　与有髓神经纤维一样，在轴索的外围有一层 Schwann 细胞形成的神经膜包围着，但无髓鞘，也没有 Ranvier 结。

（三）神经末梢

皮肤内所有自主神经末梢均呈细小树枝状分布，而感觉神经末梢则可分为游离神经末梢和终末小体两种。后者除有神经纤维的终末外，有的还有特殊的结构。

1. 触觉感受器　又名 Meissner 小体，呈椭圆形。分布于真皮乳头体内，小儿指尖皮肤内最多见。

2. 痛觉感受器　结构简单，位于表皮内。其有髓神经纤维进入表皮后即失去神经膜，并分支呈网状或小球状，分散于表皮细胞的间隙中。

3. 温觉感受器　呈圆形、卵圆形或梭形，外围有一薄层结缔组织包膜，感觉神经纤维末梢进入包膜后，分成很多小支盘绕成球状。接受冷觉者为球状小体，又名 Krause 球，位于真皮浅层；接受热觉者为梭形小体，又名 Ruffini 球，位于真皮深部。

4. 压觉感受器　又称 Pacini 小体，呈同心圆形，其切面可呈环层结构，甚似洋葱，故又名环层小体。体积最大，直径可达 0.5～2.0mm 以上，位于真皮较深部和皮下组织中。

六、皮肤的血管

（一）血管丛

皮肤血管分布于真皮及皮下组织内，可分为五丛，由内而外分述如下：

1. 皮下血管丛　位于皮下组织深部，是皮肤内最大的血管丛，供给皮下组织的营养。

2. **真皮下血管丛** 位于皮下组织的上部，供给汗腺、汗管、毛乳头和皮脂腺的营养。

3. **真皮中静脉丛** 位于真皮深部，主要调节各丛血管之间的血液循环，并供给汗管、毛囊和皮脂腺的营养。

4. **乳头下血管丛** 位于乳头层下部，具有贮血的功能。此丛血管的走向与表皮平行，故对皮肤颜色影响很大。

5. **乳头层血管丛** 位于真皮乳头层上部。此丛血管多襻曲，主要供给真皮乳头以及表皮营养。

（二）血管

根据管径的大小，动脉可分为大、中、小三种。皮肤动脉都属于中小型。皮肤血管有下列几种：

1. **中动脉** 其中膜层有大量的平滑肌，故又名肌性动脉。多位于皮下脂肪组织内。其结构如下。

（1）内膜：近管腔最内的一层为内皮层，由单层扁平的内皮细胞组成。在内皮层外有内皮下层，是一薄层结缔组织。再外为内弹性膜，由一层弹性纤维组成。

（2）中膜：由 20～40 层平滑肌纤维束组成，排列成环状或螺旋状。在平滑肌纤维之间，夹有弹性纤维等结缔组织，与血管的收缩和弹性有关。

（3）外膜：主要由纵行排列的结缔组织组成，其中有的含有散在的平滑肌纤维束和弹性纤维，并有细小的营养血管。

2. **小动脉** 指血管管腔直径在 2mm 以下的动脉，结构与中动脉基本相同，但愈接近毛细血管的小动脉结构愈简单。

3. **细动脉** 血管管腔直径在 0.2mm 以下，除内皮细胞外，往往只有一层平滑肌细胞和少量结缔组织。

4. **毛细血管** 直径为 7～9μm，一般可容 1～2 个红细胞通过。管壁仅由单层内皮细胞所构成。内皮细胞外围有外被细胞（或称周细胞）及一薄层嗜银膜。

5. **静脉** 往往与动脉平行分布。管壁也分为三层，但内膜和中膜很薄，而外膜相对较厚。三层的分界不如动脉清楚。管腔与管壁的比例较动脉为大，并且多有瓣膜，用以防止血液的倒流。这些是与动脉区别的要点。

6. **血管球** 这是一种动静脉之间的特别辅助装置，通过血管球的血液，可由动脉端直接进入静脉端，不需要通过毛细血管。最后向下垂直汇入较深的血管丛内。血管球在指（趾）末端最多见，位于真皮浅层。其结构可分为四个部分：①输入动脉，与小动脉相似；②动脉段，无弹性膜，管腔狭窄，但管壁较厚，由血管球细胞及外围的神经网构成；③静脉段，仅有一层扁平内皮细胞，管腔较大；④输出静脉，短而直，其结构与小静脉相似。

七、皮肤的淋巴管

皮肤中的淋巴管比较少，在正常皮肤组织内一般不易辨认。淋巴液循环于表皮细胞的间隙和真皮胶原纤维之间，淋巴管开始于真皮乳头层的中、下部交界处，由此汇入皮下组织的淋巴管，再经淋巴结到达大淋巴管，然后进入全身的大循环。

淋巴管的构造与静脉相同，也可分为三层。与静脉不同的是，管壁更薄，腔内无红细胞，中膜内平滑肌纤维的排列不规则，外膜较厚。

毛细淋巴管与毛细血管的结构也相同，其不同点为管腔不规则，呈窦状，周围没有外被细胞，即 Rouget 细胞。

八、皮肤的肌肉

皮肤内最常见到的是竖毛肌，是由纤细的平滑肌纤维束所构成，其一端起自真皮的乳头层，而另一端插入毛囊中部的纤维鞘内。此外，尚有阴囊的肌膜和乳晕的平滑肌，在血管壁上也有平滑肌。汗腺周围的肌上皮细胞，也有平滑肌的功能。面部皮肤内可见横纹肌，即表情肌。

（王丽昆）

第三节 口腔黏膜组织学

口腔黏膜与皮肤的组织学基本上相同，也可分为上皮和结缔组织两大部分。但也有其不同点。首先，在正常黏膜的最表浅部分通常没有颗粒层和角质层，而在口唇皮肤与黏膜移行部位，即唇红区，则稍有角化或角化不全。其次，黏膜的基底细胞为立方形，而不像皮肤基底细胞那样呈圆柱形。此外，黏膜的上皮细胞虽然也是从基底细胞演变而来，并逐渐向上推移，但不一定经过像皮肤那样的层次和形态，而且细胞彼此之间的联系也较微弱。

黏膜的上皮细胞称为黏膜上皮。黏膜下方的结缔组织称之为同有膜及黏膜下层。通常黏膜上皮由数层立方形细胞所构成，细胞表现为透明的空泡状，距离基底层越远则核的形态越扁平而细长。

固有膜相当于皮肤的乳头层，黏膜下层相当于皮肤的真皮网状层及皮下组织。同有膜直接位于黏膜上皮的下面，但与黏膜上皮组织的连接不如在皮肤中表皮与真皮之间那样紧密。同有膜的主要成分为弹性纤维，其次为胶原纤维。黏膜下层则主要为胶原纤维及较少的弹性纤维。固有膜及黏膜下层的组织中血管丰富，明显地较皮肤中多。

（王丽昆）

第四节 口唇及生殖器皮肤与黏膜移行部位的组织学

一、口唇

口唇主要由口轮匝肌所组成，其外有皮肤覆盖，其内被有黏膜。在口唇的纵切面上，皮肤与口腔黏膜之间无明显分界，移行部位相当于唇红区。唇红区之所以呈红色，是由于结缔组织中血管丰富，上皮较薄而透明的缘故。在唇红区有散在的皮脂腺，在口唇黏膜的结缔组织内则有很多混合腺体。

二、阴茎、包皮与龟头

阴茎皮肤的表皮细胞比较扁平，基底细胞内黑素较多，真皮内有许多皮脂腺和汗腺。结缔组织疏松，其中有由弹性纤维与平滑肌纤维组成的弹力肌性系统。在阴茎的根部则与阴囊的肌膜相连续。包皮内也有此种结构，因此使包皮经常与龟头保持接触。龟头的上皮与海绵体的白膜之间，有弹性纤维将两者紧密结合，所以龟头上皮与其下方的结缔组织附着很牢固，不能移动。在浅层结缔组织内有时可见独立的皮脂腺，并有许多毛细血管，在其深层则有大小不等的静脉，后者与海绵体腔相通。包皮和龟头结缔组织内有许多游离感觉神经末梢以及由感觉神经末梢所形成的球状结构。此外，在乳头体内可见Meissner小体。

三、阴唇与阴蒂

小阴唇皮肤呈皱襞状，表面有很细的褶皱。小阴唇上皮只有轻微角化，其基底层有多少不等的黑素。小阴唇无毛，但其两侧面和阴蒂包皮内有很多独立的皮脂腺。在其结缔组织内，有许多神经末梢小分支与静脉。

大阴唇的外面是皮肤，与一般皮肤结构相同，有毛、皮脂腺、外泌汗腺及顶泌汗腺。大阴唇内面的结构则与小阴唇相同，无毛，但有独立皮脂腺。

阴蒂与阴茎相似，由一对海绵体所构成，外包有白膜。阴蒂前端膨大称阴蒂头。阴蒂头及阴道前庭的黏膜均为复层扁平上皮。其黏膜下方有丰富的毛细血管及神经末梢与神经网。

（王丽昆）

第五节　皮肤的超微结构

一、表皮的超微结构

（一）表皮角质形成细胞

通常分为四层，现按此四层从内到外逐一叙述。

1. 基底层　基底细胞向真皮的一面有不规则的胞质突起接近真皮。每个突起的胞膜偶可见增厚处，称之为"半桥粒"。张力丝即附着于这些"半桥粒"的胞质面。

基底细胞之间则有桥粒相连。所谓桥粒，即由相邻细胞的细胞膜发生卵圆形致密增厚而成。张力丝即起源或终止于其附近。两相邻细胞的桥粒互相并列。两桥粒之间相距 30～60nm，其中有一层薄的嗜锇层，厚约 5nm。

基底细胞内含有许多张力丝。其直径约 5nm，走向很规则，常与表皮表面垂直。张力丝束从桥粒体的胞质面开始进入胞质，并不通到相邻的细胞胞质内。基底细胞胞质内也含有许多线粒体，其大部分包围在核的周围。

基底细胞内通常有黑素复合体，往往在核的上方排列成帽状或成群存在。但也可不限于核上方，而分散在整个胞质中。基底细胞内的黑素颗粒是属于成熟型的，因此通常看不到黑素体所具有的特征性的内条纹。Golgi 复合体能看到，但发育不良。

有意义的是，整个胞质内有无数核糖体，其中有些是附着在内质网囊上。基底细胞核呈卵圆形，有两层清楚的核膜。外层核膜的胞质面被覆有许多细颗粒。外层核膜与内层核膜之间有近 60nm 宽的相对透明带。核膜中有些小孔，可以调节核内外物质交流。

2. 棘层　棘层的细胞与基底细胞不同。在基底细胞内，张力丝排列比较疏松，而在棘细胞内，张力丝则聚集，较致密，并且相当丰富；在附着到桥粒的胞质面时，张力丝排列成束，而在细胞内的其他部位则排列不规则。张力丝的直径大致相同，一般在 5～10nm，但其长短不一，可能是由于其行走方向不同而与切面有关。当棘细胞接近颗粒层时，细胞则变扁平，其长径与表皮表面平行排列。桥粒仍可见到，并且仍保持其内部结构特点。但在此部位的细胞中，张力丝已不太清楚，而且其走向与表皮平行的多，垂直的少。

棘细胞的胞膜呈绒毛状突起，与相邻细胞的突起以桥粒相连。在桥粒之间，细胞膜则呈不规则的折叠状。棘细胞层内桥粒的超微结构与基底细胞相同。

整个胞质内有许多结构正常的线粒体，并有少数黑素颗粒，但与基底细胞内者不同，其分布与核无明显的关系。内质网的膜表面被有核糖体，在整个胞质内也有大量此种颗粒。在棘层上部的细胞内有无数圆形、表面光滑、厚壁的颗粒，其形态、大小基本一致，直径 100～200nm，中有呈同心圆形的细条纹，称为被膜颗粒（membrane coating granule）。被膜颗粒在颗粒层内也有，但较少，在角质层内较罕见。随着棘细胞上移，被膜颗粒逐渐向细胞周围移动，最后颗粒的内容扩散到细胞表面，结果形成一层细胞膜外套，参与角质屏障功能。

3. 颗粒层　在颗粒层内有显著的电子致密的透明角质颗粒。此种颗粒满布于胞质内，而愈接近角质层，颗粒愈大，数目愈多。

透明角质颗粒可能来源于胞质，沉积于张力丝周围或细丝之间。以往根据光学显微镜下的观察，认为透明角质是一种散在的细胞内含体，与张力丝分得很清楚，但在电子显微镜下观察，结果证明这种看法是错误的，至少大多数透明角质物质即相当于张力丝的区域。透明角质物质周围有无数核糖体，其直径达 12nm。

在颗粒层内可见细胞分化的连续过程。胞质内部虽然也有线粒体、内质网、黑素颗粒以及以上所说的"被膜颗粒"，但较少。而最有特征的是可以看到体积大、电子致密而形态不规则的透明角质颗粒。颗粒层细胞膜有一定的折叠，而其桥粒较深层细胞者致密。

4. 角质层　在角质层的下方，偶然可以看到一种形态上不同的细胞，即所谓"移行"细胞。这种细胞胞质内充满许多透明角质颗粒。在角化过程中，透明角质颗粒体积增大，数目增多，最后胞质内充满了这样的大块透明角质物质。通常角质层有 4～8 层细胞厚，而细胞呈扁平状，其长轴与表皮平行，并随表面波浪状起伏。角质层内不再见有细胞核。胞质内结构（包括黑素、线粒体、内质网、Golgi 复合体等）通常已消失。最后，角质层细胞质内只见无数网形不染色的细丝（直径 10nm）埋藏在电子致密的基质内。细丝走向与表皮表面平行。有些细丝的横切面则呈管状。在角质形成过程中，细胞结构的变化是不一致的，个别下层细胞的角化程度较表面者反而增高。

在角质层内，细胞膜也发生了变化。其较下层细胞有两层电子致密层，两者之间有一较不透明区域相隔。在较上层的细胞内，这两层则混合成为一厚层不透明的膜，其厚度近 12nm。桥粒也产生了变化，在相邻细胞膜之间形成一种嗜锇小体。这种小体与相邻细胞还有一层较不透明的地带。当角质细胞脱落时，桥粒常在上述地带发生断裂。

综上所述，在基底细胞内，有许多排列规则的张力丝，这些细丝在细胞之间并不相通，其走向与表皮表面垂直。当表皮细胞接近角质层时，这些细丝走向则变成与表面平行。在颗粒层内很容易看到透明角质颗粒呈不规则形的电子致密结构。当细胞不断上移，细胞形态逐渐改变时，张力丝除了走向发生变化（从垂直位置变成水平）外，还互相靠拢，更接近透明角质物质。

在完全角化时，角质细胞内必须具有足够量的张力丝及基质，将其结合在一起。事实上，在基底细胞内就有很多张力丝，说明在角化过程开始时就有张力丝的存在。当表皮细胞逐渐向上移时，张力丝的直径逐渐增加，从 5 nm 增到 10 nm；在更上层的表皮细胞内，此种细丝则不着色而外围有嗜锇物质。因此，角质细胞的超微结构即包括不着色的细丝及电子致密的基质。这种情况与毛发结构相似，毛发到角化最后阶段时，张力丝则成群排列，变得非常致密。

除张力丝外，在角质细胞内的第二个重要成分为基质，因其与四氧化锇有强烈反应，故可能其中含有硫。在基底细胞内也有些嗜锇物质，但在颗粒层特别显著。此种基质极为致密，包裹在张力丝周围，而将其连成更大而致密的束。最后，张力丝即埋在基质内。

5. 桥粒　在电子显微镜下，桥粒多数为成对的纽扣样结构，桥粒两侧相对的结构并不连续，此间有宽 25～30nm 的细胞间隙。细胞间隙内充满细丝样物质，其中央致密的结构称为中央致密层。桥粒处两相邻细胞的胞质面各有一个盘状板称为附着斑（attachment plaque），由电子密度较高的物质聚集而成，有许多直径为 10nm 的张力丝附着于其上。张力丝并不终止于附着斑，而是呈襻状经过附着斑又折回到胞质内。另外，还有较细的丝起于附着斑的内部，伸到细胞间隙，与中央致密层的细丝相连，形成交错的形式，这些较细的丝称为跨膜连接丝（transmembrane linker）。附着斑有更细的丝在斑的内侧钩住，连接张力丝。通过这些细丝网的连接，细胞间形成一个连续结构的网，使相邻细胞间的关系更为牢固。在基底细胞的底面是单侧性的桥粒结构，与基底膜相连，称为半桥粒。

（二）黑素细胞

在电子显微镜下，黑素细胞与表皮细胞不同，有树枝状突起，而无桥粒，但含有许多线粒体、小泡状结构及少数细丝，并有不同时期（Ⅰ～Ⅳ）的黑素体。

（三）朗格汉斯细胞

此种细胞胞质内很少有细丝，因此呈透明状，也有树枝状突起，但没有桥粒，Golgi 复合体发育良好，线粒体很多。它们在超微结构上的特点是有棒状或球拍状的细胞器，称之为伯贝克颗粒，同时其核呈扭曲状。故此细胞与黑素细胞或表皮其他细胞不同，不仅见于表皮浅层，也可见于表皮中层及深层，并能作核丝分裂。

（四）未定型细胞

常位于表皮下层，其特点是没有黑素体及伯贝克颗粒。关于此种细胞的性质，以往有两种观点：①可能将来分化为朗格汉斯细胞，因此是一种未分化的细胞；②可能为黑素细胞的前身。

（五）梅克尔细胞

电子显微镜下此种细胞直接位于基板上方，很容易辨认，因其含有电子致密的颗粒以及细丝束，在与相邻的角质形成细胞之间偶尔还可见桥粒彼此相连。电子致密的颗粒大小在 80～200nm，并有包膜。其细丝类似张力丝，并且像张力丝一样，在某些部位可见集中在桥粒上。在有些切片上，梅克尔盘像一个位于基板上的坐垫，而梅克尔细胞就靠在这个盘上。它包括富有线粒体的无髓神经轴突终末。

梅克尔细胞内的电子致密颗粒与肾上腺髓质所含的去甲肾上腺素颗粒和其他嗜铬细胞（包括类癌瘤细胞）的颗粒相同。这些颗粒是能够制造各种胺和多肽激素的神经分泌细胞所独有的，故又称为 APUD 细胞，即具有摄取胺前体并进行脱羧反应能力的缩写。由于它们有这样的颗粒，所以梅克尔细胞一般认为应属于 APUD 细胞系统。

二、表皮－真皮结合部的超微结构

在电子显微镜下，表皮－真皮结合部可见下列四个部分：

（一）细胞胞质膜

主要由基底层角质形成细胞近真皮的胞质膜所构成，并有半桥粒形成，有张力丝附着。

（二）透明板

位于半桥粒及基底层细胞底部细胞膜之下，电子密度低而显得透明，厚度为 20～40nm。其内有由基底细胞膜来的锚丝穿过并附着于其下的致密板上，锚丝非常纤细，直径 3～4nm。透明板的主要成分是层粘连蛋白（laminin）及其异构体缰蛋白、K－缰蛋白、表皮正粘配体蛋白，还有将层粘连蛋白与Ⅳ型胶原结合的连接蛋白（ligandin，底细胞合成，其基因缺陷或产生自身抗体时，出现交界性大疱性表皮松解症或瘢痕性类天疱疮的改变。

（三）致密板

为带状结构，厚度为 80～200nm，可分为三层。

1. 内层　接近基底细胞胞质膜面，厚度 10～20nm，具弱嗜锇性，故电子密度低。
2. 中层　即狭义的基底板，厚度为 50～150nm，具强嗜锇性。
3. 外层　厚度为 10～20nm，嗜锇性弱，因此电子密度低。

（四）致密板下带

有四种纤维性结构：

1. 锚丝　此种细丝直径为 5～7nm，从基底细胞半桥粒经过透明板终止于致密板。
2. 锚纤维　直径为 20～60nm，从致密板伸向真皮。在致密板下 150～200nm 处，彼此连接成网状，或绕回致密板形成吊索，为单个胶原纤维的通道。
3. 微原纤维　锚纤维在致密板下 150～200nm 处分裂成微原纤维，可深入真皮，与弹性纤维紧密合并。
4. 胶原纤维　略。

三、真皮结缔组织的超微结构

（一）胶原纤维

在电子显微镜下观察，胶原纤维是由胶原原纤维组成，胶原原纤维具有特征性周期性横纹，其周期性间隔为 68nm。胶原原纤维的每个胶原分子有 5 个填充区，其间隔为 68nm，胶原分子平行排列而且具有并列的填充区，因此形成了周期性横纹。胶原分子约 300nm 长，1.5nm 宽。胶原分子聚合并且并排地排列成为胶原原纤维。因胶原原纤维是由多少不等的胶原分子不同程度地聚合而成，所以其直径有所不同，幼稚的胶原纤维较成熟的细小。在正常真皮中，胶原原纤维的粗细不一，在 70～140nm，多数为 100nm。

（二）网状纤维

网状纤维和胶原纤维所含原纤维的数量以及每一纤维内基质的含量均有不同。虽然基质在光镜或电子显微镜下不能看到，但用黏多糖含量测定可证明在网状纤维中基质占 4.5%，而在胶原纤维中占 1%。网状原纤维周围以及纤维表面均有较多的基质，因此网状纤维具有嗜银性。网状原纤维和胶原原纤维一样，具有 68nm 周期性横纹，但其直径较胶原原纤维为小，为 40～65nm。因此，网状原纤维类似幼稚的胶原原纤维。

（三）弹性纤维

在电子显微镜下观察，弹性纤维由两种成分组成，即无定型物质和细丝。无定形物质即弹力蛋白，为中等电子密度的物质。细丝则为电子致密的弹性原纤维，直径为 5～15nm，细丝即埋在弹力蛋白之中。

（王丽昆）

第二章

皮肤生理学

皮肤是人体的最大器官，它覆盖人的整个体表，具有屏障和吸收、分泌和排泄、体温调节、感觉、免疫、呼吸、内分泌等重要生理功能，它参与全身的各种功能活动并维持内环境的稳定，对于机体的健康十分重要。

第一节 皮肤的屏障和吸收

人体正常皮肤有两方面的屏障作用，一方面保护机体内各种器官和组织免受外界环境中机械的、物理的、化学的和生物的有害因素的侵袭；另一方面防止组织内的各种营养物质、水分、电解质和其他物质的丧失。因此，皮肤在保持机体内环境的稳定上起着重要的作用。

正常皮肤的表皮、真皮及皮下组织共同形成一个完整的整体，它坚韧、柔软，具有一定的张力和弹性。这些物理特性都与表皮的角质层、真皮内的胶原纤维和弹性纤维等物质的性质有关，并且受年龄、性别与身体部位等因素的影响。角质层是防止外界物质进入人体和体内水分丢失的主要屏障，这与其特殊的结构有关。角质层厚约 $100\mu m$，由角质层细胞及其间的脂性基质组成，脂性基质为中性脂肪，在其水屏障功能中起主要作用。皮肤表面的脂质膜由角质层细胞间脂质、皮脂和汗液等组成，在防止水分丢失中也起一定作用。为了使角质层保持一定的张力和弹性，角质层细胞内的角蛋白必须与相应的水分水合，否则皮肤的顺应性就会受到影响。经皮肤水丢失主要与角质层细胞间的脂质物理特性相关，其脂质类型决定水分的吸收与丢失。当角质层细胞间的脂质由凝胶状态转变为晶体状态时，可出现大量的水分等丢失，脂质的物理状态转化与外界温度和湿度的变化相伴行。为了保持皮肤的一定湿度和弹性，健康皮肤每天丢失水分的数量应少于 $500g$。

正常皮肤表面偏酸性，其 pH 为 $5.5 \sim 7.0$，最低可到 4.0，最高可到 9.6。它受一些体内外因素的影响，如外泌汗腺较多的部位 pH 为 $5.5 + 0.5$，顶泌汗腺较多的部位则为 $6.5 + 0.5$。一般在上肢及手背处偏酸性，头部、前额及腹股沟处偏碱性，故皮肤有中和酸、碱的能力。皮肤表面呈弱酸性，对碱性物质起缓冲作用，被称为碱中和作用。皮肤对 pH 在 $4.2 \sim 6.0$ 的酸性也有相当的缓冲作用，被称为酸中和作用，以防止一些酸性物质对机体的损害。如果外界机械性刺激太强烈，则可引起保护性的神经反射动作，回避对机体的损伤。皮肤分泌的脂质所形成的脂质膜中的某些游离脂肪酸对寄生菌的生长有抑制作用，皮肤干燥和脱屑对寄生菌的生长也有影响。

一、抗微生物肽

近年来研究发现，皮肤能分泌一些具有抗菌作用的蛋白和多肽，在机体防护微生物损伤中起重要屏障作用。

（一）抗微生物肽（antimicrobial peptides，AMPs）

是指所有能够杀菌或抑菌的寡肽或多肽，它是一类天然免疫系统的效应分子，能够接触微生物膜，溶解细胞，具有广谱抗微生物作用。此外，它们还参与干扰细胞增殖、免疫应答、伤口愈合、细胞因子释放、白细胞趋化、蛋白酶抗蛋白酶平衡等反应过程。目前，人们已分离出 700 种以上 AMPs，并根据它们在细胞内合成途径的不同分为非核糖体和核糖体合成两类，前者主要由细菌产生，后者存在于所有生命体。

（二）AMPs 表达和分泌的调控

AMPs 基因的表达受到细微调控，宿主防御反应引起 AMPs 在上皮组织或炎细胞表达增加。不同的微生物刺激机体的免疫系统产生不同的抗微生肽谱，这些肽类受 Toll 信号等途径调节。研究发现，肺炎或囊性肺纤维化患者体液中防御素量增多，皮肤损伤可引起抗菌肽（antimicrobial peptide）的释放。人防御素产生机制中包括 CD14、Toll 样受体 – 2 对脂多糖（LPS）调节以及 NF – κB 级链活化调节。

（三）AMPs 家族的分类

由于 AMPs 分子差异太大，以至于很难统一分类，目前基于分子的组成和三维结构，将 AMPs 分成以下四大类：不含半胱氨酸的 α 螺旋线影肽类；含有 2 个以上二硫键的 β 片层肽类；具有一个或以上关键氨基酸的肽类；具有环状结构的肽类。

1. 防御素　哺乳动物的防御素为带正电荷、含较多精氨酸、无糖基的肽类，其分子量为 3.5 ~ 4.5kD，含有 6 个半胱氨酸而组成特征性的 3 个二硫键桥。根据半胱氨酸的空间结构、二硫键桥的线状分布和整个分子的结构，防御素分为三类：α – 防御素、β – 防御素和 θ – 防御素。分布皮肤的主要是前二者。

2. 抗菌肽　抗菌肽家族的抗微生物肽类结构含有一个高度的保守序列以及前区域，而且在 C – 端有明显的异型性，能够编码不同大小的 12 ~ 80 个氨基酸甚至更多的成熟肽。唯一的人抗菌肽受免疫刺激调控，可在骨髓细胞内的颗粒、发炎的上皮细胞、中性粒细胞中表达。

3. 细菌素（bacteriocin）　是指不同的细菌核糖体合成的一大类 AMPs。细菌诱生的 AMPs 在化学结构上有很大的差异，其中一部分是小的带有阳离子膜活性的复合物，能在靶细胞形成孔样，破坏膜电位，引起细胞死亡。

（四）AMPs 的作用机制

1. AMPs 是天然免疫系统的效应物质　宿主的天然免疫系统对抗病原微生物时能产生一个广泛防御动员机制，包括与病原体相关分子的识别、相适应的免疫性刺激和宿主防御物质的分泌。

2. AMPs 的抗微生物活性　AMPs 有广谱的抗革兰阳性和阴性细菌、真菌和有包膜病毒作用，有的肽类最小抑菌浓度为 0.1 ~ 10.0ng/ml。不同肽类的抗微生物谱依赖于它们各自的结构和氨基酸顺序。AMPs 与其他宿主防御分子如溶菌酶可起协同作用。

抗微生物肽类与靶生物膜表面相互作用，依赖于二者的正负静电学作用，引起膜的生物物理学性质的改变，导致膜功能缺失，包括膜电位破坏、代谢产物和离子的移漏、膜通透性改变等。AMPs 对原核生物细胞的选择性不同于真核细胞，在于膜的带负电荷脂质构成不同。其他的抗微生物活性机制还包括抑制蛋白质和 RNA 合成。防御素和抗菌肽可结合，使内毒素失去生物作用。

此外，AMPs 在炎症损伤、维护细胞功能和血管增生等方面也起一定的作用。

二、皮肤的屏障作用

（一）对机械性损伤的防护

皮肤对外界的各种机械性刺激，如摩擦、牵拉、挤压及冲撞等有一定的保护能力，并能迅速地恢复正常状态。经常受摩擦和压迫的部位，如手掌、足跖、四肢伸侧和臀部等处，角质层增厚或形成胼胝，增强了对机械性刺激的耐受性。如果外界机械性刺激太强烈，则可引起保护性的神经反射动作，回避对机体的损伤。

（二）对物理性损伤的防护

1. 电　皮肤是电的不良导体，它对低电压电流有一定的阻抗能力。皮肤对电的屏障作用主要位于角质层，如果去掉角质层，真皮及皮下组织则成为电的良好导体，严重损伤皮肤对电损伤的防护能力。

电阻值受皮肤部位、汗腺分泌和排泄活动、精神状态及气候等因素的影响，特别与皮肤角质层的含水量及其表面湿度有关，电阻值的高低和水分的多少成反比，即干燥时皮肤电阻值比潮湿时大，导电性低。

2. 光　正常皮肤对光有吸收能力，以保护机体内的器官和组织免受光的损伤。光透入人体组织的能力和它的波长及皮肤组织的结构有密切的关系，皮肤组织吸收光有明显的选择性，如角质层内的角质细胞能吸收大量的短波紫外线（波长为 180～280nm），棘层的棘细胞和基底层的黑素细胞则吸收长波紫外线（波长为 320～400nm）。紫外线大部分被表皮吸收，随着波长的增加，光的透入程度也有变化，红光及其附近的红外线，透入皮肤最深，但也都被皮肤吸收，而长波红外线（波长为 1.5～400.0μm）透入程度很差，大部分也都被表皮所吸收。

黑素细胞通过产生黑素颗粒，输送到角质形成细胞中，吸收紫外线。皮肤黑素的代谢一般分为两部分：一部分是由遗传决定的，不受光的影响；另一部分为功能性的，受体内外许多因素的影响，紫外线照射皮肤后发生的皮肤晒黑即属于这一类，停止照射后，这种皮肤反应可逐渐消退。黑素颗粒在防止紫外线损伤中起主要屏障作用。

3. 磁　它是能量的一种表现形式。磁对人体组织，包括皮肤在内，产生一定的磁生物效应。一般认为，它可以影响组织内生物电流的大小和方向，引起细胞内、外电解质及酶系统发生变化，它本身还可以产生磁电流，但是一般不会引起组织损伤。

4. 机械力　角质层具有防止机械损伤的功能。要将人角质层撕开 2mm 宽，需 40g 的力；但将角质层脱水后，只要用 10g 的力即可撕开。如将角质层全部去除，则表皮即丧失其张力。对抗外界的压力主要依靠真皮，因其具有有弹性的胶原纤维。全厚度的人腹部皮肤每平方厘米具有 50～200kg 的张力。皮下脂肪可对皮肤所受的冲击起缓冲作用。

（三）对化学性损伤的防护

正常皮肤对各种化学物质都有一定的屏障作用，屏障部位主要在角质层，其次是皮肤表面的氢离子对酸、碱等的缓冲能力。角质层中角质细胞的胞质、胞膜及细胞间隙物质都对化学物质有屏障作用。角质细胞长约 30μm，宽约 0.8μm。角质层一般是由 12～20 层这种细胞所构成，它们互相交叉、重叠，呈平板状，最外面的 2～3 层较疏松，其余各层则很致密，形成一个完整的半通透膜。角质层中的这一致密部分就是对化学物质的主要屏障区。

（四）对生物性损伤的防护

皮肤直接与外界环境接触，一些病原性微生物在其抵抗力下降时可导致皮肤感染。在正常的人体皮肤上也寄生着许多微生物，它们主要寄生在角质层的表浅处、毛囊皮脂腺口的漏斗部、汗管口及皮表脂质膜内。它们在一定的条件下，可以成为致病菌，对人体造成危害。但是，皮肤有多方面的防御能力。首先，角质层对微生物有良好的屏障作用，一般直径在 200nm 的细菌，以及直径约为其 1/2 的病毒，在正常情况下都不能进入皮肤内。其次，皮肤表面 pH 偏酸性，以及皮肤分泌的某些游离脂肪酸和蛋白多肽等，在机体防护微生物损伤中均起着重要的屏障作用。

（五）防止体内营养物质的丧失

正常皮肤除了汗腺、皮脂腺分泌和排泄，角质层水分蒸发及脱屑外，一般营养物质及电解质等都不能透过皮肤角质层而丧失。角质层的这种半通透膜的特性起着很好的屏障作用。成人通过皮肤（2m²）而丢失的水分每天为 240～480ml（不显性发汗），但如将角质层去掉，水分的丧失比不显性出汗时增加 10 倍或以上；将表皮全部去掉，则屏障作用完全消失，营养物质、电解质和水分会大量流失。

三、皮肤的吸收作用

人体皮肤有吸收外界物质的能力，称为经皮吸收、渗透或透入。它们对维护身体健康是不可缺少的，并且是现代皮肤科外用药物治疗皮肤病的理论基础。

（一）皮肤的吸收途径

皮肤主要通过三个途径吸收外界物质，即角质层、毛囊皮脂腺及汗管口。角质层是皮肤吸收的最重要的途径。角质层的物理性质相当稳定，它在皮肤表面形成一个完整的半通透膜，在一定的条件下，水分可以自由通过，经过细胞膜进入细胞内。角质层的这种性能除了和组织结构有关外，还与其物理性质有关，它遵循 Fick 定律。即在低浓度时，单位时间、单位面积内物质的通透率与其浓度成正比。但需要指出的是，透入物质的浓度极高时，此定律无效。物质在薄膜内的溶解度及弥散常数愈大，则 Fs 值也增大；薄膜愈厚，Fs 值愈小。物质在皮肤角质层的通透率也服从这一规律。实验证明，有一些物质是通过毛囊皮脂腺和汗腺管侧壁弥散到真皮中去的，它们的重要性不及角质层，仅有少数重金属及其化学物质通过这两种途径进入皮肤。

（二）皮肤对几种主要物质的吸收作用

1. 水分　皮肤角质层含水量为 10% ~ 20%。放在 37℃ 水中的离体角质层，吸收的水分可高达60%，但完整的皮肤只吸收很少量的水分。实验证明，人体皮肤与重水或重水饱和蒸汽接触，10min 后在尿中可以发现有重水，而且数小时内浓度继续增加。水分主要是透过角质细胞的胞膜进入体内的。

2. 电解质　过去一般认为，皮肤只能吸收少数的阴离子，如碘、氯等，而阳离子不被吸收。近年来用放射性核素研究证明，一些放射性离子，如钠、钾、溴、磷等也能透入皮肤。此外，还有锶、钙等，可能是通过角质细胞间隙进入皮肤内的。

3. 脂溶性物质　皮肤对这类物质的吸收良好，如维生素 A、维生素 D 及维生素 K 容易经毛囊皮脂腺透入。激素中的脂溶性激素，如雌激素、睾酮、孕酮、脱氧皮质酮等也透入良好。凡在脂及水中都能溶解的物质吸收最好，而单纯水溶性物质，如 B 族维生素及维生素 C、蔗糖、乳糖及葡萄糖等都不被吸收。

4. 油脂类　包括动物、植物和矿物油脂，皮肤一般吸收较好，主要是经过毛囊皮脂腺的亲水性油脂比疏水性油脂易于透入。一般规律是羊毛脂 > 凡士林 > 植物油 > 液体石蜡。

5. 重金属及其盐类　皮肤能吸收多种重金属及其盐类，如汞、铅、锌、铜、镍、锡、铋、锑及砷等。这些物质透入皮肤的数量和其能否形成脂溶性物质有关，如汞的脂溶性盐类在浓度不超过 0.5%时，可以从角质层透入。白降汞透入皮肤，主要是由于它被汗腺酸化，释放出汞离子而被吸收，它本身并不溶于脂及水溶液中，有些重金属可和皮表脂质膜内的脂肪酸结合，南非脂溶性物质变成脂溶性物质，从而被皮肤吸收。

6. 无机酸　无机酸可被皮肤吸收，如石炭酸、水杨酸、间苯二酚、焦性没食子酸及氢醌等。但水杨酸及其盐类透入的程度依是否为脂溶性而定，非离子化的水杨酸盐类一般为非脂溶性，故皮肤不吸收。水杨酸甲酯和水杨酸乙酯为脂溶性物质，故皮肤吸收良好。但是水溶性的无机酸，如盐酸、硫酸及其盐类，皮肤都不吸收。

7. 有机盐基类　皮肤对这类物质吸收情况各有不同，其中有植物碱、合成杀虫剂、抗组胺剂、镇静剂、收敛剂，如果它们的盐基是脂溶性的游离盐基，则皮肤吸收良好；如果是水溶性的，则皮肤吸收不好。如尼古丁是脂溶性有机盐类物质，皮肤吸收良好。

8. 糖皮质激素类　其中可的松不被吸收，氢化可的松则被皮肤吸收。倍他米松外用效果比氢化可的松强 10 倍，但曲安奈德外用效果仅为它的 1/10。氟轻松外用效果最好，皮肤吸收也最好。儿童一般比成人的皮肤吸收好，故婴儿应用这类制剂的时间不要太长，以免发生不良反应。

四、影响皮肤屏障作用和吸收作用的因素

大致可以归纳为三个方面：

（一）全身及皮肤的状况

1. 年龄、性别　有人认为，婴儿和老年人的皮肤比其他年龄组的更易吸收。但大多数研究显示，新生儿和婴儿的皮肤其经皮吸收减少或正常。性别之间无差异。

2. 部位　不同部位皮肤的吸收能力也有一些差别，阴囊皮肤的通透性最好，面部、前额及手背比躯干、前臂及小腿好，四肢的屈侧比伸侧好，手足掌跖部位最差。这种差异可能和角质层的厚薄有关系。

3. 时期　在同一部位测量几个星期，其结果也不一样。因为：①角质层在生长、脱落和不同时间内功能上有变异；②湿度和温度有改变，温度从26℃增至35℃时，表皮的水的弥散可增加一倍。

4. 皮肤的结构　角质层的通透性在很大程度上取决于角质细胞膜的脂蛋白结构，如果改变这种结构，则角质细胞的通透性将会改变。脂溶性物质（如酒精、酮等）可透入细胞膜，水溶性物质因细胞中含蛋白质可吸收水分，故也可透入。角质层细胞的内部切面也为镶嵌性，有脂质20%～25%，蛋白质75%～80%，所以水溶性物质可通过蛋白质，有机溶剂则通过脂质而透入。

皮表脂质膜对皮肤吸收功能的影响不大，实验证明，使用脂溶剂除去皮表脂质膜后，并不改变皮肤对水分的吸收能力。

5. 皮肤的水合程度　当角质被水合后，许多物质的渗透性均见增加。封包式湿敷或封包用药可阻止汗液和不显性汗的蒸发，致使角质的水合作用增强，因此可使药物吸收增加。若角质层水分含量低于10%，角质层即变脆易裂，肥皂和去污剂易于透入。

（二）透入物质的理化性质

1. 分子量及分子结构　透入物质分子量的大小与通透率之间无明显的关系。分子量小的氨气极易透入皮肤，分子量大的物质，如汞软膏、葡聚糖分子也都可透入皮肤。这种情况可能和分子的结构、形状、溶解度有关系。

2. 浓度　一般认为透入物质的浓度愈高，皮肤吸收愈多。但也有少数物质浓度高，对角蛋白有凝固作用，反而影响了皮肤的通透性，致吸收不良。如石炭酸，低浓度时，皮肤吸收良好；高浓度时，不但吸收不好，还会造成皮肤损伤。

3. 电解度　一般能离解的物质比不能离解的物质易于透入皮肤，如皮肤吸收水杨酸钠就比水杨酸好。后者很难溶于水中。

4. 电离子透入　一般经皮肤附属器官透入，但有人用放射性核素钍标记的氯化钍电离子透入后，其经皮透入量显著增加。

（三）外界因素

1. 温度　外界温度升高时，皮肤的吸收能力增强，这是由于皮肤血管扩张，血流加快，已透入组织内的物质弥散速度也加快，物质不断地进入血液循环中所致。

2. 湿度　当外界湿度升高时，由于角质层内外水分的浓度差减少，影响了皮肤对水分的吸收，因此对其他物质的吸收能力也降低。如果外界湿度低，甚至使皮肤变得很干燥，即角质层内水分降到10%以下时，则角质层吸收水分的能力明显增强。

3. 外用药剂型　一般认为剂型对物质的吸收有明显的影响。同一种药物，由于剂型的不同，皮肤吸收的情况不同。粉剂、水溶液等很难吸收。霜剂中的药物可被少量吸收。软膏及硬膏可促进药物的吸收。有机溶媒（如二甲基亚硝、月桂氮卓酮）可增加脂溶性及水溶性物质的吸收。

4. 病理情况　①充血：当皮肤充血，血流增速时，经过表皮到真皮的物质很快即被移去，所以皮肤表面与深层之间的物质浓度差大，物质易于透入；②物理性创伤：磨损和粘剥后的皮肤易透入，若用胶布将角质层全部粘剥去，水分经皮肤外渗可增加30倍，各种外界分子的渗入也同样加速；③化学性损伤：损伤性物质如芥子气、酸、碱等伤害屏障细胞，使其通透性增加；④皮肤疾患：影响角质层的皮肤病可影响其屏障作用。急性红斑和荨麻疹对皮肤的屏障和吸收作用无影响。角化不全的皮肤病，如银屑病和湿疹，使屏障功能减弱，而吸收功能则增强，皮损处水分弥散总是增速，外用的治疗药物在该处也比在正常皮肤处更易透入。

（王丽昆）

第二节 皮肤的分泌和排泄

皮肤具有分泌和排泄功能，这主要是通过汗腺和皮脂腺进行的。

一、汗腺

汗腺分为小汗腺或外泌汗腺和大汗腺或顶泌汗腺两种。它们各自有不同的生理活动，但都有分泌和排泄汗液的能力。一般认为顶泌汗腺的分泌包括分泌细胞的远端部分，亦经溶解后一起排出；而外泌汗腺的分泌是通过完整的细胞膜，其分泌细胞完整无损。

（一）外泌汗腺

按其生理活动状态，可分为活动状态外泌汗腺及休息状态外泌汗腺。这些外泌汗腺的活动受交感神经主要是胆碱能纤维的支配。

1. 外泌汗腺的分泌和排泄机制　外泌汗腺的分泌活动分为两部分：①腺体透明细胞在乙酰胆碱的作用下分泌出类似血浆的超滤液；②导管对 Na^+ 的重吸收，这样所产生的汗液才呈低渗。分述如下：首先腺体周围的神经末梢释放出乙酰胆碱，乙酰胆碱可与透明细胞表面的受体相结合，使细胞外 Ca^{2+} 流进胞质，胞质中 Ca^{2+} 浓度增高可激活管腔面的 Cl^- 通道及基底侧的 K^+ 通道，从而使 Cl^- 流进管腔，K^+ 流入基底侧间隙，这时细胞内 K^+、Cl^- 浓度迅速下降，细胞皱缩，所形成的 K^+、Cl^- 浓度梯度又可激活位于基膜侧的 NaCl 共转运子（cotransporter），共转运子可将细胞外 Na^+ 转运到细胞内，由于透明细胞膜表面无 Na^+ 通道，这就成为 Na^+ 进入细胞内的唯一方式，Na^+ 的大量进入可激活钠泵将多余的 Na^+ 运出细胞外而将细胞外 K^+ 运进细胞。Cl^- 则通过 NaCl 共转运子进入细胞后通过 Cl^- 通道进入管腔。Cl^- 这种流动是逆电化学梯度的，可使细胞膜去极化并产生负电位差，这种负电位差吸引 Na^+ 跨过细胞间连接进入管腔，与 Cl^- 结合成 NaCl，所以初分泌出的汗液为等渗，在此过程中 Na^+/H^+ 和 Cl^-/HCO_3^- 交换子（exchanger）也有一定作用。

汗腺管腔对 NaCl 的重吸收主要是通过基底侧的钠泵对 Na^+ 的主动转运，由于汗腺管腔的电位差为 $-10 \sim -20mV$，所以 Na^+ 的重吸收必须克服 $60 \sim 70mV$ 的电化学梯度，Cl^- 也必须克服 $30 \sim 40mV$ 的电化学梯度，除 Na^+、K^+、ATP 酶与 Cl^- 通道外，Na^+/H^+ 和 Cl^-/HCO_3^- 交换子的作用也较明显。与此同时，管腔可重吸收 HCO_3^-，使汗液酸化，pH 介于 $4.0 \sim 6.8$。长期以来，认为肌上皮细胞的收缩对汗液的排泄有一定作用，现应更正：在汗液分泌过程中，肌上皮细胞主要是作为管腔的一种机械支撑物，尤其是在出汗较少，管腔内流体压增加时。

这种分泌活动与活动状态外泌汗腺的数目有关系。在室温条件下，只有少数外泌汗腺有分泌活动，多数处于休息状态。当外界温度升高到 32℃ 以上时，活动状态外泌汗腺增加。身体各部位活动状态外泌汗腺的数目是不一致的。如气温高于临界水平（$31 \sim 32℃$）时，则全身皮肤可见到或多或少的突然出汗。当气温低于临界水平时，汗腺分泌只能在显微镜下可见，而肉眼看不见，这不仅是因为汗珠太小，而是刚出表皮即被蒸发。这种不可见的出汗是人体不自觉失水的一部分。

2. 影响外泌汗腺分泌的因素　①温度：外泌汗腺分泌受体内外温度的影响；②精神：大脑皮质的兴奋及抑制对汗腺的分泌活动有影响，这种出汗为精神性排汗；③药物：有一些药物可以使外泌汗腺分泌活动增加或减少；④饮食：口腔黏膜、舌背等处分布有丰富的神经末梢及特殊的味觉感受器。在咀嚼时可引起口周、鼻、面颈及上胸部反射性出汗，特别是吃了辛辣食物或热烫食物后更加明显，这种出汗为味觉性出汗。

3. 汗液的成分　汗液分为液体和固体两部分，前者占 $99.0\% \sim 99.5\%$，后者仅占 $0.5\% \sim 1.0\%$。液体内主要是水分，固体内有无机物和有机物。有机物中以乳酸及尿素最多，无机物中以氯化钠最多。此外，还有钙、镁、磷、铁。汗液中还含有多种氨基酸类。汗液比重为 $1.001 \sim 1.006$，pH 为 5.5 ± 0.5。

4. 多汗或少汗的机制　多汗症一般有两种机制：①由于神经损伤或感情冲动使神经冲动增加，乙酰胆碱分泌量增多而引起多汗；②汗腺神经紧张性增加，使它对正常强度的神经性和非神经性刺激的出汗反应增强。相反，汗少或汗闭则可能是由于神经冲动减弱，乙酰胆碱分泌减少，或神经紧张性降低之故。

5. 排泄汗液的作用　①散热降温：体内外温度升高时，排汗可以散热降温；②角质柔化作用：保持角质层的正常含水量，使皮肤柔软、光滑、湿润；③汗液在皮面的酸化作用：表皮呈酸性，在日常生活中可防御微生物；④脂类乳化作用；⑤排泄药物；⑥代替肾脏的部分功能；⑦与电解质、黏多糖、激素等的代谢有关；⑧分泌免疫球蛋白：如分泌性 IgA。

（二）顶泌汗腺

顶泌汗腺处主要有肾上腺素能神经纤维分布。实验证明，局部注射肾上腺素可以使顶泌汗腺分泌活动增加。

1. 顶泌汗腺的分泌和排泄机制　顶泌汗腺有三种分泌方式：①顶浆分泌：分泌细胞的帽状顶部胞质脱落到管腔中去；②裂殖分泌：在分泌细胞胞质的顶部形成许多小泡状分泌颗粒，这些颗粒不断地改变体积，最后被分泌到管腔中去；③全浆分泌：分泌细胞整个从细胞层中分离到管腔内。各处顶泌汗腺的活动是不一致的，也是不规则的。早晨顶泌汗腺有一阵分泌活动高潮，晚上则活动减少。

2. 顶泌汗液的成分　顶泌汗液分为液体和固体两部分，前者主要为水分，后者包括下列一些成分：①铁：顶泌汗腺是排泄铁的主要地方。②脂质：顶泌汗腺中含有四种脂质，即中性脂肪、脂肪酸、胆固醇及脂质。③荧光物质：这些物质可溶于丙酮，用紫外线照射后产生荧光。④有臭物质：人体有一种体臭味，且因人种、性别、年龄及气候等而不同，有一定的遗传性。顶泌汗液中的有臭物质较多，俗称的狐臭即其中之一。⑤有色物质：有些人的顶泌汗液中有这种物质，使汗液呈现出黄色、黄褐色、绿色、青色、红色或黑色等不同的颜色，临床上称为色汗症。⑥其他：有时可见到顶泌汗液内含有血液成分，称为血汗，含尿素过多的，则可嗅到一种尿味，称为尿汗；含有磷成分的称为磷汗。

二、皮脂腺

（一）皮脂的成分

皮脂腺分泌和排泄的产物称为皮脂。它是一种混合物，其中包含有多种脂类物质，主要有饱和的及不饱和的游离脂肪酸、甘油酯类、蜡类、固醇类、角鲨烯及液体石蜡等。它们在皮脂中的含量是不同的。

（二）皮脂腺分泌和排泄的机制

皮脂大部分从皮脂腺来，小部分是由表皮细胞角化过程中形成而来。这些皮脂与表皮细胞的水分和外界水分形成乳剂成为皮面膜。皮脂腺的功能可用皮脂的排泄来表示，皮脂量增加，皮脂腺功能亢进。假如将皮面的脂肪除去，皮脂将立即以很快的速度被排泄出来，当表面皮脂达到某种厚度时则这个速度逐渐减退，减到最低的速度或完全停止。此时如将表面的脂肪再除去，则皮脂又排泄出来。

（三）影响皮脂排泄的因素

1. 年龄、性别、人种　新生儿由于受从母体来的以雄激素为主的性激素的影响，皮脂腺功能活跃，皮脂腺排泄多，可发生新生儿痤疮。此后皮脂减少到成人的 1/3 左右。青春期再次受以雄激素为主的性激素影响，皮脂腺变肥大多叶，皮脂腺再次增加。女性绝经期后皮脂量急剧减少，男性则在 70 岁以后减少。在各年龄组中，男子比女子皮脂多，黑人比白人皮脂多。

2. 温度　皮脂腺与汗腺不同，不受自主神经直接的支配。皮温上升时皮脂量增多。皮温上升 1℃，皮脂分泌量上升 10%。

3. 湿度　皮脂在表皮上的扩散与潮湿有重要关系，在湿润皮肤上皮脂的扩散速度为干燥皮肤上的 4 倍。

4. 部位　皮脂腺的排泄在额部远较躯干和四肢为活跃。

5. 营养　过多的糖和淀粉类食物使皮脂产量有显著增加，脂肪对其的影响则较少。

6. 激素 青春期皮脂腺明显发达，青春期前的少年注射睾丸酮后皮脂腺显著增大。有许多动物实验表明雄激素可促进皮脂腺成长、增殖，使皮脂腺排泄增加。大剂量雌激素可抑制皮脂腺排泄。

（四）皮脂的作用

皮脂具有参与形成皮表脂质膜、润滑毛发及皮肤、防止皮肤干燥皲裂等作用。脂类的脂酸作用对真菌和细菌的生长有轻度抑制作用。

（王丽昆）

第三节　皮肤的体温调节

一、体温

人和高等动物机体都具有一定的温度，这就是体温。体温是机体进行新陈代谢和正常生命活动的必要条件。

（一）表层温度和深部温度

1. 表层温度 人体的外周组织即表层，包括皮肤、皮下组织和肌肉等的温度称为表层温度。表层温度不稳定，各部位之间的差异也大。在环境温度为23℃时，人体表层最外层的皮肤温度，如足皮肤温度为27℃，手皮肤温度为30℃，躯干温度为32℃，额部温度为33～34℃。四肢末梢皮肤温度最低，越近躯干、头部，皮肤温度越高。气温达32℃以上时，皮肤温度的差别将变小。在寒冷环境中，随着气温下降，手、足的皮肤温度降低最显著，但头部皮肤温度变动相对较小。皮肤温度与局部血液流量有密切关系。凡是能影响皮肤血管舒缩的因素（如环境温度变化或精神紧张等）都能改变皮肤的温度。

2. 深部温度 机体深部（心、肺、脑和腹腔内脏等处）的温度称为深部温度。深部温度比表层温度高，且比较稳定，各部位之间的差异也小。

体温是指机体深部的平均温度。临床上通常用口腔温度、直肠温度和腋窝温度来代表体温。直肠温度的正常值为36.9～37.9℃，但易受下肢温度影响。当下肢冰冷时，由于下肢血液回流至髂静脉时的血液温度较低，会降低直肠温度。口腔温度（舌下部）平均比直肠温度低0.3℃，但它易受经口呼吸、进食和喝水等影响。腋窝温度平均比口腔温度低0.4℃，但由于腋窝不是密闭体腔，易受环境温度、出汗和测量姿势的影响，不易正确测定。

（二）体温的正常变动

在一昼夜之中，人体体温呈周期性波动。清晨2～6时体温最低，午后1～6时最高。波动的幅值一般不超过1℃。体温的这种昼夜周期性波动为昼夜节律或日周期。女子的基础体温随月经周期而发生变动。体温也与年龄有关。一般来说，儿童的体温较高，新生儿和老年人的体温较低。肌肉活动时代谢增强，产热量因而增加，结果可导致体温升高。此外，情绪激动、精神紧张、进食、喝水等情况对体温都会有影响。环境温度的变化对体温也有影响。

二、体热平衡

机体在体温调节机制的调控下，使产热过程和散热过程处于动态平衡，即体热平衡，维持正常的体温。

（一）产热过程

机体的总产热量主要包括基础代谢、食物特殊动力作用和肌肉活动所产生的热量。基础代谢是机体产热的基础。基础代谢高，产热量多；基础代谢低，产热量少。

（二）散热过程

人体的主要散热部位是皮肤。当环境温度低于体温时，大部分的体热通过皮肤的辐射、传导和对流散热，一部分热量通过皮肤汗液蒸发来散发，呼吸、排尿和排粪也可散失一小部分热量。在环境温度为

21℃时，约70%的体热通过皮肤的辐射、传导和对流散热，约27%的体热通过皮肤水分蒸发散热，约2%的体热通过呼吸散热，约1%的体热通过排尿、排粪散热。

1. 辐射、传导和对流散热

（1）辐射散热：这是机体以热射线的形式将热量传给外界较冷物质的一种散热形式。

（2）传导散热：是机体的热量直接传给同它接触的较冷物体的一种散热方式。机体深部热量以传导方式传到机体表面的皮肤，再由皮肤直接传给同它相接触的物体。

（3）对流散热：是指通过气体或液体来交换热量的一种方式。

辐射、传导和对流散失的热量取决于皮肤和环境之间的温度差，温度差越大，散热量越多；温度差越小，散热量越少。皮肤温度为皮肤血流量所控制。皮肤血液循环的特点是，分布到皮肤的动脉穿透隔热组织（脂肪组织等），在乳头下层形成动脉网；皮下的毛细血管异常弯曲，进而形成丰富的静脉丛；皮下还有大量的动—静脉吻合支，这些结构特点决定了皮肤的血流量可以在很大范围内变动。机体的体温调节机制通过交感神经系统控制着皮肤血管的口径，增减皮肤血流量以改变皮肤温度，从而使散热量符合于当时条件下体热平衡的要求。

在炎热环境中，交感神经紧张度降低，皮肤小动脉舒张，动－静脉吻合支也开放，皮肤血流量因而大大增加。于是较多的体热从机体深部被带到体表层，提高了皮肤温度，增加了散热作用。

在寒冷环境中，交感神经紧张度增强，皮肤血管收缩，皮肤血流量剧减，散热量也因而大大减少。此时机体表层宛如一个隔热器，起到了防止体热散失的作用。衣服覆盖的皮肤表层，不易实现对流，织物纤维间的空气不易流动，这类情况都有利于保温。

2. 蒸发散热　当环境温度为21℃时，大部分的体热（70%）靠辐射、传导和对流的方式散热，少部分的体热（29%）则由蒸发散热。当环境温度升高时，皮肤和环境之间的温度差变小，辐射、传导和对流的散热量减小，而蒸发的散热作用增强。当环境温度等于或高于皮肤温度时，辐射、传导和对流的散热方式就不起作用，此时，蒸发就成为机体唯一的散热方式。人体蒸发散热有两种形式：即不感知蒸发和可感知蒸发。

（1）不感知蒸发：人体即使处在低温环境中，没有汗液分泌时，皮肤和呼吸道都不断有水分渗出而被蒸发掉，这种水分蒸发称为不感知蒸发。这种皮肤水分的蒸发又称不显汗，即这种水分蒸发不为人们所察觉，并与汗腺的活动无关。

（2）可感知蒸发：汗腺分泌汗液的活动称为发汗。发汗是可以意识到的有明显的汗液分泌。因此，汗液的蒸发又称之为可感知蒸发。

三、体温调节

恒温动物包括人，有完善的体温调节机制。在外界环境温度改变时，通过调节产热过程和散热过程，维持体温相对稳定。例如，在寒冷环境下，机体增加产热和减少散热；在炎热环境下，机体减少产热和增加散热，从而使体温保持相对稳定。这是复杂的调节过程，涉及感觉温度变化的温度感受器。当皮肤温度升高时，温觉感受器兴奋；而当皮肤温度下降时，则冷觉感受器兴奋。从记录温度感受器的发放冲动中可看到，温觉感受器和冷觉感受器各自对一定范围的温度敏感，如从记录大鼠阴囊温度感受器的发放冲动频率发现，冷觉感受器在28℃时发放冲动频率最高，而温觉感受器则在43℃时发放冲动频率最高。当皮肤温度偏离这两个温度时，两种感受器发放冲动的频率都逐渐下降。此外，温度感受器对皮肤温度变化速率更敏感。通过有关传导通路把温度信息传达到体温调节中枢，经过中枢整合后，通过自主神经系统调节皮肤血流量、竖毛肌和汗腺活动等，通过躯体神经调节骨骼肌的活动如寒战等，通过内分泌系统改变机体的代谢率，从而建立起当时条件下的体热平衡，维持正常体温。

（王丽昆）

第四节　皮肤的感觉作用

正常皮肤内分布有感觉神经及运动神经，它们的神经末梢和特殊感受器广泛地分布在表皮、真皮及皮下组织内，以感知体内外的各种刺激，产生各种感觉，引起相应的神经反射，以维护机体的健康。

一、皮肤感觉分类

正常皮肤内感觉神经末梢分为三种，即游离神经末梢、毛囊周围末梢神经网及特殊形状的囊状感受器。一般感觉可以分为两大类，一类是单一感觉，如触觉、压觉、冷觉、温觉、痛觉、痒觉等。这种感觉是由于神经末梢或特殊的囊状感受器接受体内外单一性刺激引起的；另一类是复合感觉，如潮湿、干燥、平滑、粗糙、坚硬及柔软等。这些复合的感觉不是某一种特殊的感受器能完全感知的，而是由几种不同的感受器或神经末梢共同感知的，并由大脑皮质进行综合分析的结果。

二、皮肤感觉的生理学

皮肤接受各种刺激后，可产生至少17种神经肽，如P物质、神经激肽A、血管活性肠肽、α-MSH等，它们主要由含有感觉神经C纤维的神经元产生，皮肤细胞如角质形成细胞、血管内皮细胞、成纤维细胞、巨噬细胞等也可合成一部分，这些细胞因子与其相应受体结合，产生一系列生物学反应，经神经传导到中枢神经系统，形成各种感觉。

三、皮肤感觉与神经传导的关系

正常皮肤感知的体内外刺激，无论是机械性的、物理性的、化学性的或生物性的，都在游离神经末梢、毛囊周围神经末梢网或特殊的囊状器内转换成动作电位，然后传递到中枢神经系统。有研究证实，在脊髓前侧区切断神经通路时，痛觉、温度觉和痒觉都消失，而触觉不受影响；粗的神经纤维传导速度较快，最易传导触觉和压觉，中等粗细纤维传导速度较慢，传导温度觉较好；有髓纤维传导局限性痛觉，而C纤维传导弥漫性痛觉。

六种基本感觉都有自己的传导径路，触觉和压觉是经过腹侧脊髓丘脑径路，将神经冲动传至丘脑外侧腹核第三神经元处，而痛觉、温度觉和痒觉则是经过前外侧脊髓丘脑径路，到达丘脑后外侧腹核处，最后分别终止于大脑皮质后中央回。

四、感觉阈值

作用于皮肤感受器，使其产生感觉的最低能量称为感觉阈值。感觉阈值主要受感觉器的功能状态影响，部位、环境因素等也有一定作用。心理因素、神经末梢的营养状态可改变感觉的阈值，性别、年龄等也有一定影响。各种感觉的阈值下肢比上肢高，如用线接触手指可感知，而接触足或小腿则不感知；温度刺激手掌比足底更易感知。

五、感觉定位

对皮肤刺激的定位能力在不同个体之间差异很大，在各种感觉中，对触觉的定位相对准确，这与其神经分布较密及相邻神经末梢有许多重叠有关，在神经支配较少的背部则较差。

刺激皮肤某一点，偶可在远处也有感觉，称为牵涉性感觉。神经系统功能正常时，牵涉性感觉限于痛、痒和针刺，在病理状态下，触觉也可有牵涉性感觉。除皮肤外，深部组织如内脏、肌肉、骨骼和结缔组织等部位的疾病和刺激，也可在皮肤上产生牵涉性感觉。牵涉性感觉的发生机制有人用轴索反射来解释，也有人用从内脏和皮肤的感觉通路在脊髓或脑中会聚来解释。

皮肤的感觉定位能力与其受刺激的频率、皮温、皮肤及其感受器的生理状况以及人的精神面貌等有关。

六、后感觉

感觉和刺激的时间不一定相符，刺激未去除时感觉可以消退，这称为适应，如人对衣服的压觉在穿着衣服后不久即消失，对冷热觉的适应也是典型的皮肤适应现象，但适应有一定的限度，超过这个限度，适应现象就会消失。感觉在刺激停止后可持续一段时间，称为后感觉，它可见于各种感觉，皮肤的某些部位更容易发生后感觉，如鼻、上唇周围、外耳道内等，但相似的刺激在眼睑、指端和手背就不易产生后感觉。

七、几种常见的皮肤感觉

1. 触觉　是微弱的机械刺激兴奋了皮肤浅的触觉感受器引起的。正常皮肤内感知触觉的特殊感受器有三种：在平滑皮肤处主要是 Meissner 小体，位于表皮突基底的为梅克尔细胞，在有毛皮肤处则为 Pinkus 小体。这些感受器接受的外界刺激，实际上是一种机械能，如刺激毛发的末梢引起的感觉，主要是由于对毛囊周围末梢神经网的压力及毛发出口处皮肤受到牵拉变形的结果。

皮肤表面散布有触点，触点的大小是不同的，有的直径可以大到 0.5mm；其分布也不规则，一般指端腹面最多，头部有 300 个/cm²，小腿外侧只有 7 个/cm²。由于触点较大，故常常获得的感觉是混合感觉，而不容易将两种以上的感觉区别开来。

2. 压觉　是指较强的机械刺激导致深部组织变形时引起的感觉。压觉是由皮肤内的 Pacini 小体传导的。这种感受器主要分布在平滑皮肤处，如手指、外阴及乳房等处，胰腺、腹后壁、浆膜及淋巴结等处也有。它常和其他的感受器或游离神经末梢共同感知各种复杂的复合感觉。触觉与压觉两者在性质上类似，只是机械性刺激强度不同，可统称为触－压觉。

3. 冷觉　一般认为是由皮肤内的 Krause 小体（又称皮肤黏膜感受器）传导的。主要分布在唇红、舌、牙龈、眼睑、龟头、阴蒂及肛门周边等处。在有毛皮肤及摩擦部位尚未发现这种感受器。但皮肤表面确有冷点存在，常成群分布，在 2cm² 内约有 33 个。冷点的数目一般和皮肤的温度变化成正比，皮肤温度愈低，活动性冷点数目愈少；反之，则冷点数目增多。

4. 温觉　有人称之为热觉，它主要是由 Ruffini 小体传导。有人认为，皮肤血管球上的游离神经末梢也参与活动。皮肤表面也有热点存在，但难以测定，在 2cm² 内约有 29 个。它也随皮肤温度的变化而减弱。冷觉和温觉合称为温度觉。

5. 痛觉　是由有可能损伤或已造成皮肤损伤的各种性质的刺激所引起。机体受到伤害性刺激时，往往产生痛觉。痛觉是一种复杂的感觉，常伴有不愉快的情绪活动和防卫反应，这对于保护机体是重要的。疼痛又常是许多疾病的一种症状，因此在临床上引起很大注意。一般认为，痛觉的感受器是游离神经末梢。引起痛觉不需要特殊的适宜刺激，任何形式的刺激，只要达到一定强度有可能或已造成组织损伤时，都能引起痛觉，但其机制还不清楚。有人认为，这种游离神经末梢是一种化学感受器，当各种伤害性刺激作用时，首先引致组织内释放某些致痛物质（例如 K^+、H^+、组胺、5－羟色胺、缓激肽、前列腺素等），然后作用于游离神经末梢产生痛觉传入冲动，进入中枢引起痛觉。

6. 痒觉　痛和痒两者均是保护性机制，在生物进化生存中有重要的和互补的作用。痛觉可使之从可能有损伤的刺激处撤离，痒觉引起搔抓。

八、运动神经反射

皮肤内的运动神经是中枢神经系统经过脊髓及交感神经而来的，它是支配皮肤的传出神经。这种神经中含有许多交感纤维，广泛地分布在皮肤血管及其附件等处，控制着皮肤的许多生理活动。

（一）交感神经的分布及其作用

皮肤内的交感神经纤维有两种：一种是肾上腺素能纤维，它主要分布于血管、顶泌汗腺及竖毛肌等处，在外泌汗腺和皮脂腺基底膜的肌上皮细胞处也有，其作用是使血管收缩，顶泌汗腺分泌，竖毛肌收缩或肌上皮细胞收缩。另一种是胆碱能纤维，它主要分布在血管及外泌汗腺，顶泌汗腺处也有少量分布，在皮脂腺处是否存在，尚无定论。它的作用是使血管扩张，外泌汗腺分泌等。有人认为它可能受肾上腺素能纤维控制，但在组织学上，除了肌上皮细胞外，不能得到证实。

（二）神经反射

可以分为四类：

1. 皮肤体壁反射

（1）撤回反射：当刺激一侧肢体或躯干皮肤时，可以引起该肢体或躯干的肌肉和关节发生保护性的神经反射动作，回避外界刺激可能引起的伤害，特别是疼痛常易引起这种神经反射。足跖反射亦属于这一种。

（2）局部反射：这一种反射仅限于局部组织，不引起全身性反射，临床上常见的有腹壁反射和提睾反射等。

（3）搔抓反射：这是常见的一种反射，一般仅限于局部，它可以受大脑皮质的抑制。

（4）群反射：当脊髓横断后，在其水平面以下的皮肤上搔抓，可以引起多种反射现象，如屈曲性痉挛、排尿及大量出汗，这种反射被称为群反射。

2. 皮肤－皮肤反射

（1）脑反射：这种反射常常是全身性的反射，反射径路必须通过大脑皮质，而且往往引起交感神经的反应，如血管收缩、出汗及竖毛肌收缩等。

（2）轴索反射：这类反射分为两种：一种是通过感觉神经纤维的反射，称之为感觉轴索反射，其反射径路是由皮肤到皮肤；另一种通过交感神经纤维，被称为交感轴索反射，如出汗反射、竖毛肌反应、局部神经性血管收缩反应及舒张反应、Lewis 三联神经性血管反应等都属于这一种。这类血管反应一般在 30s 后达到高潮，约 10min 后才逐渐消退。

3. 皮肤内脏反射　实验证明，用硝酸银刺激皮肤引起疼痛后，同时发生肠充血及肠松弛；如果将脊髓破坏，则肠发生的反应完全改变，出现血管收缩及肠痉挛。当足部或下肢受到较长时间的寒冷刺激后，可以引起肠痉挛，出现腹痛和胀气。这些反射都是通过脊髓实现的，故也属于脊髓反射的范畴。

4. 内脏皮肤反射　在临床上常见的牵扯性疼痛现象，就是内脏皮肤反射的一种表现。在皮肤上有局限性疼痛时，深部体壁组织也可以发生疼痛及血管充血等现象，反之亦然。这种在皮肤上有局限性疼痛的区域，被称为 Head 带，它和神经节段的分布常常是一致的，但是也有发生在非同一节段区域内，而发生于有病的一侧皮肤上。这些反应还包括有皮肤血管扩张，皮肤温度升高，或者出现相反的变化。在某些慢性疾病中有时可以见到皮肤萎缩及毛竖立。

一般认为，这种反应的发生可能和神经纤维轴索的分支有关系，也是中枢神经系统参与活动的一种现象，这可能是由于从内脏和皮肤来的传导径路耦合形成的。传导径路可能有两种，一种是经过同一神经纤维轴索，另一种是通过不同的神经纤维轴索同时传导的结果。

（马珊珊）

第五节　皮肤的免疫功能

皮肤是人体与外界环境直接相连的组织器官，与体内又有密切联系。由于其结构和功能的特殊性，它具有很强的非特异性免疫防御能力，是人体抵御外界环境有害物质的第一道防线，它能有效地防御物理性、化学性、生物性等有害物质对机体的刺激和侵袭，对人体适应于周围环境，健康地生长发育和生存起了十分重要的作用。长期以来，人们认为皮肤的功能仅仅是组成机体的外表屏障，保持着皮肤生化及物理的完整性。即使与免疫反应有关，也仅仅认为它起到了免疫反应的场所及靶器官的被动地位和真皮部的非特异性免疫成分的作用。随着生物学和医学免疫学的不断发展，对皮肤与特异性免疫之间的相互作用和影响有了深入的研究，皮肤不仅具有很强的非特异性免疫防御能力，而且具有非常重要的特异性免疫功能。近年来的研究表明，皮肤是一独特的免疫器官，具有独特的免疫功能，"皮肤免疫系统"的概念已经确立，在免疫学领域中有着十分重要的作用。

（马珊珊）

第六节　皮肤的呼吸功能

皮肤吸收气体的数量很小，全身皮肤吸氧量约为肺的1/160。一氧化碳不被吸收，二氧化碳则内外相通，由浓度高的一侧向低的一侧弥散或透入。但经皮气体交换影响因素众多，如皮肤厚度、角质层的结构及其屏障功能、皮肤血管舒缩状态、动脉血气浓度、环境温度及气体浓度等均显著影响皮肤的气体交换。即便如此，皮肤的气体交换功能与肺比较还是微乎其微的。

（马珊珊）

第七节　皮肤的内分泌及代谢功能

一、类固醇

皮肤、肝、脑等器官可将脱氢表雄酮羟化成 7α–羟脱氢表雄酮，这些器官也能代谢血循环中无生物学活性的可的松为氢化可的松，并且这个过程是可逆的，这些糖皮质激素与相应的受体结合，产生生物学效应。

二、蛋白质和多肽

皮肤中可检测到多种蛋白质和多肽类激素，如 α–MSH、神经生长因子、P物质、神经激肽A、血管活性肠肽、白介素、干扰素等多种细胞因子和生长因子，它们由皮肤的神经元、角质形成细胞、血管内皮细胞、成纤维细胞、淋巴细胞、组织细胞、巨噬细胞等合成和分泌，这些细胞因子与其相应受体结合，产生一系列生物学反应，在皮肤的感觉形成、免疫反应、创伤愈合、细胞增殖与分化过程中起重要作用。

三、甲状腺激素

甲状腺激素在胚胎皮肤发育和成人皮肤功能的维持方面起重要作用。在胚胎期，甲状腺激素缺乏可导致毛囊、表皮、真皮的发育和分化障碍，甲状腺激素维持正常毛囊的生长、循环，影响真皮成纤维细胞的胶原、黏多糖代谢。有研究发现，在人毛囊的上皮和真皮中均可检测到甲状腺激素受体，说明人皮肤是其靶器官之一。

四、维生素 D

在表皮中有许多降解磷脂类物质的酶，如磷脂酶和碱性磷酸酶，可将底物降解成脂肪酸、甘油、磷酸和胆碱。固醇类物质如胆固醇可在表皮细胞中先转变成7–脱氢胆固醇，受紫外线照射作用后成为有活性的维生素 D_3，后者与其受体结合，调控一系列基因，产生系列生物学作用，包括促进人体钙吸收、骨钙平衡、维持毛发生长周期、调节免疫、抗老化等作用。

（马珊珊）

第八节　毛发和甲生理学

皮肤附属器包括毛发、甲、汗腺和皮脂腺等，具有重要的生理功能。汗腺和皮脂腺的功能已在本章第二节介绍。本节主要介绍毛发和甲的生理作用。

一、毛发生理

（一）毛发的种类

根据其长度与质地，可分为：①胎毛（lanugo hair），在胎内生长，细而软，无髓质和色素，一般在出生前 4 周左右脱落，但在某些遗传性疾病如胎毛增多症中，胎毛可终生存在；②毳毛（vellus hair），软而无髓质，偶见色素，长度不超过 2cm；③终毛（terminal hair），长而粗，有髓质和色素，如头发、睫毛、眉毛等，其中阴毛、腋毛等在青春期受雄激素刺激后才长出，男、女之间出现阴毛的时间还有一定差异，男性一般在 13～15 岁，女性则在 11～13 岁，腋毛一般在阴毛开始长出 2 后年才出现。

毛发的形态因种族不同而有一定差异，最明显的是头发，黄种人头发直而粗，黑种人头发极卷曲，甚至有时形成"胡椒粒"样发结，白种人头发则介乎前两者之间。从头发的横断面来看，黄种人毛发呈圆形；黑种人毛发呈卵圆形，有时是扁平的；而白种人毛发呈卵圆形，且比黑种人毛发细；这主要是由毛囊的形态所决定的。黑种人毛囊呈螺旋状，黄种人毛囊完全垂直，而白种人毛囊则介乎前两者之间。

毛发的色泽可呈黑色、褐色、金黄色、红色、白色等，主要由毛囊基质处黑素细胞所合成的黑素多少而决定。

（二）毛发的分布

在人体除掌跖、指（趾）末节背面、唇红、乳头、龟头、包皮内层、小阴唇、大阴唇内侧及阴蒂外，几乎都有毛发。头发约有 10 万根，毳毛则以前额处密度最高，每平方厘米有 400～450 根，胸背部每平方厘米只有 50～100 根。毛囊在胚胎发育的第 9 周开始形成，至第 22 周即完成发育，在成人期毛囊不再有增加，而且随着年龄的增长，毛囊也逐渐减少。以头皮为例，20～30 岁时每平方厘米有 615 个毛囊，30～50 岁时减至 485 个，到 80～90 岁时只剩 435 个。

（三）毛发的生长速度

主要与下列因素有关：

1. 部位　头发最快，每日生长 0.35～0.37mm，头顶处则可达 0.5mm，颏部每日为 0.38mm，大腿处每日为 0.21mm，而前额则为 0.03 mm。

2. 性别　女性头发比男性长得快，青春期前男孩毛发的生长速度比女孩快；但从全身来看，男性毛发的平均生长速度比女性快。

3. 年龄　若不考虑性别因素，15～30 岁毛发的生长速度最快。

4. 季节　以头发为例，每年三月生长达高峰，九月为最低，此时每日脱发为 60 根。而且胡须及腿毛也有相似的季节变化。

（四）毛发的生长周期

毛发的生长呈一定的周期性，主要与毛囊本身的生长周期有关（图 2－1）。一般分为生长期（anagen）、退行期（cata－gen）和休止期（tel－agen）。生长期又可分为 Ⅰ～Ⅵ期，其中 Ⅰ～Ⅴ期为前生长期（proan－agen）、Ⅵ期则为后生长期（metan－agen），前生长期中毛发尚位于毛囊内，至后生长期，发干即露出皮面。在整个毛发生长周期中，毛囊可发生显著的变化，生长期毛囊，可伸入皮肤深层即皮下脂肪层，退行期毛囊中角质形成细胞先出现核固缩，再发生凋亡，除基膜外，整个毛囊可被吸收，而在休止期中内根鞘完全缺如。与此同时，毛发形态也产生变化，生长期毛发根部柔软，周围有白色透明的鞘包绕，毛球卷曲，而休止期毛发根部呈一头较粗的棍棒状，毛根周围无白色透明鞘包绕。

不同部位毛囊呈非同步生长，具有各自的周期。头发的生长周期较长，一般 2～5 年，退行期数天，而休止期约为 3 个月。除胡须外，其他部位的毛发整个生长周期仅几个月，而且大多数处于休止期。

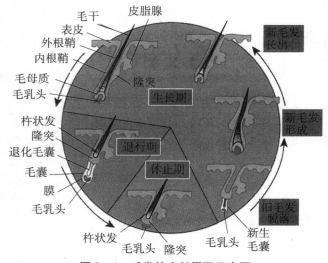

图 2 – 1 毛发的生长周期示意图

（五）毛发生长的内分泌调节

主要的调节因素有甲状腺激素、性激素及糖皮质激素等。

1. 甲状腺激素 一部分甲状腺功能减退症患者可伴有脱毛，其血清中蛋白结合碘水平下降，同时毛发的平均直径也减小，为 0.04～0.06mm（正常时为 0.08mm），脱毛以枕部、头顶最明显，给予甲状腺素治疗后又可恢复正常。

2. 雌激素 其作用主要体现在妇女产后，因为产后体内激素水平发生剧烈变化，雌激素水平迅速下降，此时生长期与休止期毛发数量之比较低，休止期毛发数量占总毛发数量的 15% 左右，故在产后 4～6 个月可出现脱发。

3. 雄激素 男性面部、躯干及肢端毛发与男女性的阴毛、腋毛的生长均受雄激素的控制，故可用抗雄激素制剂——氯烯亚甲孕酮醋酸酯来治疗女性多毛症；而对于头发，雄激素的作用则不相同，它对头皮部毛囊主要是"下调"作用。在雄激素原性脱发患者中雄激素水平较高，由于雄激素受体亚单位的聚集发生改变，加之 5α - 还原酶活性增强，故患者雄激素敏感性增强，引起脱发。

（六）毛发的成分与能量代谢

毛发主要由毛发角蛋白组成，毛发角蛋白属中间丝家族，分子量为 4～6 万，此外还有含硫量多的蛋白（分子量为 0.9～2.5 万）、含甘氨酸/酪氨酸较多的蛋白、含瓜氨酸的 γ 谷氨酸酰赖氨酸交联蛋白，这些蛋白间存在较多的二硫键，使毛发具有一定的形状与质地。

毛囊中的能量主要由葡萄糖提供，有三个途径：糖酵解、磷酸戊糖途径及三羧酸循环。与肌肉相比，毛囊的糖酵解较快，磷酸戊糖途径活性较强。此外，生长期与休止期毛囊的能量代谢有较大差异，与休止期毛囊相比，生长期毛囊对葡萄糖的利用率增加 200%，糖酵解增加 200%，磷酸戊糖途径增加 800%，呼吸链所产生的 ATP 增加 270%。

二、指、趾甲生理

指、趾甲位于手指或足趾末端的伸面，主要组成部分为甲板，来源于表皮的角化上皮，除保护其下的皮肤不受伤外，指、趾甲还可帮助手指完成一些精细动作，而且现在认为指、趾甲在美容方面的作用比其生理功能更显重要。指甲每 3 个月长 1cm，每个指甲的生长速度也不一致，而趾甲的生长速度为指甲的 1/3。在幼年期，甲板相对较薄，而且可出现暂时性反甲，此外，92% 的正常婴儿（8～9 月龄）指甲可见一条横线（Beau 线）。随着年龄的增长，甲板变白、透明、出现纵嵴，而且在部分人甲板中可见 Pertinax 小体，这种嗜酸性物质可能是角质形成细胞核的残留形式。

甲板的成分主要为角蛋白，分为三种，即原纤维状的低硫蛋白、球状的高硫基质蛋白和富含甘氨酸、酪氨酸的基质蛋白。甲板的硬度主要与高硫基质蛋白有关。甲板中含有大量磷脂，主要分布于背层和中间质，与甲的活动度有关，甲板中钙的重量约为 0.1% ，与磷脂结合存在。甲板高度脱水，形成孔状排列，对水的扩散常数比表皮大 100 倍，此外，甲板与甲母质中均无尿刊酸。甲板的厚度主要取决于生发细胞的数量，而与甲的生长速度无关。甲板呈扁平的原因则与细胞分化的方向、甲母质嵴突与乳头的方向及末端指（趾）骨的限制有关。

（马珊珊）

第三章

皮肤病症状诊断与实验室检查

第一节　皮肤病症状与体征

症状是患者病后对机体生理机能异常的自身体验和感觉，体征是疾病导致患者体表和内部结构发生的可察觉的改变，两者可单独或同时出现。正确识别和判断皮肤病的症状与体征，对临床诊断的建立非常重要，甚至可发挥主导作用。

一、症状

症状是患者对疾病的主观感觉，如瘙痒、疼痛、感觉麻木、乏力、灼热等。

1. 瘙痒　瘙痒是多种皮肤病最为常见的自觉症状（包括原发性与继发性、外源性与内源性、局限性与泛发性、阵发性与持续性等），可作为诊断的重要依据。其亦可为内脏疾病的一种反应，如单纯而无皮肤损伤的瘙痒，常提示胆管梗阻、糖尿病、尿毒症、淋巴瘤、甲状腺功能亢进等，而伴有皮肤损伤的瘙痒，则可能为真菌感染、昆虫叮咬和变态反应性皮炎等。

2. 疼痛　疼痛为皮肤病不多见的一种自觉症状，依其性质分为灼痛、刺痛、钝痛、锥痛、撕裂痛、扭转痛、酸痛等。其程度和持续时间在不同皮肤病的不同时期而各异，如皮肤晒伤早期表现为灼热感，炎症明显则为灼痛；带状疱疹早期为阵发性刺痛，疼痛时间较短，炎症明显则疼痛为持续性，或为阵发性疼痛，但疼痛时间较久；皮肌炎早期表现为运动后肌肉酸痛，休息后缓解，病情继续发展，酸痛在休息后不能缓解，呈逐渐加重趋势等。仔细了解疼痛的性质、程度、持续时间等，是诊断疼痛性皮肤病的重要依据。

3. 感觉异常　感觉异常为局部皮肤组织的感知异常，主要有浅感觉减退或丧失、蚁走感、感觉过敏、感觉分离等。如麻风、股外侧皮神经炎等，表现为受累神经支配区域的浅感觉减退和丧失；皮肤神经官能症为感觉非固定性皮肤蚁走感；脊髓空洞症表现为肢体感觉分离；带状疱疹、多发性神经炎等，表现为局部组织感觉过敏，轻微刺激即可引起强烈反应等，而组织坏死则局部浅感觉丧失等。

二、体征

体征是指体检时所发现的异常组织改变，即皮肤病的形态学，分为原发性和继发性损害两种，正确识别对皮肤病的诊断十分重要。

1. 原发损害　原发损害指皮肤病本身直接引起的组织病理形态的改变。

（1）斑疹：为局限性皮肤颜色的改变，与周围正常皮肤相平，既不隆起亦不凹陷，直径 <1cm 者称为斑疹，直径 >1cm 者称为斑片，可呈圆形、椭圆形、环形、不规则形、地图状等多种形态。按其发生的病理及生理基础，有炎症性、充血性、出血性、色素性等多种。如接触性皮炎、猩红热等为炎症性红斑；鲜红斑痣、血管痣为非炎症性红斑；变应紫癜为出血性瘀点和瘀斑；黄褐斑、黑变病等为色素性沉着斑；花斑癣、炎症后白斑等为色素性减退斑；白癜风为脱失性白斑等。

（2）丘疹：为局限性高出皮面的实质性损害，直径 <1cm。形态多样（圆形、椭圆形、球形、半球

形、锥形、多角形、脐凹形）、质地不一（柔软、坚实、坚硬），表面粗糙或光滑（呈绒毛状、棘刺状，覆干燥性鳞屑，紧张光亮），色泽各异（肤色、黑色、红色、褐色）等。

按丘疹发生的解剖位置不同，分为表皮性（如扁平疣、神经性皮炎）和真皮性（如皮肤淀粉样变、发疹性黄瘤）两种。按丘疹发生的病理生理基础不同，分为上皮增生性（如色素痣、寻常疣）、炎症浸润性（如扁平苔藓、接触性皮炎、湿疹）、代谢异常性（如皮肤淀粉样变、黏液水肿性苔藓）及组织变异性（如假性湿疣、阴茎珍珠样疹、弹性纤维假黄瘤）丘疹等。

介于斑疹与丘疹之间的皮肤损害称为斑丘疹。

（3）斑块：为表皮和/或真皮直径>1cm平顶的浸润隆起性损害，可由多数丘疹融合而成，如斑块状寻常疣、斑块性扁平苔藓、斑块性黄瘤等。

（4）结节：为真皮和/或皮下组织内软或硬的实质性块状物，高出皮面或隐于皮下仅可触及，形状多样（圆形、椭圆形、条索状、不规则形）、大小不一（直径一般为0.5~1.0cm，直径>1cm者称为斑块、肿块或肿瘤）。

按其发生的病理生理基础不同，分为血管性结节（如变应性结节性血管炎、结节性多动脉炎、血管球瘤）、浸润性结节（如孢子丝菌病、肉样瘤）、代谢异常性结节（如结节性黄瘤、皮肤钙质沉着）、肿瘤性结节（如皮肤纤维瘤、脂肪瘤、淋巴瘤）等。

（5）风团：为真皮浅层短暂局限性平顶隆起的水肿性损害。持续时间一般不超过24h，其形态多样、大小不一，颜色淡红、鲜红或苍白，消退后不留痕迹。由真皮深层及皮下组织水肿形成的巨大性风团，称之为血管性水肿，持续时间常超过24h。

（6）疱疹及大疱：为高出皮肤表面、内含液体的腔隙性损害，直径小于0.5cm者称为疱疹，直径>0.5cm者称为大疱，疱液为浆液性者称为水疱，疱液为血性者称为血疱。

按腔隙发生的解剖位置不同，分为角层下（如白痱）、棘层内（如单纯疱疹、寻常型天疱疮）、表皮下（如类天疱疮）、基板下（如获得性大疱表皮松解症）等疱疹或大疱，除发生于基板下的水疱，一般表皮内疱疹和水疱消退后不留瘢痕。

介于丘疹和疱疹之间的损害称为丘疱疹。

（7）脓疱：为含有脓液的疱疹，亦可为含有脓液的大疱，周围常有炎性红晕。

按其发生解剖位置的不同，分为角层下脓疱（如角层下脓疱病）、表皮内脓疱（如脓疱病）和表皮下脓疱（如臁疮）。按其发生原因，分为感染性脓疱（如脓疱疮、脓疱性梅毒疹、牛痘）和非感染性脓疱（如脓疱型银屑病、掌跖脓疱病、坏疽性脓疱病）。

（8）囊肿：为发生于真皮及皮下组织内的具有囊性结构的损害，可隆起皮肤表面或隐于皮内，仅可触及，呈圆形或椭圆形，触之有弹性或囊性感。囊腔含有液体［如阴茎中线囊肿、指（趾）端黏液囊肿］、半固体（如表皮囊肿、皮脂腺囊肿）及其他成分（如皮肤猪囊尾蚴病）等。若囊腔内容物为脓液，称之为脓肿。

2. 继发性损害　继发性损害指原发性损害因搔抓或机械性刺激、继发感染、治疗处理和组织修复等出现的继发性改变，但与原发性损害不能截然分开。

（1）糜烂：为疱疹或脓疱破裂，或斑疹、丘疹经搔抓等机械性刺激和摩擦导致表皮或黏膜上皮部分缺损，露出的红色湿润面。损害表浅，基底层未完全脱落，愈后不形成瘢痕。

（2）痂：是皮肤损伤表面的浆液、脓液、血液、坏死组织、细胞及微生物等混合凝结成的片状或块状物，其厚薄、色泽、性质等依其所含成分而不同。如湿疹、皮炎、带状疱疹等为浆液性痂，脓疱疮、Reiter病等为脓性痂，过敏性紫癜、白细胞碎裂性血管炎等为血性痂，坏疽性脓皮病和恶性组织细胞增生症为坏死性痂等。

（3）鳞屑：为脱落或即将脱落的表皮角质层碎片，分为生理性鳞屑和病理性鳞屑。生理性鳞屑主要见于老年人，鳞屑菲薄而细小。病理性鳞屑可呈糠秕样、鱼鳞样、云母状、破布样、袜套样或手套样等多种形态。脂溢性皮炎的鳞屑呈油腻性。

（4）浸渍：为皮肤长期浸水、潮湿等导致角质层吸收较多水分，使表皮变白、变软甚至起皱，如浸渍足、浸渍性足癣、间擦疹等。

（5）萎缩：为皮肤组织的退行性变所致的表皮、真皮或皮下组织变薄，外观皮肤凹陷、表面光滑亮泽、皮肤纹理消失。若仅表皮变薄表现为皮肤皱缩，若真皮和/或皮下组织变薄则为皮肤凹陷，触摸局部有塌陷感。

（6）抓痕：指因搔抓引起的点状或线形表皮剥脱，可深达真皮乳头层，露出红色基底面，可结血痂。一般表皮缺损不留瘢痕，而真皮缺损可留有瘢痕。

（7）裂隙：亦称皲裂，指皮肤线状楔形裂缝，深达表皮、真皮或皮下组织不等，基底较窄。裂隙仅见于表皮者称为裂纹或皲，好发有于面部及手背；深达真皮或皮下组织可有出血，多发生于掌、跖、关节等部位。

（8）溃疡：为真皮和/或皮下组织的皮肤或黏膜缺损，边缘常不规整。多见于损害累及真皮和/或皮下组织的疾病，常由脓疱、脓肿、结节、肿块等破溃而成，其大小、深浅、形状、边缘、基底等依受损程度和原发病而异，愈后留有瘢痕。

（9）瘢痕：为修复真皮和/或深层组织缺损或损伤的新生结缔组织及表皮，表面光滑无毛，失去正常皮肤纹理，无皮脂腺、汗腺开口，形状不规则，与周围正常皮肤分界清楚。瘢痕明显高起皮肤表面者称肥厚性瘢痕，菲薄凹陷者称为萎缩性瘢痕。

（10）苔藓样变：系由经常搔抓和/或摩擦使角质层及棘细胞层增厚和真皮慢性炎症而形成的肥厚性斑块状损害，表面干燥粗糙，皮嵴突起、皮沟加深增宽，可见多数聚集成片的多角形小丘疹，质较硬，似牛皮样。

（11）毛细血管扩张：为扩张的局限性或泛发性网状、树枝状或直或弯曲的皮下细丝状细小动脉和/或静脉，呈鲜红或暗红色，压之褪色或不完全褪色，可为局限性或泛发性。

（马珊珊）

第二节　皮肤病诊断

诊断是指运用医学基本理论、基本知识，以及通过问诊、体检、化验及特殊检查等基本技能，对患者症状、体征及其发生和发展情况的客观判断。在现代医学中，对疾病的诊断被认为是临床医学的基本问题，同时也是临床思维学的基本问题。

根据诊断界说诊断有狭义和广义之分，狭义诊断是指某些患者所患疾病的具体表现，即患者所出现的症状和异常体征，简称症征；广义诊断除症征外，还包括获取各种症征的方式和手段。

根据临床思维学原理，诊断根据的症征可分为必要症征、充分症征、充要症征、可能症征和否定症征五类。一般说来，皮肤病的诊断需要经过三个阶段。

1. 获取临床资料阶段　此阶段是建立临床诊断的初始阶段，也是皮肤病得以正确诊断的最重要阶段。

（1）询问性调查（问诊）：是指通过和患者或知情人的谈话，听取陈述，以了解疾病的发展和现状，是搜集临床资料的基本手段之一。问诊是以医学知识为依托，临床经验为条件，通过向患者和知情人询问疾病发生、发展过程，获得疾病信息的技能的总和。问诊不仅是获取诊断的根据，而且也为进一步检查提供线索。因此，在诊疗技术现代化的今天，问诊仍是医者最重要的基本功。

问诊过程中应注意交谈艺术、语言艺术、方法艺术和文字表达艺术相结合，以取得患者的信任与合作，获取详尽、真实而有价值和对诊断有帮助的病史资料。同时问诊也是了解和掌握患者心理状况的主要途径，尤其对于心身疾病患者尤为重要。

（2）体格检查（体检）：是医者运用自己的感官和简单的器械，来观察和了解患者的身体状况，是获取患者体征的重要手段之一。通过对患者进行体格检查，获取主要体征与相关体征、阳性体征与阴性体征、显性体征与隐性体征等临床资料，并辨清体征的性质，为诊断和临床思维提供线索。

体格检查过程中，应注意视、触、叩、听四诊相互结合、彼此补充，以获取全面而详尽的临床资料，为疾病的正确诊断提供可靠依据。

（3）辅助检查（临床检验或实验检查）：是指通过对患者的血液、体液、分泌物、排泄物、脱落细胞、活检组织等，进行病原学、病理学、影像学、电生理学、生物化学、免疫学、超声学、基因等检查，以获得病原体、组织病理变化、脏器功能状态、局部脏器图像和物理指标的一种手段，是医者感官的延伸和视野的扩大，有助于克服医者对临床资料认识的表面性和模糊性。

在对患者进行辅助检查时，应坚持先与后、相对与绝对，以及先简单后复杂、先无损伤后有损伤的原则，以最小的代价最大程度地获取患者局部与整体的机能状况信息，尽可能满足临床诊断的需要。

2. 分析判断病情、初步诊断阶段　　此阶段是将询问性调查、体格检查和实验检查所获得的各种临床资料与信息，进行系统整理和综合分析，使临床获得的资料具有真实性、系统性、完整性和科学性，做出对疾病合乎客观实际的一种初步认识、评价和结论，是疾病得以正确诊断的重要环节，也是医者将获得的各种临床信息形成判断的思维过程。在对疾病做出初步诊断之前，应注意早期诊断原则、综合诊断原则和个体化诊断原则，以及原发病与继发病、功能性与器质性、一元病论与多元病论之间的交叉诊断意义。

在对临床资料与信息进行综合分析过程中，应注意将病史提供的疾病线索与体格检查获取的阳性体征，实验室检查所得静态结果与疾病发生、发展的动态过程，以及局部病变与机体整体机能状态等有机结合起来，达到正确诊断疾病的目的。切勿将某一方面的临床资料或信息，尤其是将实验检查结果孤立或绝对化，同时避免不正确的思维方式和受虚假症征的影响做出错误判断而延误病情。

3. 确立诊断和治疗方案、临床验证阶段　　临床初步诊断是在疾病发生发展过程中对其某一阶段病情的判断，具有一定的局限性，而且受临床思维的片面性和主观性影响，又带有一定的臆断成分，需要临床对其进行验证和修正。因此，在初步诊断提出后应给予必要的治疗，同时进行客观细致的病情观察、部分实验室检查项目的复查，以及选择必要的特殊检查等，为验证、修正初步诊断和最后确立诊断提供可靠依据。在此阶段中诊断是治疗决策的基础，同时治疗效果也是对临床诊断的验证。

医者通过运用已有的医学知识和临床经验，针对患者的具体情况，综合分析其病因、病势，不断提高思维决策能力，确立对疾病的正确诊断，为治疗决策的科学化服务，使患者得到及时、合理、高效和安全的医治，为治疗决策和正确对疾病诊断得到真正意义的验证和发展。

一般说来，皮肤病的诊断思维过程及路线主要包括：解剖结构→生理改变→病理改变→发病机制→致病因素→病情程度→提出假说→验证假说→鉴别诊断→初步诊断→处理措施→修正诊断→确立诊断。诊断思维过程繁琐且有时并非依靠独立思索而形成，尤其循证医学使传统诊断学有了较大的变革，所以正确的临床思维对诊断就显得更为重要，也才能使临床诊断更加完善、准确和可靠。

总之，对皮肤病的诊断过程是运用医学概念和医学判断进行复杂推理的过程，同时也是技能与经验有机结合和相互促进的过程。要求医者具有广博的医学知识、严谨的逻辑思维和客观的认识判断能力，树立科学的医学观，提高对疾病的综合分析能力，善于总结临床经验，防止犯经验主义的错误，提高皮肤病的正确诊断率，避免和减少误诊与漏诊的发生。

（马珊珊）

第三节　皮肤病诊断技术与方法

随着医学发展和各学科知识的互相渗透与交叉，皮肤病的临床诊断技术，特别是实验室诊断技术有了飞速发展，为皮肤病的及时、准确地诊断提供了科学依据。

1. 物理诊断　　除病史采集和体格检查外，有时还需要进行以下检查。

1）影像学诊断：包括 X 线检查、电子计算机断层扫描（CT）、磁共振成像（MRD）、彩色多普勒、超声影像技术、三维超声显像技术、超声介入性诊断技术、激光扫描共聚焦成像技术等，可用于皮肤肿瘤、结缔组织病、川崎病，以及与颅脑损伤有关的一些皮肤病的诊断与鉴别诊断。

2）电生理学检查：包括心电图、脑电图、脑地形图、脑血流图、肢体血流图、甲皱微循环和肌电图等。

3）Wood 灯检查：利用 Wood 滤过器（氧化镍）将所有可见光滤过后获得一种紫外线，是一种有助于诊断和治疗的重要检查方法。

（1）头癣：小孢子菌属感染引起的白癣和黄癣，在 Wood 灯下发出绿色荧光，必须与脂质、水杨酸等发出的淡蓝色荧光鉴别。受感染的头发外观正常，在 Wood 灯下易被发现并拔出。在暗室时，可用 Wood 灯快速检查密切接触头癣的人群，如学校的学生。

（2）其他真菌和细菌感染：红癣在 Wood 灯下发出珊瑚红色荧光，Wood 灯也可用于检查毛癣菌病和花斑癣，花斑癣的皮肤损伤和刮取的鳞屑有淡黄色荧光。铜绿假单胞菌（绿脓杆菌）在 Wood 灯下其绿脓菌素发出淡黄绿色荧光。痤疮丙酸杆菌产生卟啉，引起毛囊发出珊瑚红色荧光。

（3）卟啉病：迟发性皮肤卟啉病患者的尿、粪便、疱液（偶尔）发出荧光。红细胞生成原卟啉病患者的牙齿、原卟啉病患者的血液均可发出荧光。在一些皮肤恶性肿瘤（尤其是鳞癌）中可观察到亮红色荧光，目前认为是由于原卟啉和粪卟啉引起，也可见于非恶性腿部溃疡。

（4）色素性疾病：Wood 灯对判断色素沉着的细微区别有很大帮助，黑色素吸收全波段紫外线，若黑色素减少则折光强，显浅色，而黑色素增加则折光弱，显暗色。Wood 灯可用于检查皮肤中黑色素的深度，检查表皮的色素损害时，如雀斑，照射时可使色素变深，而真皮内色素则无此反应，据此可确定黑色素所在位置。在 Wood 灯下，表皮色素的变化比在可见光下（如白癜风中）明显得多，而真皮色素的变化在 Wood 灯下则较不明显（如蓝痣）。Wood 灯不能用于黑种人。结节性硬化中的叶状白斑在 Wood 灯下明显可见，药物偶尔可发出荧光，如四环素可将牙齿和皮脂染色，米帕林能将指（趾）甲染色。

（5）接触性皮炎：Wood 灯可检查出皮肤上或美容用品和工业用品中的荧光接触致敏原。许多光化致敏源，如卤化水杨酰苯胺、呋喃香豆素、沥青中的成分，可发出荧光。

（6）皮肤上的矿物油：即使在冲洗后，矿物油仍然存在于毛囊内。

4）临床常用皮肤病检查方法

（1）划痕反应：用划痕棒（为一端圆钝的不锈钢或有机玻璃细长棒）圆钝端适宜用力在皮肤上划痕，3~5s 后划痕处皮肤出现红色线条，若 1~3min 划痕处出现隆起风团样线条，称为皮肤划痕反应阳性。适用于荨麻疹、色素性荨麻疹、皮肤划痕症、过敏性皮炎等变应性皮肤病的诊断。

（2）玻片压诊法：选用透明有机玻璃制成的扁平薄片，轻压丘疹、结节或红斑至少 10~20s，观察皮疹颜色改变情况，如压迫寻常狼疮和紫癜的皮疹可出现苹果酱色或瘀点、贫血痣可消退等，用于与其他皮肤病的鉴别。

（3）醋酸白试验：药液为 3%~5% 的醋酸溶液，用棉签蘸少量药液涂于可疑皮损表面后3~5min，可使尖锐湿疣的疣体和亚临床组织发白，用于与其他疣状损害进行鉴别。

（4）刮屑检查：用牙科扁调匙或钝刀片刮去皮损表面的鳞屑，以观察鳞屑下的组织状态，如银屑病刮屑检查可先后出现薄膜现象和点状出血现象等。

（5）针刺试验：用无菌针头直接刺入皮内或在皮内注入少量生理盐水，若在 24~48h 内出现丘疹或小脓疱，则为针刺反应阳性。40%~70% 的白塞病患者针刺反应阳性。

（6）皮内试验：通过体内注射变应原，经过一定时间后观察皮肤的反应，根据皮肤反应的情况确定是否对这种变应原过敏。

（7）斑贴试验：斑贴试验主要用于检测接触性变应原。具体方法是将物质贴在皮肤上观察一段时间后，根据皮肤对接触物的反应判断是否对这种物质过敏。斑贴试验是检测面部及手部等部位变应原有效的方法之一，有关资料表明，最常见的过敏源是：重铬酸钾、甲醛、硫酸镍、方向混合物等。

（8）感觉检查：包括温觉、痛觉及触觉检查。温觉检查采用两支玻璃试管，一管装冷水，另一管装热水（50℃左右），先测试正常皮肤，当患者能感知冷热后，再测试皮损区，以判断皮损区与正常皮肤的温觉差异；痛觉检查为使用大头针分别轻叩正常皮肤和皮损区，以检查被检测处皮损的痛觉程度；触觉检查是使用棉絮条触及正常皮肤和皮损区，以检查被检测处皮损的触觉程度。可用于麻风病、皮神经炎、糖尿病末梢神经炎、带状疱疹和神经梅毒的检查等。

（9）毛细血管脆性试验：在肘窝下约 4cm 处划一直径 5cm 的圆圈，将血压计袖带平整缚于该处，充气加压后在收缩压与舒张压之间保持 8min，然后解除袖带，5min 后观察圆圈内瘀点数，正常男性 <5 点，女性 <10 点，超过者为阳性。用于血管脆性的检查，阳性表示毛细血管脆性增强，见于变应紫癜、维生素 C 缺乏症、维生素 P 缺乏、败血症，以及血小板减少性紫癜、血小板无力症等疾病。

（10）尼氏征（Nikolsky 征）：牵拉破损的水疱壁、推压两个水疱间外观正常皮肤、推压从未发生皮损的正常皮肤或按压水疱顶部，阳性者可使外观正常皮肤剥离、表皮剥脱、水疱扩大等，主要见于天疱疮和某些大疱性疾病。

（11）反射共聚焦显微镜（RCM）：是在显微镜基础上配置激光光源、扫描装置、共轭聚焦装置和检测系统而形成的新型显微镜，是 20 世纪 80 年代发展起来的一种具有划时代意义的高科技新产品，当今最先进的细胞生物学分析仪器。随着计算机技术和光电技术的飞跃发展，使得 RCM 向更精、更快、多维和无损伤性分析的方向发展，成为细胞生物学和生理学、药理学及遗传学等医学领域的新一代研究工具。

RCM 图像是基于细胞器和组织结构自身的折射率不同而得以实现高分辨率，薄剖面或断面能够在散射介质中完成高清晰度和高对比度的光学非侵入性成像，可以方便地观察和研究组织细胞的结构变化。此项技术无需活组织检查切片，即可实时、无创地对皮肤组织在水平方向进行断层扫描（optical sectioning，光学切片），将焦点的扫描平面由皮肤最外层一角质层向皮肤的深层进行不同平面的动态扫描取样，然后利用计算机将各个断层扫描所获得的二维平面图像信息进行叠加，获得皮肤组织的三维图像信息，可以方便地观察和研究组织细胞的结构变化，对部分皮肤病无需进行组织病理即可明确诊断。

皮肤三维成像作为最新的皮肤影像学诊断技术，具有划时代意义，其实时、动态、无损伤性三维成像的特点，对临床皮肤损害进行诊断、鉴别诊断、评价疗效、判断预后等具有非常重要的价值，在皮肤学科领域具有广阔的应用前景。

（12）毛细血管镜检查：是利用毛细血管镜对皮肤毛细血管进行的一种检测方法。一般在患者皮损处和甲周缘进行检测，用一强光源以 45°角自上而下照射受检部位（受检部位滴加一滴显微镜油），放大倍数 12~60 倍不等。正常情况下毛细血管为 8~15 个/mm²，大多数呈发卡样；毛细血管袢的长度为 0.10~0.25mm；正常血流状态多呈线形持续向前运动。由于正常人毛细血管有很大的变异，该检测结果只能作为临床对病情判断的参考依据。

2. 病原学诊断　如支原体、衣原体、淋球菌、真菌与病毒的分离与培养，已在临床广泛用于皮肤病性病的诊断。如分泌物和皮屑直接涂片、染色镜检和培养、电子显微镜、超高倍显微镜、聚合酶链式反应（PCR）的应用，对检测细胞内病毒、细菌、衣原体、支原体、真菌、螺旋体、原虫，以及对遗传病、皮肤肿瘤等提供了实验室诊断依据。

3. 生物化学诊断　如测定心肌酶谱可用于皮肌炎的诊断、血脂检测可用于黄瘤病的诊断、核酸内切酶检测可用于着色性干皮病的病因诊断等。

4. 免疫学诊断　如抗核抗体（ANA）、抗可溶性核抗原（ENA）抗体谱的检测等，用于结缔组织病的诊断。

其他如血液细胞学分类、细胞质酶、膜酶、细胞核的 DNA 含量、细胞内抗原，以及染色体分类等，使某些皮肤病的诊断进入分子水平。

5. 病理学诊断　组织病理学检查是皮肤病确切诊断技术之一，免疫组化病理学检查使某些自身免疫性皮肤病的分类更为精细成为现实。近年采用分子杂交技术可对某些皮肤病的免疫基因型和免疫表型做出诊断，使皮肤病的组织病理学诊断技术进入分子病理学水平。

6. 基因诊断　基因诊断可用于遗传病诊断、传染病病原体检测、产前诊断及鉴定亲缘关系等，方法主要有微卫星 DNA 多态标记扫描技术、基因突变检测技术、单核苷酸多态性技术等，对多基因病及药物基因组学的研究具有重要意义。

（马珊珊）

第四节　真菌检查

一、标本采集

（1）浅部真菌的标本有皮屑、甲屑、毛、发和痂等：①皮屑取材先以75%乙醇溶液消毒病变部位，选取皮损的活动边缘以钝刀刮取表皮皮屑，手癣以虎口处取材，足癣以第4、第5趾间取材可提高阳性率。②甲屑取材前先以酒精擦拭清洁病甲，以钝手术刀刮除表层，采取病甲边缘下的较深层的甲屑。③水疱标本取疱壁组织，脓疱则取脓液。

（2）深部真菌的标本有痰、尿液、粪便、脓液、口腔或阴道分泌物、血液、脑脊液、各种穿刺液和活检组织，标本的采集应在无菌操作下进行。

二、直接涂片检查

此法为最简单而重要的诊断方法。其主要用于明确真菌感染是否存在，一般不能确定菌种。取标本置玻片上，加一滴10% KOH溶液，盖上盖玻片，在酒精灯上微微加热，待标本溶解，轻轻加压盖玻片使标本透明即可镜检。先在低倍镜下检查有无菌丝或孢子，再用高倍镜证实。

三、真菌培养

真菌培养可提高真菌检出率，并能确定菌种。

标本接种于葡萄糖蛋白胨琼脂（sabouraud agar）上，置室温下培养1~3周，以鉴定菌种。必要时可行玻片小培养协助鉴定。

菌种鉴定常根据菌落的形态、结构、颜色、边缘、生长速度、繁殖程度、下沉现象和显微镜下形态等判断。对某些真菌，有时尚需配合其他鉴别培养基和生化反应确定。

（王松芬）

第五节　变应原检测

一、斑贴试验

斑贴试验是用于检测接触变应原的经典试验，适用于接触性皮炎、职业性皮炎、手部湿疹、化妆品皮炎等。

1. 方法　用市售的成套商品，按说明将受试抗原置于惰性聚乙烯塑料或铝制小室，贴于患者背部，24~48h后观察结果。亦可根据需要，将受试物依其性质配制成适当浓度的浸液、溶液或软膏进行试验。

2. 结果及意义　受试部位无反应为（-）；皮肤出现痒或轻度发红为（±）；出现单纯红斑、瘙痒为（+）；出现水肿性红斑、丘疹为（++），出现显著红肿伴丘疹或水疱为（+++）。

阳性反应说明患者对受试物过敏，但应排除原发性刺激或其他因素所致的假阳性反应，这种反应一旦将受试物除去，很快消失；而真正的阳性反应则在除去受试物24~48h内往往是增强的而不是减弱的。阴性反应表示患者对试验物无敏感性。

3. 注意事项　如下所述。

（1）应注意区分过敏反应及刺激反应。

（2）阴性反应可能与试剂浓度过低、与皮肤接触时间过短等有关。

（3）不宜在皮肤病急性发作期做试验，也不可用高浓度的原发性刺激物做试验。

（4）受试前2周和受试期间服糖皮质激素，受试前3d和受试期间服用抗组胺类药物均可出现假阴性。

二、点刺试验

1. 方法 一般选择前臂屈侧为受试部位，局部清洁消毒后 2min，皮肤血流恢复正常后按说明书滴加试液和对照液（阳性对照为组胺，阴性对照为生理盐水）并进行点刺，5～10min 后拭去试液，20～30min 观察试验结果。

2. 结果 皮肤反应强度与组胺相似为阳性（＋＋＋），较强为（＋＋＋＋）；较弱为（＋＋）或（＋），与生理盐水相同为（－）。

3. 注意事项 如下所述。

（1）宜在临床表现基本消失时进行。

（2）结果为阴性时，应继续观察 3～4d，必要时，3～4 周后重复试验。

（3）有变应性休克史者禁止进行本试验。

（4）应准备肾上腺素注射液，以抢救可能发生的变应性休克。

（5）受试前 2d 应停用抗组胺类药物。

（6）妊娠期尽量避免检查。

（王松芬）

第六节 紫外线检测

滤过紫外线检查（Wood 灯）是由高压汞灯作为发射光源，由含 9% 镍氧化物的钡硅酸滤片发出 320～400nm 波长的光波，主要用于诊断色素异常性疾病、皮肤感染和卟啉病。

1. 方法 在暗室内，将患处置于 Wood 灯下直接照射，观察荧光类型。

2. 结果及意义 如下所述。

（1）色素减退或脱失性损害：如白癜风、色素沉着、黄褐斑为明亮的蓝白色斑片。

（2）细菌：如假单胞菌属为绿色荧光；红癣为珊瑚红色荧光；痤疮丙酸杆菌为黄白色荧光。

（3）真菌感染：如铁锈色小孢子菌、羊毛状小孢子菌和石膏样小孢子菌为亮绿色荧光；黄癣菌为暗绿色荧光；花斑癣菌为棕色荧光；紫色毛癣菌和断发毛癣菌无荧光。

（4）皮肤迟发性卟啉症患者：尿液为明亮的粉红－橙黄色荧光；先天性卟啉症患者牙、尿、骨髓出现红色荧光；而红细胞生成性原卟啉症患者可见强红色荧光。

（5）局部外用药：如凡士林、水杨酸、碘酊及角蛋白甚至肥皂的残留物等也可有荧光，应注意鉴别。

（王松芬）

第七节 性病检测

一、淋球菌检查

（一）标本采集

（1）用含无菌生理盐水的棉拭子，伸入男性尿道 2～4cm，轻轻转动取出分泌物。

（2）女性先用无菌的脱脂棉擦去阴道内黏液，用无菌的脱脂棉拭子插入子宫颈内 1～2cm 处旋取出分泌物。

（3）患结膜炎的新生儿取结膜分泌物。

（4）全身性淋病时可取关节或关节穿刺液。

（5）前列腺炎患者取前列腺液。

（二）方法

（1）涂片：标本直接涂片 2 张，加热固定后做革兰染色，油镜下检查。

（2）培养：标本接种于血琼脂或巧克力琼脂平板上，置于含 5% ~ 10% 的 CO_2、相对湿度为 80% 以上的环境中，于 35 ~ 37℃ 条件下孵育 24 ~ 48h 后观察结果。挑选可疑菌落做涂片染色镜检。

（3）可用氧化酶试验或糖发酵试验进一步证实。

（三）结果及意义

（1）涂片染色镜检阳性者可见大量多形核细胞，细胞内外可找到成双排列、呈肾形的革兰阴性双球菌。

（2）培养阳性者在平皿上可形成圆形、稍凸、湿润、光滑、透明到灰白色的菌落，直径为 0.5 ~ 1.0mm。生化反应符合淋球菌特性。

（3）直接涂片镜检阳性者可初步诊断，但阴性不能排除诊断，培养阳性者可确诊。

（四）注意事项

（1）取材时棉拭子伸入尿道或子宫颈口内的深度要足够。

（2）男患者最好在清晨首次排尿或排尿后数小时采集标本进行培养。

（3）涂片时动作轻柔，防止细胞破裂变形，涂片的厚薄与固定及革兰染色时间要合适。

二、衣原体检查

（一）标本采集

（1）男性患者以无菌棉拭子于尿道内 2 ~ 4cm 取尿道分泌物，尽可能收集更多细胞。如取尿液标本，为 20 ~ 30ml 初射尿液（标本采集前 1h 尽量不小便），加等量蒸馏水或去离子水，3 000g 离心 15min，小心去上清。

（2）女性患者以无菌棉拭子去除子宫颈处多余的黏液后丢弃，另用一支无菌棉拭子伸入子宫颈内口，滚动 10 ~ 30s，取出棉拭子时应避免与阴道表面接触。将棉拭子放回试管，并在标签上注明患者姓名和日期，置于 2 ~ 8℃ 中保存，不要冷冻。

（二）方法及结果

1. 直接涂片染色法　标本涂片，自然干燥，甲醇固定 5 ~ 10min 后，用当日配制的吉姆萨溶液染色 1h，再用 95% 乙醇淋洗涂片，干燥。油镜下阳性标本可在上皮细胞质内找到 1 ~ 3 个或更多个呈蓝色、深蓝色或暗紫色的包涵体。

2. 细胞培养法　将每份标本接种于 3 个培养瓶（为 McCoy 单层细胞管）中，置 37℃ 吸附 2h 后，用维持液洗涤 2 ~ 3 次，最后加生长液，37℃ 培养 3 ~ 4d，取出盖玻片，经吉姆萨染色或直接荧光染色后镜检，查包涵体。阳性标本碘染色包涵体呈棕黑色，吉姆萨染色呈红色。

3. 衣原体抗原检测法（clearview chlamydia，简称 C - C 快速法）　用商品试剂盒检测，方便简单、快速、特异性高。检测前先将试剂和测试卡等室温下复温 30min。加试剂至塑料管刻度处（约 0.6ml），将拭子标本浸入管内混匀，置 80℃ 水浴，10 ~ 12min 取出，转动拭子并沿管壁挤压，弃去拭子，提取液置室温冷却后盖上管塞。将测试卡置台面，加入 5 滴提取液于检体窗，静置 30min 后观察结果。质控窗和结果窗均显示一条蓝带为阳性结果，阴性为结果窗无变化。阳性结果结合临床可确定沙眼衣原体感染，阴性时不能完全排除，可用细胞培养法确定。

4. 免疫荧光法　将标本涂于玻片凹孔或圆圈中，自然干燥，丙酮或无水甲醇固定 5min，漂洗，再干燥。加 30pl 荧光素标记的抗沙眼衣原体单克隆抗体试剂覆盖凹孔，玻片置湿盒中于室温或 37℃ 下作用 15min，去掉多余试剂，用蒸馏水淋洗涂片，自然干燥，加 1 滴封固液，再加盖玻片，置显微镜下检查。阳性标本在高倍镜下可见上皮细胞内的原体颗粒，为单一、针尖大小明亮的绿色荧光，在油镜下为荧光均匀、边缘光滑的圆盘样结构，也可见网状体等其他形态的衣原体颗粒。

三、支原体检查

（一）标本采集

（1）女性患者以无菌棉拭子（女）在子宫颈口内 1～2cm 取分泌物。

（2）男性患者以无菌棉拭子（男）于尿道内 2～4cm 取尿道分泌物，尿后 2h 内不能采集标本。

（二）接种与培养

（1）取材后立即送检，室温保存不得超过 2h，2～8℃保存不超过 5h，如暂时不能接种，必须置 0℃以下冻存。

（2）将拭子样本插入培养瓶中，旋转挤压拭子数次，使样本渗入后弃拭子。

（3）置 35～37℃温箱中，解脲支原体培养 24h，人型支原体培养 48h。

（三）结果及意义

（1）人型支原体培养基由橙黄色变为红色，无明显混浊，可判为阳性，提示有人型支原体生长。

（2）解脲支原体培养基由橙黄色变为红色，无明显混浊，可判为阳性，提示有解脲支原体生长。

四、梅毒螺旋体检查

（一）梅毒螺旋体直接检查

1. 方法　可取病灶组织渗出物、淋巴结穿刺液或组织研磨液用暗视野显微镜检查，也可经镀银染色、吉姆萨染色或墨汁负染色后用普通光学显微镜检查，或用直接免疫荧光技术检查。

2. 结果　梅毒螺旋体菌体细长，两端尖直，在暗视野显微镜下折光性强，沿纵轴旋转伴轻度前、后运动。用镀银染色法梅毒螺旋体呈棕黑色，用吉姆萨染色法梅毒螺旋体呈桃红色，直接免疫荧光检查梅毒螺旋体呈绿色荧光，其他种类螺旋体不发光。

（二）非梅毒螺旋体抗原血清试验

1. 性病研究实验室试验（venereal disease research laboratory test，VDRL）　如下所述。

（1）玻片定性试验：取灭活（56℃水浴 30min）的血清 0.5ml 加入玻片的圆圈中，用 1ml 注射器装上专用针头加抗原 1 滴，置旋转器上振动玻片 4min 后立即观察结果。结果：阳性——液体透明，肉眼可见中等或大的聚合物；弱阳性——液体微混，肉眼可见小的块状物；阴性——液体混浊，无块状物。

（2）玻片定量试验：将定性试验呈阳性或弱阳性的待检血清用生理盐水做倍比稀释，按定性试验的方法操作，观察结果，确定效价。一般以呈阳性凝集反应的血清最高稀释倍数作为其效价。

2. 不加热血清反应素试验（unheated serum reagin test，USR）　是一种改良的 VDRL 试验，即在 VDRL 抗原试剂中加氯化胆碱以灭活血清，加乙二胺四乙酸以防止抗原变性。本试验敏感性高，操作简便，但特异性差，易出现假阳性。其方法操作及结果同 VDRL 试验。

3. 快速血浆反应素环状卡片试验（rapid plasma reagin test，RPR）　是一种改良的 USR 试验，即在 USR 抗原试剂中加胶体碳，操作简便，其敏感性和特异性同 USR 试验。

（1）卡片定性试验：取 50pl 待检血清加入卡片的圆圈内，并涂均匀。用专用滴管针头加入摇匀的抗原 1 滴，将卡片旋转 8min 后立即观察结果。结果：阳性——卡片圆圈中出现黑色凝聚颗粒和絮片；阴性——无凝聚块出现，仅见均匀的亮灰色。

（2）卡片定量试验：操作方法同 VDRL 试验。

（三）梅毒螺旋体抗原血清试验

1. 荧光螺旋体抗体吸收试验（fluorescent treponemal antibody - absorption test，FTA - ABS）　用间接免疫荧光技术检测患者血清中抗梅毒螺旋体 IgG 抗体。此试验的敏感性与特异性高，应用广泛。

2. 梅毒螺旋体血凝试验（treponemal pallidum hemagglutination assay，TPHA）　是以绵羊红细胞为载体，将从感染家兔睾丸中提取到的梅毒螺旋体纯化，并以超声击碎后作为抗原，致敏绵羊红细胞加入稀释的待检血清做间接血凝试验，抗体滴度在 1 ∶ 80 以上者为阳性。本试验敏感性高、快速、简便，易于观察，但特异性不及 FTA – ABS 试验。

3. 梅毒螺旋体明胶颗粒凝集试验（treponema pallidum particle agglutination assay，TPPA） 是将提纯的梅毒螺旋体特异性抗原包被在人工载体明胶粒子上，这种致敏粒子和样品中的梅毒螺旋体抗体进行反应发生凝集，产生粒子凝集反应，由此可以检测出血清和血浆中的梅毒螺旋体抗体，并且可用来测定抗体效价。

（四）临床意义

1）梅毒螺旋体直接检查：适用于早期梅毒皮肤黏膜损害或淋巴结穿刺液的检查，如硬下疳、湿丘疹、扁平湿疣等，其中硬下疳尤为重要，因梅毒血清反应常在硬下疳出现 2～3 周始呈阳性。

2）非梅毒螺旋体抗原血清试验：为非特异性梅毒血清反应，不是梅毒的特异性反应，但大多数梅毒患者可发生此阳性反应，方法简便，为筛选试验，其敏感性高而特异性低，可出现假阳性或假阴性。

（1）结果为阳性时，临床表现符合梅毒，可初步诊断。

（2）定量试验是观察疗效，判断复发及再感染的手段。

（3）假阴性结果常见于一期梅毒硬下疳出现后的 2～3 周内，感染梅毒立即治疗或晚期梅毒，二期梅毒的"前带现象"。

（4）假阳性结果常见于某些结缔组织并自身免疫性疾病患者、二酯吗啡成瘾者、少数孕妇及老人。

3）梅毒螺旋体抗原血清试验的抗原是梅毒螺旋体（活的或死的梅毒螺旋体或其成分），检测的是血清中抗梅毒螺旋体抗体，其敏感性及特异性均较高，可用作证实试验阳性结果可明确诊断。即使患者经足够的抗梅毒治疗后，血清亦不阴转或降低，故不适用于疗效观察、复发及再感染的判断。

五、醋酸白（甲苯胺蓝）试验

1. 原理 人类乳头瘤病毒感染的上皮细胞与正常细胞产生的角蛋白不同，能被冰醋酸致白或被甲苯胺蓝染蓝。

2. 方法 如下所述。

（1）5% 冰醋酸试验：首先用棉签清除局部分泌物后，用棉签蘸 5% 冰醋酸液涂在受试损害上及周围正常皮肤黏膜，一般在涂药后 2～5min 损害变为白色，周围正常组织不变色为阳性反应。

（2）1% 甲苯胺蓝试验：首先用棉签清除局部分泌物后，用棉签蘸 1% 甲苯胺蓝溶液涂在受试损害上及周围正常皮肤黏膜上，2min 后用脱色剂、蒸馏水各清洗 2～3 次，若受试损害仍有蓝色，周围正常组织无着色为阳性，见于尖锐湿疣。

（王松芬）

第四章

皮肤病的基本治疗方法

第一节　皮肤病的内用药物疗法

一、抗组胺药物

（一）概述

1. 抗组胺药分类　大部分第一代药物镇静作用较强，可能同时阻断了自主受体；而第二代 H_1 受体拮抗药进入中枢神经系统较少，镇静作用较弱。此外，尚有第三代 H_1 受体拮抗药。

2. 抗组胺药作用机制　如下所述。

（1）抑制血管渗出和减少组织水肿：用于血管神经性水肿、荨麻疹、湿疹等效果较好。

（2）抑制平滑肌收缩：用于支气管哮喘、变应性胃肠痉挛等效果较差。但这与肾上腺素有一定的协同作用。哌啶及羟嗪类药物兼有抗 5 - 羟色胺的作用，有一定解痉作用。

（3）镇痛麻醉作用：与某些麻醉药结构相似，有些能够止痛，镇痒。2% 的苯海拉明配成油膏或霜剂治疗痒症亦有效。

（4）抗胆碱作用：与东莨菪碱及阿托品相似，有制止分泌、扩张支气管、弛缓胃肠平滑肌的作用，有时亦可加速心率，部分患者用后有口干等不良反应。

3. 抗组胺药临床应用　如下所述。

（1）变态反应：Ⅰ型变态反应性疾病，如变态反应性机制引发的荨麻疹、血管性水肿、特应性皮炎、变应性休克、药疹等。Ⅱ型、Ⅳ型变态反应疗效及确切机制不明。

（2）非变态反应：①由组胺释放剂引起的荨麻疹、血管性水肿、药疹等；②物理性荨麻疹及其他非变态反应原因引起的荨麻疹；③非变态反应性虫咬反应。

（3）止痒：减轻急性接触性皮炎和虫咬皮炎的瘙痒、水肿和灼热感及瘙痒性皮肤病和伴有瘙痒的各种皮肤病的瘙痒症状。止痒确切机制及疗效不明，或为镇静或嗜睡作用，或为抗 5 - 羟色胺等炎症介质作用。全身用药以缓解瘙痒时，其作用有限。

（4）治疗其他疾病：赛庚啶（12mg/d）可治疗胆汁瘀积型肝炎的严重瘙痒，改善类癌综合征患者的皮肤潮红和腹泻等症状；曲尼斯特（tranilast）可预防和治疗瘢痕疙瘩和肥大性瘢痕（成年人 60mg/d，儿童酌减），还可治疗肉芽肿性唇炎和皮肤结节病（300mg/d，连服 3 个月）。

（5）晕动症和前庭神经失衡：东莨菪碱和某些第一代 H_1 受体拮抗药是最有效的预防晕动症的药物，如果与麻黄碱或安非他明合用，可增强此作用。最有效的抗组胺药是苯海拉明和异丙嗪。六氢吡啶类（赛克力嗪和美可洛嗪）对晕动症的预防也有重要作用，有人认为可有效预防晕动症的抗组胺制剂，对梅尼埃病也有用。

4. 不良反应　约 25% 的 H_1 受体拮抗药都有不良反应，但不同个体反应不同。

（1）镇静作用：最常见，嗜睡突出，乙醇胺类和酚噻嗪类镇静作用更明显，其他类型的嗜睡作用较轻，大多数个体在连续投用 H_1 受体拮抗药数天后镇静作用有所改善；其他有头晕、耳鸣、运动失调、视物模糊、复视。有时中枢神经系统的作用可以是刺激性，主要为神经质、易怒、失眠和发抖。

（2）胃肠道症状：是第二个最常见的不良反应，尤其是乙二胺类抗组胺药。患者主要表现有食欲减退、恶心、呕吐、上腹部不适、腹泻、便秘，进食时服用可减轻这些表现。

（3）抗胆碱能作用：有黏膜干燥、排尿困难、尿潴留、尿痛、尿频、阳痿的不良反应，主要见于乙醇胺类、酚噻嗪类和哌嗪类抗组胺药。

（4）其他：不常见的不良反应有头痛、喉头发紧、针刺感和麻木感。静脉用药可出现暂时性低血压。皮肤反应很少见，有湿疹样皮炎、荨麻疹、瘀斑、固定性药疹和光敏性。也可发生急性中毒，尤其是儿童，主要表现有幻觉、共济失调、运动失调、手足徐动症和惊厥，抗胆碱能作用为皮肤发红、皮肤温度升高、脉搏变细。

5. 注意事项　如下所述。

（1）致敏：如被 H_1 受体拮抗药致敏，再次用药或相关的化合物可产生湿疹样皮炎，有些 H_1 受体拮抗药外用可引起接触性皮炎。

（2）其他：肝、肾功能障碍者慎用，高空作业者、驾驶员、飞行员禁用。老年人服用后发生痴呆或头晕的概率较成年人高。

6. 药物相互作用　当 H_1 受体拮抗药与具有中枢神经系统抑制作用的乙醇或其他药物联用时，可加重其抑制作用。患者饮酒或与中枢抑制药合用时，可增强抗组胺药物的作用，故应调整剂量。酚噻嗪类抗组胺药可阻止肾上腺素的血管加压作用。服用单胺氧化酶抑制药的患者，禁用 H_1 受体拮抗药。本类药物与糖皮质激素同时使用，可降低后者的疗效。

（二）第一代 H_1 受体拮抗药

1. 作用和用法　所有的 H_1 受体拮抗药都是稳定的胺类。

第一代 H_1 受体拮抗药（表4-1）除了抗组胺作用外，还有镇静、抗胆碱能活性、局部麻醉、止吐和抗运动病的作用。有些 H_1 受体拮抗药（如阿扎他定）可抑制肥大细胞释放炎性介质。

表4-1　常用第一代 H_1 受体拮抗药

药名	特点	用法
（1）烷基胺类（Alkyl amines） 氯苯那敏（Chlorpheniramine，扑尔敏）	有的药物可有中枢兴奋作用的倾向	4mg，每日 3 次；肌内注射，10mg；儿童0.35mg/（kg·d）
（2）乙醇胺类（Ethanolamines） 苯海拉明（Benadryl） 茶苯海明（Dimenhydrinate）［乘晕宁（Dramamine）］ 吡苯甲醇胺（Doxylamine）	有较强的镇静作用和抗毒蕈碱样胆碱作用	25.0～50.0mg，每日 3 次；儿童，1～2mg/（kg·d） 50mg，每日 3 次 25～50mg，每日 2～3 次；儿童，2mg/（kg·d）
（3）乙二胺类（Ethylenediamine） 美吡拉敏（Mepyramine，新安替根） 曲吡那敏（tripelennamine）	有中等强度的镇静作用，可引起胃不适和变态反应	25～50mg，每日 3 次 25mg，每日 3 次
（4）哌啶类（Cyproheptadine） 赛庚啶（cyproheptadine）	中度镇静，抗5-羟色胺活性	2～4mg，每日 3 次
（5）哌嗪类（Piperazine） 羟嗪（Hydroxyzine，安泰乐） 去氯羟嗪（Decloxizine） 美克洛嗪（Meclozine）	具有镇吐作用	25～50mg，每日 3 次；儿童（>6 岁），50～100mg/d 25～50mg，每日 3 次 25mg，每日 1～2 次
（6）吩噻嗪类（Phenothiazines） 异丙嗪（Promethazine，非那根）	有明显的抗毒蕈碱样胆碱作用及镇吐作用，可引起镇静和光敏感反应	12.5～50.0mg，每日 3 次；肌内注射或静脉注射，每次 25～50mg；儿童，0.5～1.0mg/（kg·d）

2. 药动学 H_1 受体拮抗药口服后通过胃肠吸收，服药后 30min 可起效，$1 \sim 2h$ 达最大效果，可持续 $4 \sim 6h$，有的能持续较长时间。如成年人口服溴苯吡胺、氯苯那敏和羟嗪，作用可超过 20h。在儿童中，氯苯那敏的血清半衰期较短，但在老年人中，其半衰期较长。在原发性胆汁性肝硬化患者中，羟嗪的半衰期延长，而在肝病患者中，药动学可能有改变。H_1 受体拮抗药是通过肝细胞色素 P_{450} 系统代谢的。服药后 24h 内由尿完全排泄。

（三）第二代 H_1 受体拮抗药

1. 此类药物优点 与第一代 H_1 受体拮抗药相比，其优点是：①不易透过血－脑屏障，因其为厌脂活性，可防止其通过血－脑屏障，它们对 H_1 受体的作用仅限于外周神经。而且对非 H_1 受体的亲和力非常低。不产生或仅产生轻微产生嗜睡作用，对神经系统的影响较小。②口服后很快吸收，非索那定、氯雷他定和西替利嗪在胃肠道吸收很好，口服药物后 $1 \sim 2h$ 血药浓度即可达峰值。多在肝内代谢，由肾或消化道排泄。③仅有很小或无抗胆碱能作用。④作用时间较长。阿司咪唑半衰期长达 $18 \sim 20d$。与之相比，特非那定的半衰期较短（4.5h）。⑤服用方便，每日 1 次。由于它们的化学结构互不相同，其药动学和临床效果也不完全相同。

2. 第二代 H_1 受体拮抗药的剂量、不良反应见表 $4 - 2$。

表 4－2 第二代 H₁ 受体拮抗药

药物	剂量	起效	禁忌	体重增加	严重不良反应
第二代					
特非那定 (Terfenadine)	60mg，2 次/d	数小时	与咪唑类抗真菌药（酮康唑、伊曲康唑）或大环内酯类抗生素还能同时用	有	室性心律失常、尖端扭转性心动过速
阿司咪唑 (Astemizole)	10mg/d	起效慢，数天数小时	空腹服药	明显	同上
西替利嗪 (Cetirizine)	10mg/d	30min	－	有	低镇静性而不是真正的无嗜睡性抗组胺药
阿伐斯汀	8mg	0.5h			
氮䓬斯汀	4mg	4h			
依巴斯汀	10mg	1h			
非索那定	60mg	2h			
氯雷他定 (Loratadine)	10mg/d	数小时	－	有	
地氯雷他定 (desloratadine)	5mg/d	－			－
咪唑斯汀 (Mizolastine，血治林)	10mg/d	2h	－		

3. 常用第二代 H_1 受体拮抗药 如下所述。

1）特非那定（Terfenadine）

（1）作用：口服后 2h 达血药浓度高峰，不易透过血－脑屏障，无抗胆碱活性。可用于急慢性荨麻疹、特应性皮炎、虫咬皮炎、湿疹等。也可用于皮肤瘙痒症和肝病性瘙痒（可与考来烯胺合用）。

（2）用法：成年人及 12 岁以上儿童用量为 60mg，2 次/d；$6 \sim 12$ 岁每次 30mg，2 次/d。该药偶有头痛、头晕、倦怠、口干、多汗或胃肠不适，高剂量或同肝细胞色素 P_{450} 酶抑制药合用，可引起 Q－T 间期延长，导致心律失常，甚至心搏骤停及猝死。动物实验中得出可看胎儿致畸或死亡的不良反应，妊娠期和哺乳期妇女禁用，1997 年 4 月 FDA 停止其在美国市场出售。

2）阿司咪唑（Astemizole）

（1）作用：口服一段时间后停药，其抗组胺作用可持续 2~3 周。用于急慢性荨麻疹、皮肤划痕症、特应性皮炎。

（2）用法：成年人与 12 岁以上儿童每日每次用 10mg；6~12 岁儿童 5mg，1 次/d，6 岁以下儿童按 0.2mg/（kg·d）给药。宜餐前 1h 或空腹服用。不良反应有长期服用食欲和体重增加。超量服用或与抑制 CYP3A4 同工酶的药物并用偶可引起严重心脏反应，孕妇应避免使用。美国 FDA 已向世界警告，其在美国不再批准使用。

3）西替利嗪（Cetirizine）

（1）作用：有直接抑制嗜酸性粒细胞聚集的功能，并可抑制缓激肽及血小板活性因子的作用，但不引起嗜酸性粒细胞脱颗粒。适应于荨麻疹、特应性皮炎、虫咬皮炎、嗜酸性脓疱性毛囊炎、银屑病。

（2）用法：推荐用量为 10mg，1 次/d，不良反应有轻中度嗜睡、疲乏、注意力不集中，无心脏毒性。

4）左西替利嗪（Levocetirizine）：为西替利嗪的左旋体，对 H_1 受体的亲和力为西替利嗪的 2 倍。药理作用、适应证及注意事项同西替利嗪。成年人及 6 岁以上儿童用法为 5mg，1 次/d。

5）氯雷他定（Loratadine）

（1）作用：属高强效和安全的外周 H_1 受体拮抗药，可减少肥大细胞释放介质，还可抑制白细胞介素和白三烯的形成。无中枢镇静作用和抗胆碱能等不良反应。对心脏钾通道抑制作用极低，不易导致心脏 Q-T 间期延长，安全性好。适应证为急性或慢性荨麻疹，皮肤划痕症、瘙痒性皮肤病及其他变应性皮肤病。

（2）用法：用量为成年人每日服 10mg，6~12 岁儿童，每日 5mg，6 岁以下儿童每 10kg 体重每日 2mg，一次服用。不良反应有乏力、镇静、头痛和口干，孕妇慎用。

6）地氯雷他定（Desloratadine）：是氯雷他定的活性产物，药效是氯雷他定的 10 倍，无潜伏心脏毒性。成年人及 12 岁以上儿童用量为 5mg，1 次/d。

7）咪唑斯汀（Mizolastine）

（1）作用：具有拮抗 H_1 受体和 5-酯氧合酶的双重活性，从而抑制组胺、缓激肽、白三烯等炎症介质。没有发现严重的心脏毒性作用。适用于慢性荨麻疹、变应性鼻炎。

（2）用法：成年人和 12 岁以上儿童每日 10mg。不良反应轻微，个别患者有头痛、口干、困意、乏力和胃肠功能紊乱。严重肝病和心脏病、心律失常、心电图异常、低血钾患者禁用。不宜和唑类抗真菌药或大环内酯类药物同时使用。

8）非索非那丁（Fexofenadine）

（1）作用：是特非那定在体内有活性的代谢产物。无特非那定的心脏毒性作用。可抑制肥大细胞释放组胺。降低上皮细胞间黏附分子的表达浓度的依赖性，和减少白介素-6 的释放；可显著减少白介素-8、粒细胞-巨噬细胞集落刺激因子和可溶性黏附分子的释放。无镇静作用和抗胆碱作用。用于急性或慢性荨麻疹、过敏性鼻炎。

（2）用法：口服 60mg，2~3 次/d（120~180mg/d）。安全性良好，无延长 Q-T 间期和心律失常的潜在危险。不会与肝药酶抑制药，如唑类抗真菌药和大环内酯类抗生素，发生相互作用。

9）氮斯汀（Azelastine）：除抗组胺作用外，尚有抑制白三烯合成和释放，抗乙酰胆碱、组胺、5-羟色胺作用。剂型为片剂，成年人及 12 岁以上儿童用量为 2mg，2 次/d。

10）依巴斯汀（Ebastine）

（1）作用：依巴斯汀属于氯哌斯汀类的 H_1 受体拮抗药，可显著抑制红斑和风团，药物进入体内后转化为有药理活性的代谢产物——羟酸代谢物（卡巴斯汀），不能穿过血-脑屏障，无中枢镇静作用。用于慢性特发性荨麻疹、过敏性鼻炎。

（2）用法：口服，成人用量 10mg，1 次/d；6~12 岁儿童 5mg，1 次/d；大剂量 20mg，1 次/d 是用

于较严重过敏性疾病的成年患者。不良反应有头痛、口干和嗜睡，少见的有腹痛、恶心、消化不良、乏力、咽炎、鼻出血、鼻炎和失眠等。对已知有心脏病风险（如 Q - T 间期延长）、低钾血症者慎用。

11）依匹斯汀（Epinastine）：为 H_1 受体拮抗药，对组胺、白三烯 C4、PAF、5 - 羟色胺有抑制作用。本药难以通过血 - 脑屏障，故嗜睡症状轻，对 CNS 作用小，也无心脏毒性，其抑制风团和红肿的速度快于西替利嗪，而效果与西替利嗪无显著差异。每片 10mg，成年人用量为 20mg，1 次/d。

（四）作用于 H_2 受体的抗组胺药

1. 作用机制　H_2 受体阻断药与组胺可逆性竞争 H_2 受体位点。此类药物与 H_2 受体有较强的亲和力，使组胺不能与该受体相结合，从而有抗组胺的作用。

2. 皮肤科应用　H_2 受体拮抗药与 H_1 受体拮抗药联用治疗人工性荨麻疹、慢性荨麻疹和血管性水肿效果较好，该类药物对全身性疾病、恶性淋巴瘤引起的皮肤瘙痒亦有明显的止痒效果。此外，西咪替丁还有增强细胞免疫功能及抗雄激素样作用，能减少皮脂分泌，可用于治疗带状疱疹、妇女多毛症和痤疮。孕妇及哺乳期妇女慎用。

3. 毒性　H_2 受体阻断药耐受性很好，仅 1%～2% 的病例报道发生不良反应。

（1）中枢神经系统功能失常：老年患者最常见语言不清、谵妄和精神错乱。

（2）内分泌影响：西咪替丁与雄激素受体结合后，引起抗雄激素作用，有报道见男性患者乳房女性化，女性患者发生溢乳等。某些男性患者发生精子数量减少及可复性阳痿，而疗程在 8 周以下者很少发生这些反应。雷尼替丁、法莫替丁、尼扎替丁似乎不影响内分泌。

（3）肝毒性：西咪替丁会引起胆汁淤积，雷尼替丁引起伴有或不伴黄疸的肝炎，法莫替丁和尼扎替丁引起肝酶试验异常。

（4）孕妇和乳母：因为 H_2 受体拮抗药能通过胎盘，只有当绝对需要时才可以给孕妇用此类药物。

4. 常用 H_2 受体拮抗药　常用 H_2 受体拮抗药用量、用法见表 4 - 3。

表 4 - 3　常用 H_2 受体拮抗药

药物	剂量	用法	抗雄性激素	不良反应及注意事项
西咪替丁（甲氰咪呱）（Cimetidine）	0.2g，4 次/d	口服	有	头痛、胃肠道反应、肝损害等，孕妇及哺乳期妇女慎用，男性勿长期大量应用
雷尼替丁（Ranitidine）	150mg，2 次/d	口服	无	孕妇、患儿禁用
法莫替丁（Famotidine）	20mg，2 次/d	口服	无	孕妇、患儿禁用
尼扎替丁（Nizatidine）	150mg，2 次/d	口服	无	孕妇、患儿禁用

1）西咪替丁（Cimetidine，甲氰咪呱）

（1）作用：药物能抑制组胺 H_2 受体，抑制胃酸分泌，尚有抑制肥大细胞和嗜碱性粒细胞释放组胺、免疫调节、降低抑制 T 细胞活性，抗病毒、抗肿瘤、抗雄性激素的作用。可用于血管性水肿、免疫疾病中的皮肤瘙痒、急慢性荨麻疹、色素性荨麻疹、系统疾病中的皮肤瘙痒、肥大细胞增多症。也可用于女性雄激素脱发、女性多毛、痤疮、脂溢性皮炎、免疫受损者带状疱疹，嗜酸性筋膜炎，早期皮肤 T 细胞淋巴瘤。

（2）用法：每次 200mg，4 次/d。不良反应有头痛、眩晕、呕吐、腹泻、便秘、血清转氨酶升高及药疹等。孕妇及哺乳妇女慎用。男性长期应用可致阳痿及精子减少。

2）雷尼替丁（Ranitidine）：用于治疗慢性荨麻疹（300mg，2 次/d，与 H_1 受体合用）、异位性皮炎、寻常痤疮、银屑病（连服 4～6 个月）。一般用量为 150mg，每日 2 次。不良反应小，有头痛，腹泻、便秘等症状，在大剂量条件时，亦无抗雄激素作用。

（五）肥大细胞膜保护药

1. 色甘酸钠（Cromoglyn Sodium）　如下所述。

（1）作用：可阻止致敏的肥大细胞释放组胺、白三烯等。从而稳定肥大细胞膜，阻止肥大细胞脱落颗粒。但对皮肤肥大细胞的作用可能很小。可用于控制异位性皮炎伴有的呼吸道和肠道症状，对控制肥大细胞所引起的胃肠道症状也是帮助。

（2）用法：为粉末喷雾吸入，每次 20mg，4 次/d。

2. 酮替芬（Ketotifen）　抗变态反应药物，可抑制肥大细胞和嗜碱性粒细胞释放组胺和慢反应物质，有很强的抗过敏作用。具备稳定肥大细胞膜及组胺 H_1 受体拮抗的双重作用。

酮替芬可用于治疗哮喘、季节性鼻炎、变应性结膜炎、食物过敏，也用于治疗慢性、人工、胆碱能性、寒冷性的荨麻疹。

其可稳定或改善系统性硬皮病病情。治疗肥大细胞介导的其他的皮肤病。神经纤维瘤中包含了大量的肥大细胞，酮替芬可减慢神经纤维瘤生长速度，减轻瘤体疼痛或瘙痒。

对治疗成年人色素性荨麻疹或肥大细胞增生症（每日 0.05mg/kg）有效。酮替芬对早期进行性弥漫性硬皮病和局限性硬皮病治疗有效，使用剂量均为每日 6mg，连续用药 14～24 个月。

3. 曲尼司特（Tranilast）　如下所述。

（1）作用：又名肉桂氨茴酸。本品为新型抗变态反应药，通过抑制肥大细胞脱颗粒，阻止组胺和其他化学介质释放，起到抗过敏作用。对 Arthus 反应亦有效。临床应用于治疗支气管哮喘、变应性鼻炎、荨麻疹、湿疹。亦用于瘢痕疙瘩、局限性硬皮病、肥大细胞增生症、肉芽肿性唇炎。

（2）用法：口服，每次 0.1g，3 次/d；小儿每日 5mg/kg，分 3 次服用。不良反应有胃肠道反应；偶见皮疹、瘙痒；肝功能损害；膀胱炎，可出现尿频、尿痛、血尿。

（六）三环类抗抑郁药

多塞平（Doxepin）有较强的拮抗 H_1 受体和一定的拮抗 H_2 受体的作用，治疗慢性荨麻疹、物理性荨麻疹有较好效果；成年人口服 25mg，3 次/d，儿童用量酌减；2% 多塞平外用有良好的止痒作用。

（七）5-羟色胺拮抗药

多种作用于其他受体（α-肾上腺素能受体、组胺 H_1 受体等）的药物，对 5-羟色胺受体也有部分激动作用。在临床药物中，H_1 受体拮抗药中皆有一定的抗 5-羟色胺作用。如抗组胺药物苯塞啶、赛庚啶、桂利嗪、去氯羟嗪、利血平、多塞平，并无专属 5-羟色胺拮抗药。其中，H_1 受体拮抗药中以苯噻啶抗 5-羟色胺作用较强。此类药物只介绍如下几种，其余见他处介绍。

1. 赛庚啶（Cyproheptadine）和苯噻啶（Pizotyline，新度美安）　如下所述。

（1）药理作用：赛庚啶的化学结构与酚噻嗪类抗组胺药相似，有强大的 H_1 受体拮抗作用。赛庚啶的作用可由它的 H_1 组胺受体与 5-羟色胺受体的类同关系中推测出来。它可阻止组胺、5-羟色胺的平滑肌效应，而对组胺刺激引起胃酸分泌无影响；有重要的抗 M 胆碱作用，引起镇静。

（2）适应证：赛庚啶主要用来治疗类癌的平滑肌表面和胃部分切除术后倾倒综合征，成年人常用量为 12～16mg/d，分 3～4 次给药。对冷性荨麻疹，赛庚啶也是一个很好的药物。

赛庚啶、苯噻啶均有抗 5-HT 作用，可选择性阻断 5-HT_2 受体，并可阻断 H_1 受体和具有较弱的抗胆碱作用。均可用于荨麻疹、湿疹、接触性皮炎、皮肤瘙痒和过敏性鼻炎。也可用于预防偏头痛发作，机制尚不清楚。两药不良反应相似。

（3）用法：口服，每次 2～4mg，3 次/d。儿童每日 0.25mg/kg，分次服用。作为食欲增进药应用时，用药时间不超过 6 个月。

（4）注意事项：可致口干、恶心、乏力、嗜睡。由于兴奋下丘脑摄食中枢，使食欲增加，体重增加。青光眼、前列腺肥大及尿闭患者忌用。驾驶员及高空作业者慎用。

（5）制剂：片剂，每片 2mg。

2. 酮色林（Ketanserin，凯坦色林）　如下所述。

（1）药理作用：选择性阻断 5-HT_2 受体，对 5-HT_2A 受体作用强；此外，还有较弱的阻断 α 肾上腺素能受体和 H_1 受体的作用。酮色林可对抗 5-HT 引起的血管收缩、支气管收缩和血小板聚集。酮色林扩张阻力血管和毛细血管，降低血压，主要是因为阻断 α-肾上腺素能受体。

（2）适应证：酮色林口服主要用于治疗高血压；静脉或肌内注射治疗高血压危象。皮肤科作用与赛庚啶、苯噻啶相同。亦可用于雷诺病及间歇性跛行。

（3）用法：口服，开始剂量每次20mg，2次/d。1个月后如疗效不满意，可将剂量增至每次40mg，2次/d，剂量超过40mg时，降压作用不再增强。肝功能不全时，一次剂量勿超过20mg。静脉注射的开始剂量为10mg，最大剂量为30mg，以3mg/min的速度注射。也可静脉滴注，滴速为2~6mg/h。

（4）注意事项：不良反应是镇静、头晕、眩晕、口干、胃肠功能紊乱和体重增加。

（5）制剂：片剂，有每片20mg、40mg两种规格。注射液规格有：5mg（1ml）、10mg（2ml）、25mg（5ml）。

3. 昂丹司琼（Ondansetron）　如下所述。

（1）药理作用：选择性阻断5-HT₃受体，具有强大的镇吐作用。

（1）药理作用：选择性阻断$5-HT_3$受体，具有强大的镇吐作用。

（2）适应证：主要用于癌症患者手术和化疗伴发的严重恶心、呕吐、胆汁瘀积性瘙痒。静脉给药有效剂量为0.1~0.2mg/kg，格拉司琼（Granisetron）具有同样特征。

（3）用法：治疗由化疗和放疗引起的恶心呕吐。剂量一般为8~32mg，对可引起中度呕吐的化疗和放疗，应在患者接受治疗前，缓慢静脉注射8mg；或在治疗前1~2h口服8mg，之后间隔12h口服8mg。对可引起严重呕吐的化疗和放疗，可于治疗前缓慢静脉注射本品8mg，之后间隔2~4h再缓慢静脉注射8mg，共2次。对于上述疗法，为避免治疗后24h出现恶心呕吐，均应持续让患者服药，每次8mg，每日2次，连服5d。

（4）注意事项：本品对动物无致畸作用，但对人类无此经验，故应十分谨慎。妊娠期间尤其前3个月除非用药的益处大大超过可能引起的危险，否则不宜使用本品。由于本品可经乳汁分泌，故哺乳期妇女服用本品时应停止哺乳。有过敏史或对本品过敏者不得使用。

（5）制剂：注射液规格有每支4mg（1ml），8mg（2ml）；片剂每片4mg，8mg。

二、抗白三烯药

1. 概述　抗白三烯药分两种：白三烯受体拮抗药和合成抑制药，作为一种抗炎制剂，对哮喘、过敏性鼻炎、炎症性肠病等疾病有确切的疗效，在皮肤科也早有应用（表4-4）。

表4-4　抗白三烯药

白三烯受体拮抗药	扎鲁司特、孟鲁司特
白三烯合成抑制药	5-脂加氧酶抑制药，5-脂加氧酶活化蛋白抑制药
临床常用药	白三烯受体阻断药，如扎鲁司特、孟鲁司特；5-脂加氧酶抑制药，如齐留通
其他拮抗药	咪唑斯汀、西替利嗪、氯雷他定，均有抑制白三烯生成作用

2. 扎鲁司特（Zafirlukast）　如下所述。

（1）药理作用：选择性与半胱氨酰LTC_4、LTD_4和LTE_4受体结合而发挥其拮抗作用。

（2）适应证：同孟鲁司特钠，但作用较强。

（3）用法：成年人口服每次20mg，2次/d。

（4）注意事项：茶碱或红霉素与扎鲁司特合用，可使扎鲁司特的血药浓度降低30%~40%。而阿司匹林可增加扎鲁司特的血药浓度约45%。用药时应加以注意。扎鲁司特较安全，并易耐受。不良反应为暂时性，为轻度消化道反应、头痛、咽炎等。本品上市后，发现有极少数人出现Churg-Strauss综合征。是一种罕见的系统性血管炎，其特征为结节性脉管炎伴有血管外嗜酸性粒细胞浸润、周围血嗜酸性粒细胞增多和哮喘等。一旦综合征发生，应停药，必要时可应用免疫抑制药（如环磷酰胺、甲氨蝶呤等）。

（5）制剂：片剂，20mg。

3. 孟鲁司特纳（Montelukast Sodinm）　如下所述。

（1）药理作用：是半胱氨酰白三烯 D_4 受体（Cys LTD_4R）拮抗药，可使炎症介质白三烯 D_4（LTD_4）失去生物活性，内科用于预防和治疗哮喘。

（2）适应证：用于特应性皮炎，慢性荨麻疹、银屑病等。

（3）用法：成年人口服每次 10mg，2 次/d。

（4）注意事项：孟鲁司特钠较完全，易耐受。此药可有轻度胃肠道反应、腹泻、腹部不适、面部潮红、右季肋部触痛、头痛等，程度较轻，一般能自愈。可发生 Churg – Strauss 综合征。不能与影响肝细胞色素 P_{450} 同工酶的药物（如红霉素、伊曲康唑等）合用。

（5）制剂：片剂，10mg。

4. 齐留通（Zileuton，苯噻羟基脲，AA861，ZYFLO）　齐留通是唯一上市的 5 – 脂加氧酶抑制药。本品是抑制 5 – 脂氧合酶，能阻断白三烯的合成。

（1）药理作用：为选择性 5 – LOX 抑制药，通过抑制该酶活性阻断花生四烯酸代谢为 LTB_4，从而发挥其抗过敏和抗炎作用。

（2）适应证：用于治疗特应性皮炎、慢性荨麻疹等。

（3）用法：成年人每次 400~600mg，4 次/d，小儿酌减，疗程 4~6 周。

（4）注意事项：齐留通不会发生此综合征，本品的主要问题是安全性差。有 4%~5% 患者发生肝毒性反应。血清转氨酶升高，一般可 3 倍于正常值，严重者可 8 倍于正常值。主观症状有怠倦、消化不良、皮肤瘙痒等。此外，要注意齐留通与其他药物的相互作用。如齐留通可减少茶碱的清除 50%，使茶碱的血药浓度升高 73%。也能使华法林的血药浓度升高，导致凝血酶原时间延长，引起出血。还能增高普萘洛尔的血浓度，引起血压下降、传导抑制、心动过缓等不良反应。齐留通与以上药物合用时，必须把这些药物的剂量调整。齐留通与泼尼松、口服避孕药、地高辛及萘普生合用，没有发现相互作用。

（5）制剂：片剂，200mg、400mg。

三、其他抗变态反应药

1. 钙剂　如下所述。

1）药理作用：能致密毛细血管及毛细淋巴管壁，以降低其渗透性，作用于交感神经系统可保持血管神经的紧张性而引起血管收缩；皮肤科常用作抗炎、抗过敏及镇静、止痒药。可供选用的钙剂有葡萄糖酸钙、氯化钙或戊酮酸钙静注，其中葡萄糖酸钙对组织的刺激性较小，因而应用较多。

2）适应证：用于湿润性、瘙痒性、变应性及血液凝集力减低的皮肤病，对急性湿疹、荨麻疹、血管性水肿、血清病、紫癜、接触性皮炎、多形红斑、老年性皮肤瘙痒症等均有良好效果。

3）用法

（1）氯化钙（Calcium Chloride）：静脉注射，5% 注射液每次用 20ml，以等量的 25% 葡萄糖注射液稀释后缓慢注入，每分钟不得超过 1~2ml。

（2）葡萄糖酸钙（Calcium Gluconate）：片剂（0.5g），口服，每次 0.5~2.0g，3 次/d；注射剂（1g/10ml），每次 10ml，加等量葡萄糖溶液，缓慢静脉注射，每分钟不超过 2ml；或加于 5% 葡萄糖注射液 50~100ml 中静脉滴注。对组织的刺激性较小，注射比氯化钙安全，但含钙量较氯化钙低。

（3）氯化钙溴化钠注射液（痒苦乐民）：本品每支 5ml 含氯化钙 0.1g，溴化钠 0.25g。本品止痒作用比葡萄糖酸钙注射液强。主要用于皮肤瘙痒症。每次 5ml，1~2 次/d，静脉注射。

4）注意事项：①静脉注射时勿漏出血管外，以免引起组织坏死。②静脉注射速度宜慢。③应用强心药期间禁止注射钙剂。④氯化钙注射过快会使血钙浓度突然增高，导致兴奋心脏、导致心律失常，甚至心搏骤停。⑤静脉注射钙剂时大都有发热感。

2. 硫代硫酸钠　有抗过敏和解毒作用，用于各种过敏性疾病和某些重金属中毒。10% 硫代硫酸钠 10ml，每日静脉注射 1 次，缓慢推注。

四、糖皮质激素（Glucocorticoids）

肾上腺皮质类固醇激素，即肾上腺皮质释放的类固醇激素。类固醇激素分为三种：①糖类激素，主要以氢化可的松（皮质醇）和可的松（皮质素）为代表，主要作用是调节糖、脂肪和蛋白质代谢。②盐类激素，以醛固酮为代表，主要调节水盐代谢。③性激素，主要分泌去氢异雄酮（DHEA）。其次为少量雄烯二酮和睾酮。通常所指肾上腺皮质激素，不包括后者。临床常用的皮质激素是指糖皮质激素。

（一）糖皮质激素类药物的生理效应

（1）糖代谢。

（2）蛋白质代谢。

（3）脂肪代谢。

（4）水和电解质代谢。

（二）药理作用

1. 抑制免疫作用　使机体的免疫反应受到抑制。小剂量主要抑制细胞免疫，大剂量时则能抑制 B 细胞转化为浆细胞，使抗体生成减少。

2. 抗过敏作用　能抑制 PAF、白三烯、前列腺素、组胺、缓激肽炎性介质的产生，减轻变应性症状。

3. 抗炎作用　①抑制中性粒细胞向炎症区域的趋化及其吞噬；②抑制前列腺素、血小板激活因子、肿瘤坏死因子和白介素 –1 等促炎因子的释放；③抑制成纤维细胞 DNA 的合成，减少胶原纤维和间质增生，延缓肉芽组织生成。

4. 抗休克作用　①大剂量糖皮质激素可稳定溶酶体膜，阻止蛋白酶释放及心肌抑制因子的形成，阻断休克的恶性循环；②降低血管对收缩血管物质的敏感性，改善微循环；③防止血小板聚集和微血栓形成，减少 DIC 的发生；④降低心肌耗氧量，改善心功能。

5. 血液与造血系统　糖皮质激素能刺激骨髓造血功能，使红细胞和血红蛋白含量增加，大剂量时可使血小板增多并提高纤维蛋白原的浓度，缩短凝血时间；可促使中性粒细胞数增多。

6. 消化系统　能使胃酸和胃蛋白酶分泌增多，提高食欲，促进消化，大剂量应用可诱发或加重溃疡病。

7. 骨骼　长期大量应用本类药物时可出现骨质疏松。

8. 中枢神经系统　氢化可的松可减少脑中 γ – 氨基丁酸的浓度，提高中枢的兴奋性，可引起欣快、激动、失眠，偶可诱发精神失常，促使癫痫发作。

9. 对垂体 – 肾上腺轴功能（HPA 轴）的影响　糖皮质激素的分泌有昼夜节律　变化，每日上午 8～10 时为分泌高峰，以后逐渐下降，到午夜 12 时最低，这是由 ACTH 昼夜节律所引起，临床用药可随这种节律进行，即长期疗法中对某些慢性病采用隔日一次给药法，将一日或两日的总药量在隔日早晨一次给予，此时正值激素正常分泌高峰，对肾上腺皮质功能的抑制性影响较小。长期应用糖皮质激素，使 HPA 轴受到抑制，甚至引起肾上腺皮质萎缩，此时如突然停药，可引起肾上腺皮质功能不全的症状。

（三）制剂

根据糖皮质激素对下丘脑 – 垂体 – 肾上腺（HPA）轴的作用及抗炎效价，可将全身应用的糖皮质激素分为低效、中效和高效。常用的糖皮质激素制剂见表 4 –5。

表 4 – 5　常用糖皮质激素剂量的换算、作用、半衰期及效能

药物	等效剂量（mg）	糖皮质激素作用	抗炎效价	钠潴留作用	血浆近似半衰期（min）	生物学半衰期（h）
低效						
氢化可的松	20	1	1.0	>2	90	8～12
可的松	25	0.8	2	8～12	30	8～36
中效						
泼尼松	5	4	3.5	1	60	12～36
泼尼松龙	5	4	4.0	1	200	12～36
甲泼尼龙	4	5	5.0	0	180	12～36

药物	等效剂量（mg）	糖皮质激素作用	抗炎效价	钠潴留作用	血浆近似半衰期（min）	生物学半衰期（h）
曲安西龙	4	5	5.0	0	300	12～36
高效						
倍他米松	0.6	25	30.0	0	100～300	36～54
地塞米松	0.75	25	30.0	0	100～300	36～54

（四）用法

糖皮质激素的疗程和剂量应根据疾病种类、病情轻重、治疗效果和个体差异而有所不同，一般将疗程分为几个阶段性。

1. 短、中、长程疗法　如下所述。

（1）短程用药（不超过1个月）：用较大剂量在较短的时间内治疗较严重的、急性、一过性皮肤病，如急性荨麻疹、血管性水肿伴喉头水肿、心脏症状或胃肠道症状等，可选用氢化可的松、地塞米松等。

（2）中程用药（2～3个月）：可分为治疗和减量阶段，适用于病程较长、伴多器官受累，皮损广泛且严重的皮肤病，如某些剥脱性皮炎、皮肤变应性血管炎、急性风湿热等。常选用泼尼松等。

（3）长程用药（6个月以上）：适用于反复发作，累及多器官严重的需长期治疗的皮肤病，如天疱疮、系统性红斑狼疮、皮肌炎、类风湿关节炎、肾病综合征、血小板减少性紫癜等。一般选用泼尼松见表4-6。

糖皮质激素给药方法见表4-7。

表4-6　糖皮质激素长程用药方法

治疗阶段	用量要足，以泼尼松为例，病情轻者用小剂量（20～30mg/d），或中等剂量（40～80mg/d），重者用大剂量（100～200mg/d）。当病情控制后，转入减量阶段
减量阶段	病程较短、症状容易控制者，减药速度可以快一些，每3～5d减1次，每次按20%递减；如病程长、症状难以控制，减药速度宜慢，每7～10天减1次，每次减10%。减量过程中病情反复者应重新加大剂量至病情控制
维持阶段	当糖皮质激素减至很小剂量（如泼尼松5～10mg/d），可维持很长时期（数月至1～2年）。如维持量已很小（如泼尼松5mg/d），可考虑逐渐停药

表4-7　糖皮质激素给药方法

分次给药法	每日剂量平均分3～4次给药，用于各种皮肤病，尤其用于系统性红斑狼疮和天疱疮，效果最好，但不良作用也最大
一次给药法	每日总药量于早晨6～8时一次给予。常用半衰期短的泼尼松。早晨机体分泌糖皮质激素水平最高，此时给药对HPA轴功能的抑制作用比午后给药小
不等量二次给药	将一日剂量分两次给药，第一次用全量的3/4，于早晨8时给药，第二次用全量的1/4，于15时30分给药。效果好，不良反应也小
隔日疗法	将两天药量并为1次，于隔日早晨6～8时给予。能更有效地减少不良反应和对HPA轴功能的抑制。只适用半衰期短的泼尼松。半衰期长的难以达到隔日给药的效果

2. 糖皮质激素冲击疗法　如下所述。

（1）作用：糖皮质激素大剂量冲击疗法，能抑制粒细胞聚集和T细胞白介素-2受体的表达，并能长期抑制NK细胞活性。

（2）适应证：主要用于抢救危重症，如过敏性休克、感染性休克、SLE伴脑损害或严重肾脏损害，以求迅速控制病情。对常规糖皮质激素治疗效果不佳的皮肤病，如SLE、皮肌炎、结节性多动脉炎、寻常型天疱疮、大疱性类天疱疮、顽固性坏疽性脓皮病、角层下脓疱病、重症多形红斑、中毒性表皮松解症等，也可采用。

（3）方法：甲泼尼龙琥珀酸钠 0.5~1g 加入 5% 葡萄糖溶液 150ml 静脉滴注，滴注时间应在 1h 以上，勿与利尿药合用，1 次/d，连续 3~5d。也可用地塞米松（150~300mg/d）静脉滴注。冲击疗法结束后，可直接停药或口服小于原剂量的泼尼松。

（4）测护：一般冲击疗法不良反应较少，但有引起过敏反应、癫痫、急性精神病和心搏骤停的报道，因此应密切进行心脏监护和监测电解质。肾功能不全及电解质紊乱者禁用。

（五）适应证

全身性应用糖皮质激素的皮肤科适应证见表 4-8。

表 4-8　全身性应用糖皮质激素的皮肤科适应证

1. 常用皮肤病　过敏性休克和血管性水肿、重型药疹、严重的蜜蜂或黄蜂蜇伤
　（1）结缔组织病：红斑狼疮（所有各亚型）、皮肌炎、混合性结缔组织病、复发性多软骨炎、嗜酸性筋膜炎
　（2）免疫性大疱性疾病：天疱疮、类天疱疮（大疱性、瘢痕性和妊娠性）、获得性大疱性表皮松解症、线状 IgA 大疱性皮病
　（3）血管炎：结节性多动脉炎、韦格纳肉芽肿病、超敏性血管炎
　（4）皮炎：慢性光化性皮炎、急性接触性皮炎、异位性皮炎、剥脱性皮炎型药疹
　（5）嗜中性皮肤病：Sweet 综合征、坏疽性脓皮病、贝赫切特综合征
　（6）妊娠疱疹
　（7）淋巴瘤（皮肤 T 细胞和 B 细胞淋巴瘤）
　（8）雄性激素过多综合征（女性）：多毛症、痤疮等
2. 其他皮肤病　泛发性扁平苔藓、结节病、急性重型荨麻疹、血管性水肿、血管瘤、脓疱型银屑病、严重痤疮（特别是囊肿性或聚合性痤疮）、斑秃（特别是全秃和普秃）、Reiter 病、结节性红斑（不常用）、红皮病型或关节病型银屑病
3. 有争议的皮肤病　用于其他类皮肤病，如多形红斑及中毒性表皮坏死松解症

（六）不良反应及其防治

1. 医源性肾上腺皮质功能亢进　一般应用泼尼松 20mg/d，持续时间在 1 个月以上即可出现库欣综合征的临床表现。

2. 诱发和加重感染　长期大剂量应用糖皮质激素可诱发和加重感染。

3. 消化系统并发症　可并发或加重胃、十二指肠溃疡甚至导致穿孔和出血。危险度系数 ≥2 的患者，可考虑给予 H_2 受体拮抗药或质子泵抑制药治疗。

4. 糖皮质激素性肌病　特别是氟化糖皮质激素，如地塞米松，可诱发肌病，主要累及肢体近端肌肉及肩和骨盆肌肉。

5. 代谢异常　检测电解质，脂质，血糖（基线；治疗后早点复查；每年 1 次；如果有糖尿病、高脂血症等高危因素则应加强监控）。

6. 骨质疏松　长期服用可引起骨质疏松甚至骨折，骨缺血性坏死。骨密度测量（基线；如果早期已做过骨预防可每年 1 次）指导饮食、锻炼和其他措施，补充钙和维生素 D。

7. 精神异常　失眠、神经质、情绪异常、甚至抑郁、狂躁或精神分裂症或有自杀倾向。

8. 心血管系统并发症　钠、水潴留和血脂升高可引起高血压和动脉粥样硬化。

9. 皮肤　可出现痤疮、伤口延迟愈合、膨胀纹、多毛症，局部注射可引起皮下脂肪萎缩。

10. HPA 抑制　早上一次服用，最好隔日一次泼尼松低于 3mg/d 减量时测 8 时血清氢化可的松含量。如果 <10μg/dl，每 1~2 个月重复测量，并保持低剂量泼尼松治疗直到基线氢化可的松量恢复正常。

各种糖皮质激素的不良反应比较见表 4-9。

表4-9　各种糖皮质激素的不良反应比较

种类	水钠潴留	排钾	高血压	精神反应	食欲、体重增加	消化性溃疡	紫癜	多毛	满月脸	痤疮	骨质疏松	糖尿病	感染	肾上腺皮质萎缩
可的松	++ ++	++ +	++	++ +	++		+	+	+	++		+++	++	+++
氢化可的松	++	++	+	+	++		+	+	++	++		++	++	+++
泼尼松	+	+	+	+	++	+++	++	++	++	++	+++ ++	++	++	+++
泼尼松龙	++			+			+	+	+	++	++ ++	++	+	+++
甲泼尼龙	+	+	+	+	+	++	+	+	+	++	+	+	+	+++
曲安西龙	-	++	+	-		+++	++	++	++ ++	++	++ ++	+	+	+++
地塞米松	+	+	++ ++	++	++ ++	++	+ +	++ ++	+	++		+	+	+++
倍他米松	+	+	++ ++	++ ++	++ ++	++	+	++	++	++	++	++	+	+++

（七）停药反应

肾上腺每日的生理分泌量约20mg（约相当每日5mg泼尼松）。短期大剂量应用泼尼松（小于或等于2周）不要求逐渐减量，下丘脑-垂体-肾上腺（HPA）轴功能可迅速恢复。长期治疗的患者，一旦剂量达到每日7.5mg，减量要缓慢，以让下丘脑-垂体-肾上腺轴恢复，如每月递减1.0~2.5mg。

1. 医源性肾上腺皮质功能不全　长期应用的患者，减量过快或突然停药时，可引起肾上腺皮质萎缩和功能不全。这是由于反馈性抑制垂体-肾上腺皮质轴所致。

2. 反跳现象　其发生原因可能是患者对激素产生了依赖性或病情尚未完全控制，突然停药或减量过快而致原病复发或恶化。

五、皮肤科常用抗生素

可供系统性应用的抗生素（Antibiotics）很多，常用于：①皮肤或软组织球菌感染性疾病：如脓疱疮、毛囊炎、疖、丹毒、蜂窝织炎；②杆菌感染性疾病：如结核、麻风和非结核性分枝杆菌感染；③性传播疾病：如淋病、梅毒、软下疳和非淋菌性尿道炎；④正常菌群过度生长引起的疾病，如寻常性痤疮。皮肤科常用抗生素的抗菌谱、作用机制、主要适应证和不良反应见表4-10。

表4-10　抗生素在皮肤科的应用简表

	作用机制	常用药物	抗菌谱	适应证	不良反应
青霉素类	抑制细胞壁合成（杀菌）	青霉素 氨苄西林 阿莫西林 苯唑西林（新青霉素Ⅱ） 长效青霉素	G^+菌，螺旋体 G^-（淋球菌）、放线菌	原发性或继发性皮肤感染，淋病，梅毒，雅司，炭疽，放线菌病，丹毒，蜂窝织炎	过敏反应
头孢菌素类	抑制细胞壁合成（杀菌）	头孢氨苄（1代） 头孢呋辛（2代） 头孢曲松（3代） 头孢克肟（3代） 头孢吡肟（4代）	G^+菌，部分G^-菌，螺旋体	原发性或继发性皮肤感染，淋病，梅毒，雅司，炭疽，阿弗他溃疡	过敏反应

		作用机制	常用药物	抗菌谱	适应证	不良反应
氨基糖苷类		阻碍细菌蛋白合成，杀菌药，对静止期细菌亦有较强作用	链霉素	结核杆菌G⁻，G⁺	皮肤结核，皮肤腹股沟肉芽肿，放线菌病	第Ⅷ对脑神经损害（耳鸣、耳聋）
			庆大霉素	G⁻杆菌，包括铜绿假单胞菌、金黄色葡萄球菌	金黄色葡萄球菌感染，铜绿假单胞菌感染	耳、肾毒性
			妥布霉素	G⁻菌，尤其铜绿假单胞菌		耳、肾毒性
			阿米卡星	同庆大霉素，活性相对高，对铜绿假单胞菌更强		耳、肾毒性
			大观霉素	淋球菌	淋病	罕见，眩晕，发热
大环内酯类		抑制细菌蛋白质合成，抑制白细胞趋化	红霉素罗红霉素克拉霉素阿奇霉素	G⁺菌，支原体，衣原体，淋球菌，杜克雷嗜血杆菌	脓皮病，痤疮，支原体、衣原体感染，软下疳，腹股沟肉芽肿，红癣，淋病，前列腺炎	胆汁淤积性黄疸，胃部不适
四环素类		抑制细菌蛋白质合成，抑制中性粒细胞趋化，抑制痤疮杆菌和抗炎	四环素米诺环素多西环素	G⁺和G⁻菌，支原体，衣原体，立克次体，螺旋体，放线菌，海鱼分枝杆菌	痤疮，支原体、衣原体、立克次体感染，放线菌海鱼分枝杆菌病、莱姆病、酒渣鼻、口周皮炎、大疱性类天疱疮、瘢痕性类天疱疮、掌跖脓疱病、坏疽性脓皮病、嗜酸性脓疱性毛囊炎、颜面播散性粟粒性狼疮、色素性痒疹、结节性脂膜炎、急性苔藓样痘疮样糠疹	光敏，色素沉着，眩晕（米诺环素），致畸（孕妇禁用），抑制儿童骨生长，致黄牙，8岁以下儿童禁用
磺胺类		干扰细菌、叶酸代谢	复方磺胺甲噁唑柳氮磺胺吡啶	G⁺和G菌、衣原体，奴卡菌	脓皮病，痤疮，软下疳，奴卡菌感染，角层下脓疱病，白色萎缩，坏疽性脓皮病，关节病型银屑病，疱疹样皮炎，系统性硬皮病	过敏反应、光敏感、肝功能损害，肾功能损害，药疹，孕妇禁用
喹诺酮类		抑制细菌DNA螺旋酶	环丙沙星氧氟沙星司巴沙星莫昔沙星	G⁺和G⁻菌，衣原体，支原体，厌氧菌（莫昔沙星）	脓皮病，衣原体、支原体感染	胃肠不适

六、抗病毒药

（一）病毒生物特征

病毒专性寄生于细胞内，其复制主要依赖于宿主细胞的合成过程。病毒的复制主要包括：①吸附和穿入敏感的宿主细胞；②病毒核酸脱衣壳；③早期合成，调控蛋白的合成，如核酸聚合酶；④RNA或DNA的合成；⑤晚期合成，结构蛋白的合成；⑥病毒颗粒的组装及从细胞中释放。抗病毒药可以作用于这些步骤中的任何一步（图4－1）。

（二）抗病毒药作用机制

（1）阻止病毒吸附于细胞表面的受体，使病毒不能侵入细胞内。

（2）阻止病毒进入细胞内。

（3）抑制病毒生物合成，如阿昔洛韦，可竞争DNA多聚酶，抑制病毒DNA的合成。

（4）抑制病毒的释放或增强机体的抗病毒作用，如干扰素等。

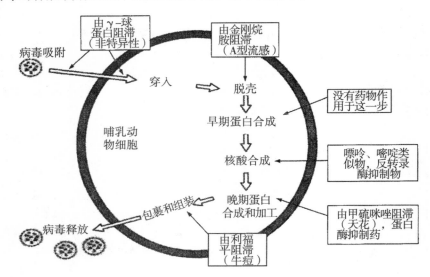

图4－1　抗病毒药作用的主要部位

（三）常用抗病毒药物

1. 阿昔洛韦（Acyclovir，ACV）　　又称无环鸟苷，是无环鸟嘌呤的衍生物。

（1）作用机制：在细胞内鸟苷酸激酶和鸟苷二磷酸激酶作用下，ACV形成三磷酸ACV。后者能抑制病毒DNA多聚酶的活性，是迄今最强的干扰病毒DNA合成的药物。

（2）适应证：主要用于治疗原发性或复发性单纯疱疹病毒感染（Ⅰ型和Ⅱ型）、水痘－带状疱疹病毒感染、巨细胞病毒感染、EB病毒感染、疱疹样湿疹和单纯疱疹所致的多形红斑，重症多形红斑。

（3）用法

1）口服：治疗单纯疱疹，每次200mg，5次/d，连服5～10d。治疗带状疱疹，因为ACV口服后吸收较慢且不完全，口服后生理利用度只有10%～20%，因此必须加大剂量至每次800mg，5次/d，才能维持抗带状疱疹病毒所需的血浆浓度。

2）静脉注射：主要用于严重的原发性生殖器疱疹、新生儿单纯疱疹、免疫功能受损者的单纯疱疹和带状疱疹。用量为2.5～7.5mg/kg，每8小时1次，静脉滴注时间为1～2h，并充分饮水。

（4）不良反应：暂时性血清肌酐水平升高，肾功能不全者慎用或减量，婴幼儿减量。因可集聚于乳汁中，哺乳期妇女用药时应停止哺乳。因致畸、致突变作用尚未研究清楚，儿童及孕妇应慎用。其水溶性差，高浓度快速滴注或口服大剂量可析出结晶阻塞肾小管、肾小球致肾功能衰竭，因此应缓慢滴注。

2. 伐昔洛韦（Valaciclovir，VCV）　　是阿昔洛韦的L－缬氨酸酯，为阿昔洛韦的前体药。水溶性好，口服吸收良好，并在体内迅速转化为阿昔洛韦，血中浓度比口服阿昔洛韦高3～5倍，从而可提高疗效。适应证同ACV，常用剂量为首次发作生殖器疱疹国内成年人为0.3g，2次/d，饭前服用，疗程为10d，复发生殖器疱疹疗程5d。带状疱疹美国FDA推荐，用量为1g，3次/d，共用7d。伐昔洛韦治疗带状疱疹效果比ACV更理想。其治疗带状疱疹在镇痛、止疱、痊愈时间方面比ACV好。不良反应有轻度头痛、胃部不适、腹痛和腹泻。

3. 泛昔洛韦（Famciclovir，FCV） 是喷昔洛韦的前体药，口服吸收良好，半衰期长，具有抗 VZV、HSV-Ⅰ和 HSV-Ⅱ和 EB 病毒作用。用法为 500mg，3 次/d，口服，常用不良反应有恶心、呕吐、腹泻和头痛。

4. 喷昔洛韦（Penciclovir，PCV） 口服吸收困难，局部应用疗效好，FDA 批准外用于生殖器疱疹。

5. 更昔洛韦（Gancilovir，GVV） 抗菌活性比 ACV 强 100 倍，毒性大，有骨髓抑制、精子减少、神经毒性，仅用于免疫缺陷的 CMV 治疗。

6. 膦甲酸钠（Foscarnet sodium，FOS） 用于 HIV 患者的 CMV 视网膜炎，AZV 性脑炎，肾毒性大，经 FDA 批准治疗对 ACV 耐药的抗 HSV 药物。

7. 干扰素（Interferon，IFN）和干扰素诱导药（Interferon Inducers） 具有抗病毒作用，对 DNA 病毒和 RNA 病毒均有抑制作用。此外，还有抗肿瘤及免疫调节作用，用于临床的干扰素有 3 种：①白细胞干扰素（α-干扰素）。②成纤维细胞干扰素（β-干扰素）。③免疫干扰素（γ-干扰素），用量一般为（1~6）×10^{9}U，肌内注射，每日 1 次或隔日 1 次，疗程按不同病种而定。也可做局部病灶注射或外搽。随着干扰素基因工程的研究成功，除天然产品外，用重组 DNA、DNA 克隆技术生产的高纯度干扰素已供临床应用，例如，重组干扰素 α-2b（干扰素）病灶内注射治疗尖锐湿疣、DLE 和基底细胞癌。不良反应可有发热、流感样症状和肾损害。新近有报道，α-干扰素可加重或诱发银屑病。

七、抗真菌药

（一）真菌生物学特征

真菌一般分为霉菌和酵母菌两类。霉菌由菌丝构成，这些菌丝可能有或没有被隔膜隔开，可通过顶端继续生长。酵母菌是单个的真菌细胞，通常是卵圆形或圆形，通过出芽方式复制，很少通过裂殖。

（二）抗真菌药物作用机制

实验测试表明绝大多数抗真菌药物是通过在感染部位达到一定浓度来抑制真菌生长的（抑制真菌的），而少数能破坏生物体（杀菌的）。当宿主抵抗力减弱时，这一不同点在临床上可能就比较重要了。杀菌药治疗感染所需疗程也比抑制药短。

（三）抗真菌药物分类

主要抗真菌药包括多烯类，唑类（咪唑类和三唑类）和丙烯胺类，还有一组由多种成分构成的药物如灰黄霉素和氟胞嘧啶。这些药物可系统应用的比较少。它们的分类和作用模式总结在表 4-11 中。

表 4-11 主要抗真菌药物的分类和作用模式

类别	药物	作用模式
多烯类	两性霉素 B，制霉菌素，纳曲霉素	与真菌细胞壁中的麦角固醇结合，破坏细胞膜结构
唑类	咪唑类：皮福唑，克霉唑，益康唑，酮康唑，咪康唑，硫康唑，噻康唑	通过细胞色素 P$_{450}$ 抑制 C-14 脱甲基固醇，消耗麦角固醇
	三唑类：伊曲康唑，氟康唑，Terconazole，优立康唑	
丙烯胺类	特比萘芬，萘替芬	抑制鲨烯环氧化酶，引起角鲨烯堆积
吗啉类	阿莫昔芬（Amorolfine）	抑制 14-还原酶和 7-8-异构酶
多组分的	灰黄霉素	通过干扰细胞内微管抑制核酸合成和细胞有丝分裂
	氟胞嘧啶（5-氟胞嘧啶）	抑制 DNA 和 RNA 合成
棘白菌素类	卡泊芬净、米卡芬净、阿尼芬净	属于 β-1，3-D-苯聚糖合成抑制药，该酶合成真菌细胞壁，以真菌细胞壁为靶位

（四）常用药物

1. 灰黄霉素（Griseofulvin）　如下所述。

（1）作用：灰黄霉素已基本为伊曲康唑、特比萘芬和氟康唑所代替。其是一种窄谱抗真菌药，对皮肤癣菌有抑制作用。该药主要治疗头癣，该药不宜用于非皮肤癣菌感染。口服吸收后，在皮肤角质层、毛发和指（趾）甲等处保持较高浓度并与角蛋白相结合，阻止皮肤癣菌继续侵入而保护新生的细胞，待病变组织脱落，由新生的组织取代而痊愈。灰黄霉素能与微管蛋白结合，阻抑真菌细胞分裂，干扰真菌 DNA 的合成而抑制真菌的生长。

（2）用法：成年人治疗皮肤真菌感染时，微粒体灰黄霉素 500mg/d，超微粒体 250～330mg/d，儿童头癣，微粒体灰黄霉素 15～20mg/（kg·d），超微粒体则减半。与高脂肪饮食同时服用，可增加其吸收率和数量。不良反应可有胃肠道反应、头晕、光敏性药疹、白细胞减少及肝功能损害。

2. 两性霉素 B（Amphotericin B，Amb）/两性霉素 B 脂质体（Lipsomal Amb，L－Amb）　如下所述。

（1）作用：本品能与真菌细胞膜的麦角固醇相结合，在膜上形成微孔而改变膜的通透性，引起细胞内容物外漏，导致真菌死亡。此药对多种深部真菌，如隐球菌、白色念珠菌、皮炎芽生菌、着色真菌、荚膜组织胞浆菌等均有强抑制作用，但对皮肤癣菌无效。该药不良反应大，可有寒战、发热、胃肠道反应、眩晕、肾功能损害和低血钾等。

（2）用法：首次剂量为每日 1～5mg，每日增加 5mg，最后达治疗量每日 0.75～1.00mg/kg，每日或隔日 1 次。由于该药刺激性大，使用时应配成较低浓度（每毫升内的含量应低于 0.1mg），缓慢静脉滴注（需 4～6h）。L－Amb 保持了抗菌活性，减少了肝、肾毒性。起始剂量为 1mg/（kg·d），逐渐增至 3～5mg/（kg·d）。可用于治疗烟曲霉和黄曲霉引起的肺曲霉病。

3. 制霉菌素（Nystatin）　如下所述。

（1）作用：抗菌作用机制与两性霉素 B 相同。对白色念珠菌和隐球菌有抑制作用。因毒性强，不能用于注射。口服难吸收，可用于治疗消化道白色念珠菌病。

（2）用法：剂量为成年人每日 200 万 U，分 3～4 次服用，儿童每日 5 万～10 万 U/kg，不良反应可有轻微胃肠道反应。制霉菌素混悬剂（每毫升含 10 万 U）和软膏（每克含 10 万～20 万 U）可外用治疗皮肤、黏膜念珠菌。

4. 氟胞嘧啶（Fluorocytosine）　如下所述。

（1）作用：该药能选择性进入真菌细胞内，在胞核嘧啶脱氨酶的作用下转化为 5－氟尿嘧啶（5－FU），干扰真菌核酸合成而发挥抗真菌作用。

（2）用法：常用剂量为每日 50～150mg/kg，分 3 次口服。该药主要用于治疗念珠菌病、隐球菌病、着色真菌病。该药与两性霉素 B 联合应用可减少抗药性的发生率。不良反应可有恶心、食欲减退、白细胞及血小板减少和肾损害。可致畸胎，孕妇慎用。

5. 唑类药物　人工合成的广谱抗真菌药，对酵母菌及丝状真菌，如念珠菌、隐球菌、曲霉菌及皮肤癣菌等均有抑制作用。其抑菌机制是通过抑制细胞色素 P_{450} 依赖酶（羊毛甾醇 14－去甲基酶）而强力抑制真菌细胞的麦角固醇合成，结果引起麦角固醇缺乏，细胞生长受到抑制，而发挥抑菌作用。临床常用的有以下几种。

（1）克霉唑（Clotrimazole）：广谱抗真菌剂，1%～5% 的霜剂、软膏外用可治疗皮肤癣菌病和皮肤念珠菌病。

（2）咪康唑（Miconazole）：2% 的乳膏、酊剂可用于皮肤真菌病及甲真菌病。唑类药物对真菌皆有效，对 G^+ 球菌高度敏感，对炭疽菌有效。

（3）益康唑（Econazole）：为苯乙基咪唑衍生物。对皮肤癣菌、酵母菌、双相型真菌及革兰阳性菌等均有杀菌和抑菌作用。目前主要有 1% 软膏、霜剂、酊剂外用治疗皮肤癣菌病和阴道念珠菌感染。

（4）酮康唑（Ketoconazole）

1）作用：是一种咪唑类广谱抗真菌药，对念珠菌属、新型隐球菌、粗球孢子菌、组织胞浆菌、小孢子菌属、毛癣菌属及絮状表皮癣菌等有抑制使用，其作用机制除可干扰麦角固醇的合成外，还能影响真菌细胞的三磷酸甘油酯和磷脂的合成，抑制真菌细胞氧化和氧化酶系统的活性。

2）用法：每日口服 200～400mg，疗程随不同的疾病而异。不良反应可有恶心、眩晕。肝毒性是最严重的不良反应，发生率为 1/53～1/24，常在治疗后 2 周出现。由于它对肝的毒性，使其在全身应用方面受限。

（5）伊曲康唑（Itraconazole）：是一种三唑类高效广谱抗真菌药，有高度亲脂性、亲角质性的特点。能高度选择性地作用于真菌细胞色素 P_{450} 依赖酶（羊毛甾醇 14-去甲基酶），致使 14-甲基甾醇聚积，使真菌细胞内的麦角固醇不能合成，导致真菌细胞膜损伤，而使真菌细胞死亡。

伊曲康唑用于治疗皮肤黏膜和内脏真菌感染，有抗皮肤癣菌（毛癣菌、小孢子菌、絮状表皮菌）、酵母菌（新型隐球菌、念珠菌、马拉色菌）、曲霉、孢子丝菌、暗色丝孢霉、着色芽生菌、组织胞浆菌、巴西副球孢子菌的活性。用法见表 4-12。

表 4-12 伊曲康唑治疗甲真菌病及皮肤/黏膜真菌感染推荐方案

适应证	治疗（冲击）剂量
甲真菌病	每月服药 1 周（200mg，每日 2 次，用 7d）停药 3 周为 1 个疗程，指甲 2 个疗程，趾甲 3 个疗程
皮肤真菌病（体癣、股癣手癣、足癣）	200mg，每日 1 次，用 7d
皮肤念珠菌病、马拉色菌毛囊炎、慢性念珠菌性龟头炎、急性或慢性念珠菌性阴道炎	200mg，每日 2 次，用 1d 或 200mg，每日 1 次，用 3d
真菌性角膜炎	200mg，每日 1 次，用 21d
口腔念珠菌病	200mg，每日 1 次，用 7d 或 100mg，每日 1 次，用 15d
深部真菌病	孢子丝菌病，200mg/d，3～6 个月
	侵袭曲霉感染，200～400mg/d，3～4 个月
	系统性念珠菌感染，200mg/d，1 个月

注：高度角化区和掌跖部癣需采用 200mg，用 7d。

（6）氟康唑（Fluconazole）：是一种可溶于水的新型三唑类广谱抗真菌药，半衰期长（17～30h），可口服或静脉注射。不经肝脏代谢，90% 以上由肾脏排出，易通过血-脑屏障，故对深部真菌及中枢神经系统真菌感染的治疗及抢救时，可选用。不良反应有胃肠反应、中毒性皮炎、精神神经症状，但效果均甚轻微，少数可引起肝炎或肝功能异常。用法见表 4-13。

表 4-13 氟康唑用法

系统性念珠菌病	肺、泌尿系统感染，100～200mg/d，10～20d
	播散性感染，200～400mg/d，20d 以上
咽部念珠菌病	50mg/d，7～14d
支气管、尿道、食管念珠菌病	50mg/d，14～30d
难治黏膜念珠菌病	100mg/d
阴道念珠菌病	单剂量 150mg
皮肤浅表真菌感染	150mg，每周 1 次，或 50mg/d，疗程不 2～4 周，足癣疗程为 3～6 周
花斑癣	50mg/d，2～4 周，或 150mg，每周 1 次，共 4 周
甲真菌病	150mg，每周 1 次或 100mg，每周 2 次；指甲真菌病疗程为 20 周，趾甲真菌病则为 24～40 周
隐球菌脑膜炎	用于该病治疗的巩固期，即在两性霉素 B 或再加上氟胞嘧啶治疗 2 周后，用氟康唑 400mg/d，8 周

6. 特比萘芬（terbinafine） 属第二代丙烯胺类抗真菌药，抗菌谱广。对皮肤癣菌、丝状菌（如曲菌、毛霉菌）、双相型真菌（如申克孢子菌）均有活性。其作用机制是抑制真菌细胞膜上麦角固醇合成步骤中所需的角鲨烯环氧化酶而达到杀灭和抑制真菌的双重作用。

该药肝中代谢，不影响细胞色素 P_{450} 依赖酶，故对分泌激素或其他药物代谢无影响。口服吸收好，作用快，且有较高的亲角质细胞浓度。治疗甲癣和角化过度型手癣疗效好，对念珠菌及酵母菌效果差（表4－14）。

表4－14 特比萘芬使用方法

体股癣	250mg，1次/d，连服1周
手足癣	250mg，1次/d，连服1~2周
甲真菌病	250mg，1次/d，指甲真菌病服用6周，趾甲真菌病服用12周
儿童头癣	体重<20kg，每日62.5mg；体重20~40kg，每日125mg
	体重>40kg，每日250mg，均为一次日服，连用4~8周
深部真菌病	孢子丝菌病每日250mg，3个月以上；着色霉菌病每日250mg，服用3个月以上；叠瓦癣用量为每日250mg，服用4周；烟曲霉病500mg/d，3个月；对暗色丝孢霉病有效
1%特比萘芬霜	皮肤癣菌病、酵母样菌、念珠菌病、花斑癣

7. 碘化钾（Potassium iodide） 如下所述。

（1）作用：能促进淋巴管型的孢子丝菌病、晚期梅毒的肉芽肿溶解和吸收。可作为孢子丝菌病和皮肤藻菌的首选药，或作为脓癣、芽生菌病、着色真菌病和放线菌的备选药。

（2）用法：成年人用量开始为每日1~2g，逐渐增加至每日3~6g，最高量每日9~12g，分3~4次饭后服用，小儿每日25~50mg/kg，临床治愈后，继续服用1~2个月。该药可影响免疫系统，抑制中性粒细胞的趋化和氧自由基的产生，并可使肥大细胞释放肝素，抑制迟发性变态反应故用来治疗血管炎性皮肤病或红斑性皮肤病，如多形红斑、结节性红斑、结节性血管炎、Sweet病、亚急性结节性游走性脂膜炎。不良反应有消化道黏膜刺激症状，碘过敏者表现为重感冒症状。孕妇、甲状腺肿大、疱疹样皮炎者禁用。

八、维生素类

1. 维生素A 维生素A能调节人体皮肤的角化过程，当维生素A缺乏时表现为皮肤干燥、毛周角化、眼干燥及角膜角化，如蟾皮病。常用维生素A丸2.5万~5万U，3次/d，口服。维生素A过量可出现中毒反应，如头痛、恶心、疲乏、毛发脱落、皮肤干燥及脱屑症状加重、肝大和血清转氨酶增高。

2. β－胡萝卜素 β－胡萝卜素是维生素A的前体物质，存在植物、绿叶、萝卜、番茄、南瓜及肉类中，可吸收360~600nm的可见光谱，抑制光激发卟啉所产生的氧自由基，且具有光屏障作用。用于多形性日光疹红细胞生成原卟啉症、DLE、皮肌炎的皮肤损害，成年人用量为150~200mg/d，分3~4次服。

3. 维生素C 维生素C具有降低毛细血管通透性，减少渗出的作用。此外还具有增强机体的抗病能力和解毒作用，常用于变态反应性皮肤病、坏血病、过敏性紫癜、色素性紫癜性皮病、色素性皮肤病、黄褐斑、皮肤黑变病、外伤炎症和痤疮后色素沉着，口服0.1~0.3g，3次/d。

4. 维生素K 维生素K参与凝血因子合成，缺乏时影响凝血过程，导致出血，用于紫癜性皮肤病、皮肤瘙痒症和慢性荨麻疹，口服4g，2~3次/d。

5. 维生素 B_1 维持心脏、神经、胃肠功能所必需。皮肤科用于麻风所致的神经炎、股外侧皮神经炎、带状疱疹及其后遗神经痛、静脉曲张性溃疡、阿弗他口炎、脂溢性皮炎，用法为口服5~10mg，3次/d。

6. 维生素 B_2 维生素 B_2 缺乏见于口角炎、舌炎、唇炎、眼结膜炎和阴囊炎。用于维生素 B_2 缺乏症、皮肤黏膜念珠菌病的辅助治疗，亦用于脱屑性红皮病、寻常痤疮、脂溢性皮炎。剂量5mg，3次/d。

7. 烟酸 烟酸和烟酰胺统称为维生素PP（维生素 B_3），烟酸需转变为烟酰胺而发挥作用。烟酸缺乏病、皮肤瘙痒症、光敏性皮肤、大疱性类天疱疮、硬皮病、白癜风、多形红斑，用法为口服50~

200mg，3 次/d。

8. 维生素 B₆ 维生素 B$_6$用于脂溢性皮炎、脂溢性脱发、痤疮、酒渣鼻。其可防止服用异烟肼引起的周围神经炎等，用法为口服 10mg，3 次/d。

9. 泛酸 泛酸能促进一切细胞发育，用于白癜风、斑秃、女阴瘙痒、痒疹、白发。口服，10 ~ 20mg，3 次/d。

10. 叶酸 叶酸可用于口腔溃疡、放射性皮炎、白癜风、银屑病、硬皮病，当使用叶酸拮抗药 MTX 过量时，用亚叶酸钙肌内注射解毒，口服 5 ~ 20mg，3 次/d，肌内注射，15mg，1 次/d。

11. 维生素 B$_{12}$ 维生素 B$_{12}$用于带状疱疹、银屑病、扁平苔藓、日光性皮炎、先天性鱼鳞病样红皮病、扁平疣、贝赫切特综合征、麻风反应、过敏性紫癜。成年人 0.025 ~ 0.1mg/d，或隔日 0.05 ~ 0.2mg，肌内注射。

12. 维生素 B$_4$ 维生素 B$_4$用于免疫抑制药或放疗所致白细胞减少症，尤其急性粒细胞减少症，口服，10 ~ 25mg，3 次/d，肌内注射 20 ~ 60mg/d。

13. 芦丁（维生素 P） 芦丁降低毛细血管通透性，抑制过敏反应和抗炎作用。用于过敏性紫癜、色素性紫癜性皮病、类银屑病、湿疹、下肢静脉曲张综合征，口服 20 ~ 40mg，3 次/d。

14. 维生素 E 如下所述。

（1）作用：有抗氧化作用，可使维生素 A 不被氧化破坏，还可抑制生物膜中脂质氧化过程而有一定的抗衰老作用。大剂量可抑制胶原酶的活性，用于大疱性表皮松解症的治疗；维生素 E 能改善结缔组织的代谢，可作为皮肌炎、红斑狼疮及硬皮病的辅助治疗药物；该药还可减轻毛细血管的脆性，减少渗出，改善微循环而用于冻疮、多形红斑、紫癜、血管炎及雷诺病。

（2）用法：一般用量 10 ~ 20mg，3 次/d，口服。大剂量为 100 ~ 200mg，3 次/d，口服。不良反应可有轻度恶心，大量长期应用可致血脂升高，妇女可引起月经失调。

九、免疫抑制药

1. 硫唑嘌呤（Azathioprine，AZP） 如下所述。

（1）作用：机制是抑制淋巴细胞的增殖，对 T 淋巴细胞的抑制作用较强，较小剂量即可抑制细胞免疫，抑制 B 细胞的剂量要比抑制 T 细胞的剂量大得多。适应证为天疱疮、大疱性类天疱疮、SLE、皮肌炎、硬皮病、多发性肌炎、贝赫切特综合征、光线性类网织细胞增生症、血管炎、慢性湿疹，其他还有治疗银屑病、多形红斑、暴发性痤疮、复发性多软骨炎、毛发红糠疹、结节病、妊娠疱疹的报道。对慢性肾炎其疗效不及环磷酰胺。

（2）用法：常用剂量每日 1 ~ 3mg/kg，分 3 次口服，成年人通常每日 50 ~ 150mg，儿童 1 ~ 3mg/（kg·d）。用药 12 ~ 16 周仍无效者应停药。用药剂量不宜过大，不超过 150mg/d，用药时间不要超过 3 ~ 4 年。用药前后监测血常规、肝、肾功能。不良反应有骨髓抑制、胃肠道反应、AZP 超敏反应、致畸，诱发癌症。

2. 环孢素（Cyclosporin，CyA） 如下所述。

（1）作用：作用机制主要抑制 T 细胞功能，抑制其分泌白介素及 IFN 等，抑制 NK 细胞的杀伤活力。皮肤科用于治疗皮肌炎、多发性肌炎、系统性红斑狼疮、类风湿关节炎、泛发性扁平苔藓、银屑病、特应性皮炎、大疱性类天疱疮、坏疽性脓皮病、寻常型天疱疮。还可用于普秃、雄激素脱发、蕈样肉芽肿、Sezary 综合征、鱼鳞病、Sweet 病、复发性多软骨炎等。

（2）用法：开始剂量为每日 2.5 ~ 3.5mg/kg，分 1 ~ 2 次口服，如用 4 ~ 8 周仍无效，可逐渐增量，直至 5mg/kg，常见不良反应有肝肾毒性、神经系统损害、高血压、牙龈增生、继发感染和致癌。哺乳期妇女应避免使用。

3. 环磷酰胺（Cyclophosphamide，cytoxan，CTX） 如下所述。

（1）作用：CTX 对 B 细胞的作用更显著，但实际上对受抗原刺激进入分裂时的 B 细胞和 T 细胞有相等的作用，对体液免疫和细胞免疫均有抑制作用。CTX 还有抗炎作用，因其干扰细胞的增殖，部分是直接的抗炎作用。CTX 对淋巴细胞作用快，给药后 6～8h 起作用。主要用于狼疮肾炎、系统性红斑狼疮、狼疮脑病、类风湿关节炎、难治性 DLE 和 SCLE、皮肌炎、多发性肌炎、天疱疮和类天疱疮、特发性血小板减少性紫癜、贝赫切特综合征、恶性淋巴瘤和组织细胞增生症。

（2）用法：口服用量为每日 0.5～1mg/kg，为减少对膀胱的毒性，应全天大量饮水和清晨服药。静脉注射法，每次 200mg，隔日 1 次，疗效较口服好。冲击法，用 8～12mg/kg（首次 8mg/kg），加入 10% 葡萄糖水或生理盐水中静脉滴注。每周 1 次，或连用 2d，每 2 周 1 次；也可每次 1 000mg，每 3～4 周 1 次。冲击法比常规疗法疗效更快，不良反应少。滴注时间均应超过 1h。冲击前静脉缓慢注射昂丹司琼 8mg，可预防恶心呕吐，并大量饮水或补液。定期查血常规和肝、肾功能。

（3）不良反应：CTX 主要不良反应为骨髓抑制、恶心、呕吐、脱发、出血性膀胱炎、迟发性膀胱纤维化、膀胱癌、肺癌、部分或完全不育，主要是对女性生殖腺的抑制，致畸。一般认为 CTX 总量应 ≤150mg/（kg·d），然而，CTX 积累 >30～100g 才会有致癌作用。

4. 甲氨蝶呤（Methotrexate，MTX）　如下所述。

（1）作用：MTX 为叶酸拮抗药，对体液免疫的抑制作用似较对细胞免疫作用为强。MTX 有很强的抗炎作用，其抗炎作用部分是由于抑制细胞增殖的结果，部分是能抑制对组胺等炎症介质的反应。皮肤科适应证为银屑病、Reiter 病、类风湿关节炎、鞘内注射治疗狼疮脑病、毛发红糠疹、鱼鳞病样红皮病、角化棘皮瘤、蕈样肉芽肿、Sezary 病、淋巴瘤样丘疹病、寻常型天疱疮、落叶型天疱疮、皮肌炎、SLE（关节炎、皮疹、发热、浆膜炎）、皮肤型结节性多动脉炎、结节病、急性痘疮样苔藓样糠疹、贝赫切特综合征、Wegener 肉芽肿、荨麻疹。

（2）用法：治疗银屑病有 2 种治疗方案：①分次口服法，每次口服 2.5～5.0mg，每 12 小时 1 次，每周连服 3d。②单次口服法和胃肠道外给药法，每周 1 次口服 7.5～25mg，或每 7.5～20mg 一次肌内注射。前者间歇给药比后者每日给药可减少药物毒性。

作为免疫抑制药，可每周口服 10～15mg，亦可用 15～20mg 静脉或肌内注射，每周 1 次。SLE 关节炎、浆膜炎每周 7.5～15mg，一次口服；贝赫切特综合征每周 15～20mg；皮肌炎/多发性肌炎 7.5～25mg，静脉注射，每 50 天 1 次。治疗结缔组织病起效时间为 4～8 周，注射给药起效迅速，常于 1～2d 见效。

（3）不良反应：主要有胃肠道反应（呕吐）、骨髓抑制、肝毒性，少数可引起慢性纤维化间质性肺炎、肝纤维化和肝癌。总量 >1 500mg 时，肝纤维化率 1/1 000。常用 MTX 24h 内再给甲酰四氢叶酸可对抗 MTX 毒性，但几乎不影响其免疫抑制作用。

5. 霉酚酸酯（Mycophenolate Mofetil，MMF）　如下所述。

（1）作用：为一嘌呤合成抑制药，阻断淋巴细胞鸟嘌呤核苷酸（GMP）的合成，使 DNA 合成受阻，从而抑制 T 淋巴细胞和 B 淋巴细胞的增殖反应，抑制 B 细胞抗体形成和细胞毒 T 细胞的分化。适用于移植的排斥反应、狼疮性肾炎、寻常型天疱疮、大疱性类天疱疮、皮肌炎、银屑病、结节性脂膜炎等。

（2）用法：常用量为每日 1.0～2.0g，单用时每日 1.5～2.0g，大多数患者即有效。不良反应主要有恶心、呕吐、腹泻、白细胞减少、尿频。偶有高血尿酸、高血钾、肌痛和嗜睡。妊娠期、哺乳期禁用。儿童应避免用药。

6. 他克莫司（Tacrolimus）　又名 FK506，是一种强效免疫抑制药，其效力比环孢素强 10～100 倍。

（1）作用：①抑制淋巴细胞增殖。②抑制 Ca^{2+} 依赖性 T 和 B 淋巴细胞的活化。③抑制 T 细胞依赖的 B 细胞产生免疫球蛋白的能力。④预防及治疗器官移植时的免疫排斥反应。⑤对多种实验性自身免疫性疾病具有治疗作用。

用于肝移植、系统性红斑狼疮、银屑病、贝赫切特综合征、坏疽性脓皮病、类风湿关节炎、移植物抗宿主病等。

（2）用法：胶囊，规格为 1mg、5mg。注射液，每支 5mg（1ml），用时稀释在 5% 葡萄糖溶液或生理盐水中缓慢静脉滴注。主要不良反应有：①静脉注射 FK506 发生神经毒性，轻者可出现头痛、震颤、失眠、畏光、感觉迟钝等，重者可出现运动不能、缄默症、癫痫发作、脑病等；②可发生急性和慢性肾毒性；③FK506 对胰岛细胞具有不良反应，可导致高血糖；④大剂量时有生殖系统毒性。

7. 来氟米特（Leflunomide，HWA486，SU101） 如下所述。

（1）作用：①抗炎作用：抑制炎症介质的合成及释放；抑制酪氨酸激酶活性；抑制环氧合酶的产生；抑制一氧化氮（NO）的生成；抑制与血管生成相关的内皮细胞功能；抑制中性粒细胞的趋化。②免疫抑制作用：抑制淋巴细胞的活化、增殖及分化；抑制抗体产生。用于治疗类风湿关节炎、系统性红斑狼疮、大疱性类天疱疮、干燥综合征、银屑病、Wegener 肉芽肿。

（2）用法：一般用量为每日 50～100mg 的负荷量，共 3d，之后给予每日 20mg 的维持量，给药方法为每日 1 次，口服。治疗炎症性皮肤病时用 20mg，每日 1 次口服。

（3）不良反应：有乏力、头晕、胃肠道反应（厌食、恶心、呕吐、腹泻）、过敏反应（皮肤瘙痒及皮疹）、可逆性脱发、一过性转氨酶升高和白细胞下降、体重减轻等。

8. 雷公藤总苷 如下所述。

（1）作用：雷公藤总苷（雷公藤多苷）具有较强的抗炎、免疫抑制、免疫调节、抗肿瘤、活血化瘀及抗生育等药理作用。能抑制炎症介质释放而发挥抗炎作用。能抑制 T 细胞功能，抑制迟发型变态反应，抑制白介素－1 的分泌，抑制分裂原及抗原刺激的 T 细胞分裂和繁殖等发挥免疫抑制作用。用于治疗 SLE、SCLE、多发性肌炎、皮肌炎、天疱疮、湿疹、带状疱疹及后遗症、银屑病、掌跖脓疱病、贝赫切特综合征、皮肤血管炎、斑秃、脂膜炎、麻风反应等。

（2）用法：每日 1～1.5mg/kg，分 2～3 次口服。对雷公藤总苷毒性较敏感的靶器官和组织是胃肠道、皮肤黏膜、生殖细胞和骨髓。不良反应有白细胞减少、胃肠道反应、头晕、乏力、精子活力降低、月经量减少及闭经。

十、生物反应调节药

（一）生物反应调节药分类

近年来，将一些修饰机体免疫功能的药物称为生物反应调节药（biological response modifier，BRM）。其作用包括：①增强、调节和恢复机体免疫应答的非特异活性成分，如灭活病毒或细菌、细菌脂多糖等；②干扰素或干扰素诱生剂；③胸腺激素、胸腺因子；④淋巴因子和细胞因子；⑤单克隆抗体及其交联物；⑥重新被激活的免疫活性细胞；⑦肿瘤抗原及其疫苗等。

常用生物反应调节药有胞壁酰二肽、A 型链球菌甘露聚糖、卡介苗、短小棒状杆菌菌苗、香菇多糖、云芝多糖、白云山芝多糖、银耳多糖、猪苓多糖、免疫核糖核酸、胸腺素、丙种球蛋白、植物血凝素、白细胞介素－2、干扰素、聚肌苷酸－聚胞苷酸、替洛隆、左旋咪唑、异丙肌苷、黄芪、刺五加。

（二）生物反应调节药在皮肤科的应用

（1）某些免疫缺陷病：如慢性黏膜皮肤念珠菌病、Wiskott－Aldrich 综合征等。

（2）病毒、细菌、真菌等引起的急性播散性感染：如带状疱疹、麻风、结核、组织胞浆菌病等。

（3）作为恶性肿瘤的辅助治疗。

（4）作为自身免疫性疾病的辅助治疗。

（5）其他：如慢性荨麻疹、异位性皮炎等。

（三）常用药物

1. 转移因子（Transfer Factor，TF） 如下所述。

（1）药理作用：转移因子是从健康人血或动物脾脏提取的多核苷酸肽，可将细胞免疫活性转移给受体以提高后者的细胞免疫功能。

（2）适应证：用于治疗先天性免疫缺陷病（特别是 Wiskott－Aldrich 综合征为首选药）、带状疱疹、白血病患者的水痘、寻常疣、扁平疣、复发性单纯疱疹、Behcet 综合征、皮肤结核、念珠菌病、麻风、SLE、硬皮病、结节病、异位性皮炎及恶性黑色素瘤等疾病。

（3）用法：皮下注射，隔日或每周 2 次，每次 1～2IU，慢性病例每周 1 次，每 3 个月为 1 个疗程，一般注射在淋巴回流较丰富的上臂内侧或腹股沟下端皮下，也可将 TF 直接注射于肿瘤组织内。

（4）不良反应：可有注射处胀痛、全身不适、眩晕、短暂肾功能损害和皮疹等。制剂有注射液、粉针剂，按各厂家说明使用。

2. 胸腺素（Thymosin） 如下所述。

（1）药理作用：胸腺素又称胸腺肽、胸腺多肽，目前试用的主要是由小牛胸腺素纯化而得的胸腺素组分 5、胸腺肽 α-1、胸腺五肽。胸腺素可使由骨髓产生的干细胞转变成 T 细胞，因而有增强细胞免疫功能作用，而对体液免疫的影响甚微。

（2）适应证：主要用于各种原发性和继发性 T 细胞免疫缺陷病及自身免疫性皮肤病，如 SLE、干燥综合征、Behcet 病、硬皮病、带状疱疹、扁平疣、尖锐湿疣、银屑病和顽固性口腔溃疡。

（3）用法：肌内注射，每次 2～10mg，每日或隔日 1 次。亦有口服制剂。

（4）不良反应：有发热、头晕、皮疹，注射前或停药后再次注射需做皮试。

3. 左旋咪唑（Levamisole，LMS） 如下所述。

（1）药理作用：左旋咪唑为四咪唑（驱虫净）的左旋体，此药可刺激 T 淋巴细胞，提高或恢复机体细胞免疫功能，亦可通过增强和激发 T 细胞的功能而恢复对 B 细胞系统的控制，调节抗体的产生。

（2）适应证：内科用于肿瘤的辅助治疗、类风湿关节炎、支气管哮喘。皮肤科用于带状疱疹、复发性单纯疱疹、寻常疣、跖疣、麻风、SLE、硬皮病、Behcet 综合征、恶性黑色素瘤等。

（3）用法：本药因每日给药可使免疫抑制或粒细胞减少，故每次 50mg，3 次/d，连服 3d，休息 11d。

（4）不良反应：可有恶心、呕吐和腹泻。偶可引起瘙痒和皮疹，白细胞和血小板减少。

4. 干扰素（Interferon，IFN） 已用于临床的干扰素有三类，α-干扰素是病毒诱导白细胞产生的干扰素，β-干扰素是病毒诱导成纤维细胞产生的干扰素，γ-干扰素是病毒诱导淋巴样细胞产生的干扰素。目前大都是基因工程 DNA 重组制备的产品。

1）药理作用：干扰素的药理作用是多方面的，包括抑制病毒繁殖、免疫调节和抗肿瘤效应。通过调动机体细胞免疫功能、促分化、抑制增殖及调控某些致癌基因表达，干扰素对迅速分裂的肿瘤细胞有选择性抑制作用。具体机制还包括防止病毒整合到细胞 DNA 中，阻止肿瘤细胞生长、转移及除去封闭抗体，促进自然杀伤（NK）和巨噬细胞的功能等。

2）适应证：单纯疱疹、生殖器疱疹、水痘、带状疱疹、巨细胞病毒感染、艾滋病、恶性黑素瘤、淋巴瘤、卡波西肉瘤、基底细胞癌、贝赫切特综合征、尖锐湿疣、寻常疣、DLE。

美国 FDA 已批准 IFN-α-2β 和 IFN-α-n3 用于治疗尖锐湿疣，也批准了用 IFN-α-2β 治疗 AIDS 相关性卡波西肉瘤。

3）用法

（1）IFN 用量一般为：$(1～5)×10^6$ IU，肌内注射或病灶内注射。与抗病毒药联合应用可起"协同作用"和"相加作用"。

（2）IFN-α：批准使用的疾病有恶性黑色素瘤、皮肤 T 细胞淋巴瘤、艾滋病相关的卡波西肉瘤。未批准的皮肤科疾病包括表皮皮肤癌、尖锐湿疣、血管瘤。

（3）IFN-β：IFN-β 已证明可用于治疗多发性硬化症。它还成功用于某些病毒感染包括生殖器疱疹、泛发性单纯疱疹和尖锐湿疣。

（4）IFN-γ：批准使用的有慢性肉芽肿疾病。未获批准使用的包括恶性肿瘤（恶性黑色素瘤、上皮癌）、特应性皮炎、银屑病关节炎、贝赫切特综合征。

4）不良反应：有发热、流感样症状、肾脏损害、转氨酶和肌酶升高、血小板和粒细胞减少、皮疹加重或诱发银屑病，大剂量应用可致低血压、心律不齐、心动过速，可通过减量、间断给药及对症治疗来处理。

5）制剂：注射剂，规格为每支 100 万 IU、300 万 IU、500 万 IU。

5. 白细胞介素 – 2（Interleukin – 2，IL – 2） 如下所述。

（1）药理作用：白细胞介素现已发现至少有 13 种，分别由单核 – 巨噬细胞、淋巴细胞及其他多种细胞产生。投放市场的有基因工程方法人工合成的白细胞介素 – 2，其与反应细胞的白细胞介素 – 2 受体结合后，可诱导 Th 细胞和 Tc 细胞增殖，激活 B 细胞产生抗体，活化巨噬细胞，增加 NK 细胞和淋巴因子活化的杀伤细胞（LAK）的活性，诱导干扰素产生。

（2）适应证：皮肤科目前已用于治疗艾滋病、恶性肿瘤（如晚期恶性黑色瘤）和麻风病。

（3）用法：静脉注射或静脉滴注，每日用药，每 1~2 周为 1 个疗程，疗程间隔 2~6 周；常用量每日皮下注射 20 万~40 万 IU/m^2，每周连用 4d，4 周为 1 个疗程；静脉滴注，20 万~40 万 IU/m^2，加入生理盐水 500ml，1 次/d，每周连用 4d，4 周为 1 个疗程；瘤内注射，10 万~30 万 IU，每周 2 次，连用 2 周为 1 个疗程。不良反应有发热、恶心、呕吐、关节痛、皮疹、向心性水肿和症状性高血压。

（4）制剂：注射剂，规格为每支 5 万 IU、10 万 IU。

6. 肿瘤坏死因子（Tumor Necrosis Factor，TNF） TNF 是包括角朊细胞和树枝状细胞在内的多种类型细胞所产生的多肽，可导致免疫调节因子的生成，主要用于恶性肿瘤、难治性银屑病（如脓疱性银屑病）。目前使用较多的是重组人肿瘤坏死因子（rH – TNF），剂量为 $4.5 \times 10^5 IU/m^2$，5d 为 1 个疗程，TNF 与其他细胞因子（如干扰素、IL – 2）或药物联合应用效果更好。

免疫调节药能增强巨噬细胞及免疫活性细胞的功能，并促进体液免疫功能，提高机体免疫功能总体水平及抵御外来病原体的侵袭。

7. 卡介苗（Bacillus Calmette Guerin，BCG） 如下所述。

1）药理作用：卡介苗系减毒牛型结核杆菌制成的活菌苗，目前我国采用的是冻干皮内卡介苗，0.5mg/ml，有效期为自冻干之日起为 1 年。BCG 能刺激 T 淋巴细胞增殖，继而使巨噬细胞增殖活化，提高巨噬细胞吞噬能力，Rook（1996）报道接种卡介苗有产生肿瘤坏死因子的作用。

2）适应证：恶性黑素瘤、基底细胞癌、鳞状细胞癌和蕈样肉芽肿。

3）用法

（1）皮肤划痕：每次于划痕处滴 1~2 滴 BCG，每周 1~2 次，10~20 次为 1 个疗程。

（2）病灶内注射：多用于黑素瘤，每个瘤结节注射 BCG 悬液 0.05~0.15ml，每次最多注射 4~6 个结节。

（3）其他：口服 75~150mg，每周 1~2 次，1 个月后改为每周或隔周 1 次，3 个月后为每个月 1 次，直至 1 年以上。

4）注意事项：局部注射常有红斑、硬结或发生化脓和溃疡，全身反应可有寒战、恶心、肌痛和关节痛。

5）制剂：注射剂，每支 0.5mg。

8. 香菇多糖（Lentinan，香菇糖，能治难，瘤停能，LC – 33） 如下所述。

（1）药理作用：本品为香菇子实体提取的多糖（高分子葡聚糖），分子量约 50 万。具有免疫调节作用，增强 NK 细胞、T 细胞功能，诱导干扰素血中浓度增高。也具有一定的抗肿瘤作用。

（2）适应证：可用于各种肿瘤及慢性乙型肝炎。提高细胞免疫功能。

（3）用法：口服，成年人每次 12.5mg，每日 2 次；儿童每次 5.0~7.5mg，每日 2 次。静脉注射或静脉滴注，每次 2mg，每周 1 次。一般 3 个月为 1 个疗程。

（4）注意事项：不良反应发生率较低，偶见胸闷、休克、皮疹、恶心、呕吐等。停药后即可消失。

（5）制剂：注射剂，每瓶 1mg。

9. 免疫核糖核酸（Immune RNA，免疫核酸，iRNA） 如下所述。

（1）药理作用：免疫核糖核酸（iRNA）亦存在于淋巴细胞中，其分子量（13 500 单位）较转移因子（TF）大，可以从肿瘤组织免疫的羊或其他动物的脾脏、淋巴结提取（也可从正常人周围血白细胞和脾血白细胞中提取）。它使未致敏的淋巴细胞转变为免疫活性细胞。由于 iRNA 具有一定的特异性，且不受动物种属的影响，又不存在输注免疫活性细胞的配型及排斥问题，所以受到广泛重视。

（2）适应证：临床适应证与转移因子相似。肿瘤和慢性肝炎。

（3）用法：皮下注射，每次 1~2mg，腋下淋巴结周围注射，每周 2~3 次，3 个月为1 个疗程。

（4）制剂：粉针剂，每支 3mg（相当于 1g 白细胞所含的核糖核酸）。注射液，正常人周围血白细胞 iRNA，每支含量 3mg，正常人脾血白细胞 iRNA，每支含量 2mg。

10. 丙种球蛋白（γ-Globulin） 按其来源可分为两种，一为健康人静脉血来源的人血丙种球蛋白（Human Normal Immunoglobulin），另一种为胎盘血来源的丙种球蛋白。胎盘球蛋白因丙种球蛋白含量以及纯度均较低，其用量应相应增大。

1）药理作用：含有健康人群血清具有的各种抗体，因而有增强机体抵抗力及预防感染的作用。

2）适应证：主要用于免疫缺陷病及传染性肝炎、麻疹、水痘、腮腺炎、带状疱疹等病毒感染和细菌感染的防治，也可用于哮喘、变应性鼻炎、湿疹等内源性过敏性疾病。

3）用法：肌内注射，人血丙种球蛋白，预防麻疹，0.05~0.15ml/kg；预防甲型肝炎，0.05~0.1ml/kg。用于内源性变应性疾病，每次 10ml（含量 10% 者），3 周内注射2 次。人胎盘球蛋白每次6~9ml。

4）注意事项

（1）除专供静脉注射用的制剂外，一般制剂不可静脉注射。

（2）注射大量时可见局部疼痛和暂时性体温升高。

5）制剂：注射剂，每支 0.3g/3ml、0.5g/5ml。

11. 静脉滴注免疫球蛋白（Intravenous Immunoglobulin，IVIg） 1970 年，伴随血浆分离技术的发展出现静脉用免疫球蛋白制剂。IVIg 从 3 000~50 000 名供者的混合血浆标本中制备，以达到最广谱的抗体，它包含高水平的 IgG（>95%），IgA 和 IgM 很少，健康者 IgG 的半衰期为 18~23d。静脉用免疫球蛋白近年来被广泛地用于多种皮肤病的治疗，并取得良好的疗效。

1）药理作用：其作用机制与抑制抗体产生、加速抗体代谢、自身抗体的中和作用、中和补体、干扰抗体依赖性细胞介导的细胞毒作用，以及影响 T 细胞活化，恢复 Th_1/Th_2 细胞平衡，抑制细胞黏附、细胞增殖和凋亡的调节，影响糖皮质激素受体敏感性有关。

2）适应证：①红斑狼疮，狼疮性肾炎；②皮肌炎和多发性肌炎；③天疱疮、大疱性类天疱疮、线状 IgA 大疱皮病；④获得性大疱性表皮松解症；⑤川崎病和 Guillain-Barre 综合征；⑥自身免疫性慢性荨麻疹；⑦中毒性表皮坏死松解症（TEN），能阻滞由 Fas-Fasl 交互作用所引起的角质形成细胞死亡；⑧其他皮肤病，如坏疽性脓皮病和硬化性黏液水肿。

3）用法：0.4g/（kg·d），静脉滴注，连用 3~5d，必要时 2~4 周重复 1 次。

4）注意事项

（1）IVIg 不良反应及严重程度：①轻度：如头痛、恶心、呕吐、腹泻、寒战、发热、发抖、潮红、高血压、低血压、胸闷、呼吸短促。②中度：如头痛、斑疹、中性粒细胞减少症、关节炎、静脉炎、血清病、秃发、湿疹、多形红斑、白细胞减少、注射部位坏死。③重度：如无菌性脑膜炎、急性肾功能衰竭、脑梗死、心肌梗死、血液黏滞性过高、血栓形成、血管炎、溶血性贫血、弥散性血管内凝血、变态反应。

（2）不良反应的预防和处理：不良反应发生率为 1%~81%，其差异性由不同厂商的 IVIg 总蛋白含量及 pH 不同。

不良反应通常在注射内第 1h 发生，一旦发生即刻停止输注，30min 后以更低的速度输注，但部分患者即使更低速度输注也会发生不良反应。为了避免不良反应的发生可以在输注 IVIg 前口服氢化可的松（50~100mg）、抗组胺药、非甾体抗炎药或镇痛药预防性治疗。部分患者在输注后到 7d 内发生头痛，可能与 IVIg 含致热源所致。

极少数患者可发生变态反应，一旦发生应立即停止输注，并按变态反应处理。

（3）本品只能做静脉注射，不能做肌内注射或其他途径的使用。应严格单独输注，禁止与任何其他药物或液体混合输注。

（5）制剂：粉针剂，0.5g。注射剂：5ml（12%）。

十一、新近生物性免疫制剂

随着分子生物学技术的发展，此类药物日益增多，具有广阔的应用前景，但疗效和不良反应有待进一步观察，且价格昂贵，目前推广尚有困难。

1. 抗淋巴细胞球蛋白（Antilymphocyte globulin，ALG） 主要有马 ALG 和兔 ALG 两种，ALG 在补体参与下能溶解周围血中的 T 细胞，对 B 细胞只有间接抑制作用，皮肤科用于治疗 SLE、皮肤血管炎等。

由于兔 ALG 不良反应少，故较多应用，兔 ALG 用量为每次 0.5～1.0mg/kg，每日或隔日肌内注射 1 次。可有变态反应发生。

2. 阿法赛特（Alefacept） 是一种抗 T 细胞的重组蛋白，与 T 细胞上的 CD2 分子结合，并刺激 NK 细胞释放颗粒酶 B，与穿孔素结合后作用于活化 T 细胞并使之溶解。皮肤科可用于治疗银屑病，中度至重度慢性斑块型。每次静脉注射或静脉滴注 0.15mg/kg，每周 1 次。可有发热、皮疹等不良反应。

3. 昂他克（Denileukin Diftifox） 是重组的一种融合蛋白，由 IL-2 受体（IL-2R）的结合区和白喉毒素分子组成，当它与 T 细胞 IL-2R 结合后，其中的白喉毒素则进入活化的 T 细胞内，使 T 细胞死亡。有报道试用于治疗银屑病，0.5～5.0μg/（kg·d），每 2 周内连用 3d，共 6～8 周。可有发热、皮疹等不良反应。

4. 依法利珠 是人源化单抗，与 T 细胞表面上的 CD11a 结合，使 T 细胞上的 LFA-1 不能与抗原呈递细胞上的细胞间黏附分子-1（ICAM-1）及 ICAM-2 相结合，从而降低 T 细胞的活化能力，T 细胞与 KC 间的作用降低，降低了 KC 的分化和增殖活性。用于慢性中到重度斑块型银屑病治疗，每周 0.3～0.6mg/kg 静脉滴注或静脉注射。不良反应较少。对其疗效尚待进一步观察。

5. CTLA-4Ig 是 CTLA-4 和 Ig 组成的一种融合蛋白。它抑制 T 细胞活化所必需的协同刺激因子，使 T 细胞不能活化。尚可与 B 细胞上的 B7 分子结合，使抗体生成减少。可用于 SLE 和银屑病的治疗。

6. 依木龙 它与 Th 细胞上的 CD4 分子结合而抑制 Th 细胞的活化。治疗银屑病，每次 150～250mg，隔日 1 次，静脉注射。

7. 抗 IL-8 单抗（恩博克） IL-8 为趋化因子之一，它对 T 细胞和中性粒细胞的趋化作用，可引起局部炎症和角质形成细胞增殖反应。恩博克可降低银屑病皮损内 IL-8 水平，故有治疗作用。有报道外用其乳膏，2 次/d，近期治愈率 13.4%，总有效率 48.3%。可有轻度局部刺激。

8. 英利昔单抗（Inliximab，Remicade） 是抗 TNF-α 的单抗，与 TNF-α 有较高的亲和力，与之结合后，TNF-α 便不能与 T 细胞上的 TNF-α 受体结合，从而阻抑 T 细胞尤其 Th_1 细胞的活化。

（1）适应证：连续性肢端皮炎、银屑病、银屑病性关节炎、贝赫切特综合征、移植物抗宿主病、化脓性汗腺炎、坏疽性脓皮病、结节病、角层下脓疱病、中毒性表皮坏死松解症。

（2）用法和用量：3～5mg/（kg·d），静脉注射，可增加到 10mg/（kg·d）。在第 1、2、6 周使用，或每个月 1 次，联用 MTX 或其他免疫抑制药物，以减少抗体形成率。

对寻常型和关节型银屑病均有效，有报道在治疗的第 1、第 2 和第 6 周各静脉滴注英利昔 5mg/kg，在治疗第 2 次后，所有患者（8 例关节型，2 例斑块型）的 PASI 值均降低 75% 以上。有人认为英利昔与 MTX 并用其效果更好。在应用英利昔之前先静脉滴注 MTX 5mg，可防止抗 TNF-α 抗体产生。有报道可用于治疗坏疽性脓皮病。目前报道的不良反应较少，但可出现发热、头晕、头痛、皮疹和结核病复发等。

9. 依那西普（Etanercept，Enbrel） 重组人肿瘤坏死因子-α 受体融合蛋白，由细胞外肿瘤细胞坏死因子-α 受体 p75 与免疫球蛋白 GIFc 片段组成。也抑制溶解性和膜结合肿瘤坏死因子-α。皮肤科用于治疗银屑病、特应性皮炎、溃疡性口炎、贝赫切特综合征、瘢痕性类天疱疮、组织细胞增多症、硬皮病、Wegener 肉芽肿等，每次 25mg，每周 2 次，皮下注射，疗程为 10～12 周。不良反应较少，可有发热、头痛、皮疹、上呼吸道感染、肺结核加重或复发等。

10. 阿达木单抗（Adalimumab） 纯化人重组免疫球蛋白 GI 单克隆抗体，特异性拮抗肿瘤坏死因子 - α（TNF - α）。

（1）适应证：银屑病、银屑病关节炎、类风湿关节炎。

（2）用法和用量：40mg，皮下注射，隔周 1 次。

（3）不良反应：注射部位刺激，上呼吸道感染，皮疹，变态反应，结核复发，肝功能异常。

十二、其他药物

1. 普鲁卡因（Procaine） 如下所述。

（1）作用：采用普鲁卡因阻断不良刺激的神经传导称为封闭疗法，具有阻断恶性刺激的传导，恢复机体的正常防御和调节功能。

（2）用法及适应证：临床作用为镇静、止痒。可分为静脉封闭（大静封、小静封）、局部静封（皮损周围封闭、神经周围阻滞封闭）、口服封闭疗法。局部封闭适用于局限性神经性皮炎及慢性湿疹等，一般用 0.25% ~ 0.5% 普鲁卡因 10 ~ 20ml 注射于病灶皮下，每 2 ~ 3d 1 次，10 次为 1 个疗程。大静脉封闭适用于急性泛发性湿疹、播散性神经性皮炎、银屑病及荨麻疹等。普鲁卡因的用量按 4 ~ 8mg/kg 计算，用生理盐水或 5% 葡萄糖溶液配成 0.1% 浓度加维生素 C 1 ~ 3g 静脉滴注，1 次/d，10 次为 1 个疗程。小静脉封闭也可用 0.25% 普鲁卡因溶液 10 ~ 20ml 缓慢静脉注射，每日 1 次，共用 10 次，应用封闭疗法前应先做皮试。可用于湿疹、荨麻疹、皮肤瘙痒症、硬皮病、结节性痒疹、银屑病。

（3）不良反应：有头晕、头痛，偶见变应性休克或惊厥。磺胺药过敏者及心、肝、肾功能不全者禁用。

2. 羟氯喹（Hydroxychloroquine）和氯喹（Chloroquine） 抗疟药物。

1）作用：羟氯喹（或氯喹）治疗皮肤病的作用机制：第一，免疫抑制作用，抑制细胞免疫及白细胞趋化性，调节巨噬细胞释放细胞因子，抑制抗核抗体反应；第二，抑制磷脂酶 A_2，减少炎症介质的形成；第三，稳定溶酶体；第四，降低皮肤光敏感性，其在皮肤中形成一复合体，具有抗紫外线作用。

羟氯喹比氯喹安全，但其疗效不如氯喹。氯喹对角质层和有黑素存在的部位有特别亲和力，氯喹排泄慢，在尿中 1 年后尚证实存在。

2）适应证

（1）光敏性皮肤病，如日光性荨麻疹、多形性日光疹、外源性光敏性皮炎、慢性光化性皮肤病、痘疮样水疱病、日光性唇炎。

（2）结缔组织病，如亚急性皮肤型红斑狼疮、慢性盘状红斑狼疮、狼疮性脂膜炎、以皮损为主的 SLE、皮肌炎、干燥综合征、Jessner 淋巴细胞浸润、局限性硬皮病。

（3）血管性皮肤病或脂膜炎，如网状青斑、结节性红斑、结节性脂膜炎、变应性血管炎。

（4）代谢性皮肤病，如迟发性皮肤卟啉病（可增加迟发性皮肤卟啉病患者的卟啉排泄）、黏蛋白沉积症。

（5）丘疹红斑鳞屑病，如多形红斑、扁平苔藓（包括口腔扁平苔藓）、玫瑰糠疹、关节型银屑病、光敏相关银屑病、掌跖脓疱病。

（6）其他，如结节病、播散性环状肉芽肿、玫瑰糠疹、大疱性表皮松解症、慢性荨麻疹。

（7）选用羟氯喹，其安全性较氯喹好。

3）用法：先给初始剂量（羟氯喹 200mg，每日 2 次，儿童每日 5 ~ 6mg/kg，分 2 次服；氯喹 125mg 每日 2 次，儿童每日 2.5 ~ 3.0mg/kg，分 2 次口服），待病情控制后，一般为 4 ~ 8 周，改用维持量（羟氯喹，每日 200 ~ 400mg，氯喹，每日 125 ~ 250mg，均分为 2 次服），羟氯喹总量不宜超过 100g，氯喹不宜超过 62.5g。治疗迟发性皮肤卟啉病，应从小剂量开始（以羟氯喹为例，每次 0.2g，每周用 2 次），以免因快速动员肝卟啉而损害肝脏。光线性皮肤病可在光照强烈的季节用药。

4）不良反应：毒性作用为视网膜病变，药物沉积于视网膜色素上皮，可引起视力减退，甚至失明。氯喹危险性最大，羟氯喹次之。

色素性视网膜炎、重症肌无力、葡萄糖－6－磷酸脱氢酶缺乏等均为禁忌。孕妇应用可致小儿畸形，故妊娠期、哺乳期禁用。

服药期间应做好血尿常规、心肝功能检查。其中每半年做1次眼科检查。

3. 氨苯砜（Diamino－Diphenyl sulfone，DDS） 是治疗麻风病的主要抗菌药物之一。

（1）作用：DDS可抑制补体的激活和淋巴细胞的转化，而具有抑制免疫的作用，影响T细胞免疫。该药还可抑制白细胞趋化因子，抑制溶酶体酶的释放而具有抗炎作用，可干扰和清除PMN氧自由基的产生，抑制中性粒细胞游走，对中性粒细胞、嗜酸性粒细胞和淋巴细胞浸润为主的皮病均有效。

（2）适应证：可用于大疱性皮肤病（特别是疱疹样皮炎）、各种皮肤血管炎、白细胞碎裂性血管炎、持久性隆起性红斑、环状肉芽肿、贝赫切特综合征、急性痘疮样苔藓样糠疹、嗜酸性脓疱性毛囊炎、Sweet综合征、阿弗他口炎、脓疱性银屑病、坏疽性脓皮病、无菌性脓疱性皮肤病，大疱性系统性红斑狼疮，皮肤红斑狼疮和囊肿性痤疮等病。

（3）用法：口服每日50～150mg。

（4）不良反应：有头痛、嗜睡（加服西咪替丁可减轻这两种不良反应），还有红细胞和白细胞中毒反应，尤其是溶血性贫血和高铁血红蛋白血症。患G－6－PD缺乏者禁用。

4. 硫酸锌（Zinc Sulfate） 锌制剂包括硫酸锌、葡萄糖酸锌、甘草锌，为人体所必需的微量元素之一，用于锌缺乏者，也具有抗炎，提高细胞免疫力的作用。用于肠病性肢端皮炎、脂溢性皮炎、小腿溃疡、单纯疱疹和寻常痤疮。口服每日200～400mg，不良反应有恶心、食欲减退、腹痛和腹泻等。

5. 沙利度胺（酞咪哌啶酮，Thalidomide，反应停） 如下所述。

（1）作用机制：①抗炎作用；②免疫调节作用（影响T细胞功能）（拮抗乙酰胆碱、组胺及5－羟色胺）；③抗移植的排斥反应；④抑制体液免疫和细胞免疫；⑤止痒，降低痒阈，阻断瘙痒－搔抓恶性循环。用于Ⅱ型麻风反应，曾用于治疗妊娠反应，造成大量畸形婴儿，而且，还会扩大皮肤病的范围。

（2）适应证：①麻风反应，如Ⅱ型麻风反应（麻风结节性红斑）；②免疫疾病，如移植物抗宿主病、坏疽性脓皮病；③结缔组织病，如红斑狼疮（DLE、SCLE、SLE）、贝赫切特综合征（DLE、SCLE、SLE）；④变应性皮肤病，如特应性皮炎、结节性痒疹、瘙痒症、贝赫切特综合征、多形性日光疹、光线性痒疹、牛痘样水疱病；⑤大疱病，如家族性天疱疮；⑥其他，如脂膜炎、血管炎、结节病、复发性口疮、糜烂性扁平苔藓、HIV感染某些并发症。

（3）用法：成年人用量每日100～300mg，分4次口服，后递减至每日25mg。有致畸作用，孕妇忌用，育龄妇女在用药期间应避孕。

6. 维A酸类（Retinoids） 维A酸也称维甲酸，是一组与维生素A结构相似的化合物。在哺乳动物，维生素A的活性成分包括三种主要化合物——视黄醇、视黄醛和视黄酸，维A酸是包括视黄醇及其天然和合成衍生物在内的一组化合物。根据其分子中环状终末基团、聚烯侧链和极性终末基团的不同变化，已生产出三代维A酸（表4－15）。维生素A的分子由三部分组成，即环状终末基团、聚烯侧链和极性终末基团。这三个构成部分的不同变化产生了三代维A酸。

表4－15 维A酸分类

第一代维A酸类（非芳族维A酸或天然维A酸）：维A酸（Tretinoin、全反式维A酸、RT－RA）、异维A酸（Isotertinoin、β－顺维甲酸）、维胺酯（Viaminae）等，它们属维生素A在体内代谢后的衍生物

第二代维A酸类（单芳族维A酸或合成维A酸）：依曲替酯［阿维A酯（Etretinate）、银屑灵（Tigason）］、依曲替酸（Acitretin 阿维A，阿维A酸，新银屑病，New Tigason）、维甲酸乙酰胺。它们是合成的维A酸的衍生物

第三代维A酸类：芳香维A酸（Arotinoid）、芳香维A酸乙酯（Arotinoid ethylester）、甲磺基芳香维A酸（Arotinoid Methylsulfone）、他扎罗汀（Tazarotene）、阿达帕林（Adapalene）、他扎罗汀（tazarotene）、贝沙罗汀（bexarotene，用于治疗皮肤T细胞淋巴瘤、卡波西肉瘤）

1）作用机制：维A酸有一系列的生物作用。第一，调节上皮细胞和其他细胞的生长和分化。第二，在实验肿瘤形成中抑制肿瘤形成。第三，对恶性细胞生长的抑制作用。第四，影响免疫系统和炎症过程。第五，改变靶细胞之间的黏附。第六，抑脂作用，通过动物皮脂腺模型发现，异维A酸使基底细胞成熟过程延长，而使皮脂腺细胞数目减少，皮脂合成减少。第七，减少表皮黑素。减少黑素体输入表皮细胞，并抑制酪氨酸活性，减少黑素形成。

2）适应证

（1）外用维A酸

a. FDA批准：寻常痤疮，光老化（皱纹、斑驳状色素沉着、面部粗糙），银屑病（＜20%体表面积），皮肤T细胞淋巴瘤（贝沙罗汀），卡波西肉瘤（阿利维A酸）。

b. 未经批准：局限性角化性疾病（毛囊角化病、鱼鳞病、毛发红糠疹），酒渣鼻，色素性疾病（黄褐斑、雀斑样痣、炎症后色素沉着），日光性角化病，萎缩纹，伤口愈合，扁平苔藓（口腔和皮肤），扁平疣，皮质激素所致萎缩，治疗和预防皮肤癌（基底细胞癌、着色性干皮病）。

（2）系统性维A酸

a. FDA批准：银屑病（阿维A），痤疮（异维A酸），皮肤T细胞淋巴瘤（贝沙罗汀）。

b. 未经批准：酒渣鼻及痤疮相关性疾病：如化脓性汗腺炎、面部脓皮病（暴发性酒渣鼻）、头皮穿掘性蜂窝织炎；角化异常性疾病：如鱼鳞病，毛囊角化病，毛发红糠疹；肿瘤的化学预防：如着色性干皮病、痣样基底细胞癌综合征；肿瘤治疗：如上皮癌前病变、基底细胞癌、晚期鳞状细胞癌、角化棘皮瘤；其他各类疾病：如融合性网状乳头状瘤病（Gougerot – Carteaud 综合征）、Bazex 副肿瘤性肢端角化症、结节病、环状肉芽肿、扁平苔藓、硬化性苔藓、角层下脓疱病。

3）不良反应

（1）皮肤黏膜症状：第一代维A酸对皮肤黏膜的不良反应比第二、第三代重。有皮肤黏膜干燥、掌跖脱皮、皮肤瘙痒、烧灼感、痛性剥脱性唇炎、阴道干燥、甲沟炎、甲分离、脱发等症状。

（2）中枢神经系统症状：头痛眩晕、假性脑瘤症状、抑郁症、性格改变。

（3）致畸作用：可致先天畸形、自发性流产和畸胎。

（4）血脂的影响：三酰甘油升高、胆固醇和低密度脂蛋白升高。

（5）肌肉骨骼影响：骨骼疼痛、骨骺早期闭合、骨质疏松。

（6）其他：血清转氨酶升高、疲劳、视物模糊、白内障、高血钙。

（王松芬）

第二节　皮肤病的外用药物疗法

一、外用药物的性能

1. 清洁剂　用于清除皮损处的浆液、脓液、鳞屑、痂皮或残留药物等。常用的有3%硼酸溶液、生理盐水、植物油、矿物油和1∶8 000高锰酸钾液等。

2. 保护剂　性质温和无刺激性药物。具有保护皮肤、减少摩擦和防止外来刺激的作用。常用的有氧化锌粉、淀粉、炉甘石洗剂、滑石粉和植物油等。

3. 止痒药　可分为麻醉止痒、清凉止痒、抗变态止痒和糖皮质激素止痒。常用的有5%苯唑卡因、1%盐酸达克罗宁、2%多塞平、0.5%～1.0%薄荷脑、2%樟脑、1%麝香草酚及1%苯酚等。

4. 抗菌药　具有杀菌或抑菌作用，常用的有2%硼酸、0.1%雷弗奴尔、1%～2%甲紫、1∶5 000高锰酸钾、0.5%～1.0%新霉素、2%莫匹罗星、1%克林霉素、5%～10%过氧化苯甲酰等。

5. 抗病毒药　3%～5%阿昔洛韦和5%～10%碘苷（又称疱疹净），主要用于治疗单纯疱疹和带状疱疹，均需多次用药（至少每日5次）和于疾病的早期应用，才有效果。10%～40%足叶草酯主要用于治疗尖锐湿疣和跖疣。足叶草酯毒素（Podophyllotoxin）是足叶草酯的主要活性成分制剂。

6. 抗真菌药　如下所述。

1）唑类：2%～3%克霉唑（对红癣亦有效）、1%益康唑（对某些 G⁺菌亦有效）、2%咪康唑（达克宁）、2%酮康唑（对亚硫酸盐过敏者禁用）和1%联苯苄唑（对花斑癣效果尤佳）。

2）丙烯胺类：如1%特比萘芬。

3）多烯类：如制霉菌素、两性霉素 B。

4）合成药类：如环丙酮胺（环利软膏）、10%十一烯酸、5%～10%水杨酸、6%～12%苯甲酸、10%～30%冰醋酸、2.5%硫化硒（希尔生）等。

（1）克霉唑（Clotrimazole）：广谱抗真菌药，1%～5%霜剂、软膏外用治疗皮肤癣菌病和皮肤念珠菌病。

（2）咪康唑（Miconazole）：2%乳膏、酊剂用于皮肤真菌病及甲真菌病。唑类药物对真菌皆有效，对 G⁺球菌高度敏感，对炭疽菌有效。

（3）益康唑（Econazole）：为苯乙基咪唑衍生物。对皮肤癣菌、酵母菌、双相型真菌及革兰阳性菌等均有杀菌和抑菌作用。目前主要有1%软膏、霜剂、酊剂外用治疗皮肤癣菌病和阴道念珠菌感染。

7. 杀虫药　具有杀灭疥螨、虱、蠕形螨等寄生虫并兼有抗菌、止痒作用。常用的有5%～10%硫黄、1%林旦、2%甲硝唑、25%苯甲酸苄酯、0.1%苄氯菊酯和50%百部酊等。

8. 角质促成药　促进表皮正常的角质形成，有轻度兴奋和刺激作用，促进局部小血管收缩，减轻炎症渗出和浸润，使表皮恢复正常角化。适用于角化不全的疾病如银屑病。常用的有2%～5%焦油类药物、1%～3%水杨酸、3%～5%硫黄、0.1%～0.5%蒽林等。

9. 角质剥脱药　又称角质松解药。能软化和溶解角质、使角质脱落。用于角化过度性皮肤病。常用的有5%～10%水杨酸、10%间苯二酚、20%～40%尿素、10%硫黄、5%～10%乳酸、10%～30%冰醋酸、0.1%～0.2%维 A 酸和5%尿囊素等。

10. 收敛药　使毛细血管收缩，对蛋白质有凝固沉淀作用，能使渗液减少，促进炎症消退，抑制皮脂和汗腺分泌。常用的有0.2%～0.5%醋酸铅、3%～5%醋酸铝、0.1%～0.3%硝酸银等，均配成溶液湿敷。2%明矾液和5%甲醛溶液用于多汗症。

11. 腐蚀药　具有腐蚀作用，用于破坏和除去增生的肉芽组织及赘生物。常用的有30%～50%三氯醋酸、纯苯酚、硝酸银棒、5%～20%乳酸等。

12. 细胞毒制剂　外用能抑制皮肤肿瘤细胞分裂和繁殖及弱免疫抑制作用。

（1）足叶草酯（Podophyllin）：10%～25%足叶草脂安息香酊用于肛门生殖器疣，有致畸作用，孕妇禁用。局部全身反应严重，已成为过时药物。0.5%鬼臼毒素（Podophyllotoxin）优于足叶草脂，局部刺激小，全身不良反应极罕见。

（2）氟尿嘧啶（Fluorouracil，5 - FU）：为胸腺嘧啶核苷酸合成酶抑制药，能阻止 DNA 合成5%软膏，用于疣、鲍温病、脂溢性角化。

（3）平阳霉素（Bleomycin）：阻滞 DNA 合成和修复。外用0.1%软膏或皮损内注射，治疗各种疣、鳞癌等。

13. 遮光药　通过吸收部分紫外线或阻止光线穿透而具有遮光防晒作用。如5%～10%对氨基苯甲酸、5%～20%水杨酸苯酯软膏（萨罗，Salol）、二苯甲酮类、肉桂酸酯类、5%二氧化钛、10%氧化锌以及5%奎宁等。

14. 脱色药　3%氢醌（Hydroquinone）可使皮肤脱色变白，可能与氢醌能阻断酪氨酸或酪氨酸酶合成黑色素的通路有关。20%壬二酸霜有抑制黑色素细胞的作用。

15. 生发药　促进头发生长。米诺地尔（Minoxidil），又称敏乐定、长压定，使周围血管扩张，增加皮肤血流，促进毛发生长。1%～3%溶液酊剂用于斑秃、雄激素性秃发。盐酸氮芥、辣椒、斑蝥、首乌、人参等外用剂亦可有上述作用。

16. 制汗药　有乌托品（Urotropine），10%粉剂或乙醇溶液外用，遇酸后分解成甲醛和氨，抑制汗腺分泌，其他尚有5%～10%甲醛乙醇溶液、1%～2%鞣酸、1%三氯醋酸溶液、2%明矾溶液等。

17. 糖皮质激素 该类药物外用能降低毛细血管的通透性，减少渗出和细胞浸润，具有抗变态反应和止痒的作用。常用的外用糖皮质激素见表4－16。

表4－16 常用的外用糖皮质激素的分类

分类及常用名	浓度（%）	部分商品名	备注
低效			
醋酸氢化可的松（Hydrocortisone Acetate）	0.5～2.5	Cortaid	可用于面部、间擦部和婴幼儿，长期应用较安全，并可用于封包
泼尼松龙（Prednisolone）	0.5		
甲泼尼龙（Methylprednisolone）	0.25～1	Medrol	
中效			
丁酸氯倍他松（Clobetasone Butyrate）	1	Eumovate	
丁酸氢化可的松（Hydrocortisone Butyrate）	0.1	Lecoid	
地塞米松（Dexamethasone）	0.1	Decadrom	可较短期内应用于面部和间擦部位
曲安西龙（Triamcinolone）	0.1	Kenalog	
特戊酸地塞美松（Flumethasone Pivalate）	0.03	Locacorten	
糠酸莫米松（Mometasone Furoate）	0.1	Eloson（艾洛松）	
强效			
戊酸倍他米松（Betamethasone Valerate）	0.1	Valisone	
二丙酸倍他米松（Betamethasone Dipropionate）	0.05	Alphatrex	可短时间内用于面部和间擦部位
氟轻松（Fluocinolone）	0.5	Lidex	
氧氟舒松（Halcinonide）	0.1	Halog	
极强			
丙酸氯倍他索（Clobetasol Propionate）	0.05	Dermovate	仅用于小面积、短期治疗，不能用于封包
卤美他松（Halometasone）	0.05	Sicorten（适确的）	
双醋酸双氟拉松（Diflorasone Diacetate）	0.05	Psorcon（索康）	

1）含氟外用肾上腺糖皮质激素类药物：对肾上腺糖皮质激素进行卤化可以明显增加其强度，尤其是用氟化的肾上腺糖皮质激素效力明显增加。一些文献认为含氟外用肾上腺糖皮质激素的不良反应高于不含氟的外用肾上腺糖皮质激素类药物，但这一个结论尚有待进一步证明。

2）不含氟的外用糖皮质激素：糠酸莫米松酸、强碳松（Prednicarbate）、丁酸氢化可的松、醋酸氢化可的松。

3）软性激素：软性激素属于软性药物，后者是被吸收后不可被代谢的硬性药物相对比而言。软性激素的特点是均具有较高或很高的局部效果而对全身的毒性很低，这是由于该药物在皮肤内被吸收后能迅速地被分解代谢为无活性的降解产物（或全身吸收很少）而局部的疗效却保留。故对 HPA 轴抑制及其他全身不良反应大为减少，其治疗指数大为提高。目前已知的软性激素包括如下几种。

（1）糠酸莫米松（Mometasone Furoate）：为泼尼松龙的衍生物，其特点为 C_9 被卤化（氯化），C_{17} 侧链由糠酸所替换，C_{21} 羟基也由氯原子取代，为含氯（不含氟）的中强效激素。$C_{16\alpha}CH_3$ 可消除不良反应，C_{17} 糠酸酯增加生物利用度。因糠酸酯杂环系大分子，故全身吸收效率低，局部作用强，抗炎和抗增生效价均较强。

（2）强碳松（Prednicarbate）：在泼尼松龙的基础上 C_{17} 侧链由乙烯碳酸基取代，C_{21} 有丙酸酯，为不含卤素的中效激素，疗效与去炎松 A 相当，0.1% 强碳松霜可供外用（商品名 Dermatop）。在皮肤内部分被脂酶、水解酶及还原酶所代谢。

（3）甲泼尼松龙酸丙酯（Methylprednisolone Propinonate，Advantan）：泼尼松龙衍生物。其特点为 C_{21} 醋酸、$C_{6\alpha}$ 甲基、C_{17} 丙酸酯。其中 $C_{6\alpha}$ 甲基具有高度的抗炎抗过敏活性。C_{21} 醋酸、$C_{17\alpha}$ 丙酸酯具有良好的穿透角层的作用。因 C_9 位无卤族基团，故其局部作用与全身影响是高度分离的。本药抗炎活性强而不良反应小，为一低效致萎缩而抗炎效果又强的激素新制剂，它在皮肤内迅速水解为甲泼尼龙 17 - 丙酸酯（是活性低的代谢产物）。

（4）丙酸氟替卡松（Fluticasone，丙酸酯 $C_{17\beta}$ - 羟酯留烷酯）：商品名为克廷肤（Cutivate 0.05% 霜剂），为中效糖皮质激素类药由英国葛兰素 - 史克药厂生产。其 C_{21} 有含氟硫酯（碳硫）、C_{17} 有丙酸酯、C_{16} 有甲基，它能在肝内被代谢或无活性的 17β 羟酸产物。$C_{17\beta}$ 位羟酸使全身安全性增加。

4）糖皮质激素使用方法

（1）间歇冲击疗法（intermittent pulse）：外用超强糖皮质激素，2 次/d，共 2～3 周，直到皮损消退 85% 以上，然后每周周末连续外涂 3 次，每次间隔 12h，即在 36h 连续 3 次。

（2）轮换疗法：先外用强效糖皮质激素，1 周后改用其他等级的糖皮质激素。此法可以避免"快速耐受性"，即单纯外用糖皮质激素，30h 内可抑制表皮有丝分裂和 DNA 的合成。

（3）封包疗法可增进糖皮质激素的效能：Mckenzie 用血管收缩试验证明，外用糖皮质激素同时加用塑料薄膜封包，可使疗效增加 10 倍。

（4）糖皮质激素的使用浓度：高浓度时单位面积吸收的药量增多，但两者并非平行关系。糖皮质激素超过一定浓度后，其效能并不能因增加浓度而增强，其部分原因可能是由于只能有一定量的糖皮质激素通过角质层屏障。双盲对照试验用倍他米松 - 17 - 戊酸酯的 0.1% 与 1% 浓度进行比较观察，其疗效相等。

（5）为减少糖皮质激素致萎缩的发生，应同时使用维 A 酸类药物，此药能诱发表皮的增生，增加胶原的合成。

（6）用药的次数问题：根据快速耐受性的情况，间断用药比连续用药好，一般认为每天外用 1～2 次即可，外用最佳时间是在晚上。

（7）不同部位的吸收情况，以氢化可的松为例，见表 4 - 17。

表 4 - 17　不同部位的 1% 氢化可的松的吸收系数

部位	吸收系数
前臂	0.14
后背	0.14
头皮	3.0
前额	6.0
面部	13.0
阴囊	42.0

18. 保湿制剂　保湿制剂是模拟人体中油、水、天然保湿因子的复合物，保湿制剂主要成分包括封闭剂、吸湿剂、亲水基质、防光剂，辅以乳化剂、防腐剂、香料、脂质体等组成，可延缓水分丢失，保护皮肤，减少损伤，减轻炎症瘙痒，促进修复。

以特应性皮炎为例，通常局部先用糖皮质激素，待皮损减轻后，再用保湿剂维持治疗，可降低复发率，减少糖皮质激素用量。

常用保湿剂有烟酰胺软膏、多磺酸黏多糖、维生素 E 软膏、肝素软膏（海普林）。

19. 外用免疫调节药　如下所述。

1）他克莫司（Tacrolimus）：是一种具有大环内酯结构，与环孢素类似，有强免疫调节活性和抗炎活性的钙调磷酸酶抑制药。

（1）局部治疗适应证：特应性皮炎、扁平苔藓、皮质类固醇引起的酒渣鼻、坏疽性脓皮病、银屑病、白癜风、慢性皮肤型移植物抗宿主病、结节病、湿疹、斑秃、鱼鳞病、环形红斑、干燥性龟头炎、大疱性类天疱疮、环状肉芽肿、家族性慢性良性天疱疮、苔藓样淀粉样变、硬化性萎缩性苔藓、盘状红斑狼疮。

（2）用法：0.1%～0.3% 软膏，每日 1～2 次，外涂。30%～40% 的患者有强烈的皮肤烧灼和瘙痒。

2）吡美莫司（Pimecrolimus）：也是一种具有抗炎活性的大环内酯类药物。与环孢素类似，可抑制T细胞因子产生、阻止肥大细胞释放炎性介质。它比他克莫司更具亲脂性，故与皮肤有高度亲和力。是一种新的钙调磷酸酶抑制药。

（1）适应证：包括以下几类。

皮肤：银屑病、郁积性皮炎、口周皮炎、大疱性疾病、皮肤红斑狼疮、斑秃、白癜风、头皮炎症性疾病、各种各样的湿疹、化脓性汗腺炎、脂溢性皮炎。

黏膜：阿弗他口腔溃疡、扁平苔藓、天疱疮，类天疱疮、季节性皮肤黏膜病、皮肤角化不良、肛周瘙痒症、外阴阴道炎症。

（2）用法：1%他克莫司软膏，每天使用2次。

（3）1%吡美莫司乳膏和他克莫司的比较：吡美莫司抗炎效应基本等同于弱效糖皮质激素。

适用于轻中度特应性皮炎以及发生于面部、外阴部或皱褶部位等皮薄嫩的部位皮损。

其作用稍弱于他克莫司，而局部刺激反应也较轻，系统吸收也较少，对年龄小的更适合。

他克莫司抗炎效果与中效外用糖皮质激素相当，适用于中重度特应性皮炎。有时患者不能耐受他克莫司的刺激反应，此时选择吡美莫司比较容易接受。

3）咪喹莫特：咪喹莫特既有抗病毒又有抗肿瘤的效应。这种抗病毒和抗肿瘤能力并不是直接的，而是通过诱导机体产生诸如肿瘤坏死因子α或γ，干扰素α或γ，白介素-6、1、8、12，粒细胞-巨噬细胞克隆刺激因子，粒细胞克隆刺激因子而发挥作用。

（1）适应证：生殖器疣、传染性软疣、基底细胞癌、鲍温病、单纯性疱疹、寻常疣和扁平疣、婴儿血管瘤、光线性角化病、皮肤肿瘤、瘢痕疙瘩、Queyrat增殖性红斑、乳房外Paget病、环状肉芽肿、角化棘皮瘤、传染性软疣、盘状红斑狼疮、汗孔角化症。

（2）用法：5%软膏，外涂，每周3次（周一、三、五或周二、四、六），临睡前用药。

（3）局部毒性：最常见的是红斑、糜烂、水肿、剥脱和鳞屑等。

（4）全身毒性：可能有疲劳、发热、流感样症状、头痛、腹泻和肌痛等。

20. 联合外用抗生素和糖皮质激素制药　糖皮质激素和抗生素药物联合应用治疗脓疱化的湿疹，比单独用其中任何一个药物都更有效。皮质激素抑制感染的临床表现，从而有助于重新建立皮肤的正常屏障功能。再加上适当的抗生素联合应用，可以阻挡感染的侵袭。

表4-18描述了局部用抗生素的作用谱。莫匹罗星可能是治疗局部皮肤感染的有效药物，目前许多非处方药对皮肤感染疗效甚差，只有预防皮肤感染的作用。莫匹罗星用药过量会产生耐药。

表4-18　可局部使用的抗生素的作用谱

杆菌肽	有效对抗所有厌氧球菌、大多数链球菌、葡萄球菌及肺炎球菌，对大多数革兰阴性菌无效
庆大霉素	有效对抗大多数革兰阴性菌（与新霉素类似），包括假单胞菌和多种金黄色葡萄球菌株
莫匹罗星	对金黄色葡萄球菌非常有效且不妨碍伤口愈合，是近来唯一一种被证实比符合FDA方针制剂更有效的局部用抗生素
短杆菌肽	有效对抗大多数革兰阳性菌，对大多数革兰阴性菌无效
新霉素	有效对抗大多数革兰阴性菌（假单胞菌除外）及一些革兰阳性菌。A组链球菌对其抵抗
多黏菌素B	有效对抗大多数革兰阴性菌（包括假单胞菌），大多数变形杆菌株、沙雷菌株及革兰阳性菌对其抵抗

21. 其他　如下所述。

（1）卡泊三醇（Calcipotriol）：是维生素D_3体内代谢产物，可与特异DNA结合点结合，调控基因表达，调节细胞生长分化和免疫功能，外用治疗银屑病、毛发红糠疹、黑棘皮病、先天性鱼鳞病、皮肤T细胞淋巴瘤、口腔白斑、汗孔角化病、扁平苔藓、硬斑病、白癜风。

（2）吲哚美辛：抗炎作用强于阿司匹林，13%软膏治疗特应性皮炎、接触性皮炎、银屑病、神经性皮炎、曝光性皮炎。

（3）辣椒辣素（Capsaicin）：阻止P物质积聚，阻断痛觉神经传递而镇痛，0.025%霜有止痒作用，

0.075%霜无止痒作用。

二、外用药物的剂型

1. 湿敷剂（wet dressing agents） 药物溶解于水中而成，主要用于湿敷。开放性冷湿敷具有散热、抗炎、止痒、清洁及吸收渗液的作用。适用于急性皮炎和湿疹有糜烂渗液时。常用的有3%硼酸溶液、0.2%～0.5%醋酸铝液、0.1%雷弗奴尔液、1：5 000高锰酸钾液。

2. 粉剂（powders） 是一种或多种干燥粉末状药物均匀制成。具有保护、散热、吸湿和止痒作用。适用于急性皮炎和湿疹无糜烂渗出时。常用的有滑石粉、氧化锌粉、炉甘石粉和淀粉等，可将数种药粉混合使用，撒布于患处。

3. 洗剂（lotions） 又称振荡剂，为不溶性药粉与水混合而成，洗剂的作用与粉剂相似，但黏附性较强。适应证与粉剂相似。常用的有炉甘石洗剂、复方硫黄洗剂等。使用时应充分振荡。洗剂不宜用于毛发部位。

4. 油剂（oils） 药物溶解或混悬于植物油或液状石蜡混合而成，其中药粉成分占30%～50%。油剂具有润滑、保护、收敛和抗炎作用。适用于亚急性皮炎、湿疹有少许渗液时，常用的有40%氧化锌油剂。

5. 药物香波（shampoo of drug） 指有治疗作用的清洗头发头皮的有黏稠的清洁剂，有抗炎、杀菌、去屑及止痒作用，用于头皮脂溢性皮炎、头部石棉状糠疹、头皮银屑病。

6. 搽剂（liniment） 指用于揉搽或涂抹皮肤表面的液体药剂。药物溶解、分散、乳化于水、油、醇或其他介质而得。可分为油溶液型和乳浊剂型，常用有松碘搽剂、昆虫叮咬搽剂、清凉乳剂等。有保护、刺激、抗炎、收敛、镇痛、渗透及清除鳞屑和痂皮等作用，用于泛发性瘙痒性皮肤病，油溶液型可用于干燥性皮肤病。

7. 乳剂（emulsion） 油和水经乳化而成，分为水包油型乳剂（oilinwater，o/w，称为霜）和油包水型乳剂（waterinoil，w/o，称为脂）。乳剂具有保护、润滑皮肤的作用，渗透性能较好，适用于亚急性和慢性皮炎。常用的有皮质激素类乳剂，可直接涂搽于患处，不需包扎，易于清洗。

8. 凝胶（gel） 是一种由高分子聚合物和有机溶剂（如聚乙二醇、丙二醇）为基质的新剂型，呈透明的半固体或固体状。无油腻感，美容上易被接受，而且可以用于有毛部位。但凝胶没有任何保护和润肤作用，容易被汗液冲走。用于急性炎症或糜烂性损害，可引起刺激。

9. 软膏（ointment） 药物与油脂基质混匀而成。软膏中药物成分占25%以下。常用的基质为凡士林、动物脂肪、单软膏（植物油、蜂蜡）等。软膏具有保护、润滑、软化痂皮的作用，渗透性强。适用于慢性湿疹、神经性皮炎等。软膏可阻止局部水分蒸发，因此不适用于急性皮炎、湿疹。

10. 糊剂（paste） 固体成分占25%～50%的软膏称为糊剂，其作用类似软膏，但因所含药粉较多，故有一定的吸湿作用。适用于亚急性皮炎和湿疹渗出甚少者。常用的有氧化锌糊剂，还可根据治疗需要加入其他药物。糊剂的穿透性比软膏差，对深部炎症作用不大，毛发处不宜使用糊剂。

11. 硬膏（plaster） 药物溶于或混合于黏着性基质中并涂布在裱褙材料（如纸、布或有孔塑料薄膜）上而成。黏着性基质一般由脂肪酸盐、树脂、橡胶等组成。硬膏粘贴于皮肤表面后，可阻止水分蒸发，使角质层软化，有利于药物渗透吸收，作用持久深入，且使用简便清洁。可用于慢性浸润肥厚性局限性皮肤病，如神经性皮炎、慢性湿疹等。常用的有绊创硬膏（氧化锌橡皮硬膏）、药物硬膏（如肤疾宁硬膏）、中药硬膏等。糜烂渗出性皮肤病禁用硬膏。

12. 酊剂（tinctures）和醑剂（spiritus） 不挥发性药物的乙醇溶液或浸出液称为酊剂，挥发性药物的乙醇溶液称为醑剂。根据所含主药的性质不同而具有杀（或抑）菌、止痒和抗炎作用。适用于慢性皮炎、瘙痒性皮肤病和皮肤癣菌病等。常用的有樟脑醑、薄荷醑、碘酊、百部酊等。皮肤破损处及口腔周围忌用。

13. 透皮促进剂（penetration enhancer） 二甲基亚砜制剂（dimethyl sulfoxide，DMSO）可溶解多种水溶性和脂溶性药物，有"万能溶剂"之称，穿透力比乙醇强，可使溶解于其中的主药能更快更充分透入皮肤。制剂中 DMSO 的含量以 40% ~60% 为宜。月桂氮酮可以大大地增强药物的渗透作用。1% ~3%月桂氮酮可增强皮质激素的透皮作用2~4倍。

14. 涂膜剂（plastics） 系高分子化合物成膜材料溶于有机溶剂或水中，再加入作用药物而成，涂搽于皮肤可形成薄膜，使其中的作用药物与皮肤紧密接触，充分透入。适用于慢性无渗出的皮肤病，如神经性皮炎、鸡眼等。涂膜剂还具有保护作用，可用于某些职业性皮肤病的预防。

15. 气雾剂（aerosol） 由药物高分子成膜材料和液化气体（如氟利昂）混合而成，有散热、止痒、保护、润滑作用。药液借助容器内压力呈雾状喷出，且药液喷射均匀，简便清洁。适用于感染性和变态反应性皮肤病。

三、外用药物治疗原则和注意事项

1. 正确选择药物 应根据不同的病因、自觉症状和病理变化，选择相应作用的药物，如真菌性皮肤病选用抗真菌药；脓皮病选用抗菌药；瘙痒性皮肤病选用止痒药；角化不全性皮肤病选用角质促成药。

2. 正确选择剂 剂型的选择非常重要，主要根据皮损的性质而定（图4-2）。急性期炎症性皮损无糜烂渗液而仅有红斑、丘疹和水疱者可选用洗剂或粉剂；如炎症较重，出现糜烂渗液时，则用溶液湿敷。亚急性期炎症性皮损渗出甚少者可用糊剂或油剂；若皮损已干燥脱屑，使用乳剂比较合适。慢性期炎症性皮损，可选用软膏、硬膏、涂膜剂、乳剂、酊剂。单纯瘙痒而无皮损者，可用酊剂、醋剂或乳剂。

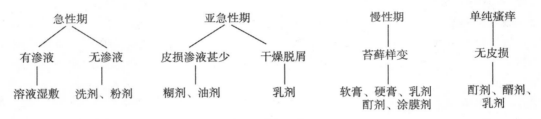

图4-2 皮炎湿疹外用药物剂型选择

3. 注意事项 如下所述。

（1）药物浓度：外用药物的浓度要适当，特别是有刺激性的药物，应先用低浓度，然后根据病情需要和患者耐受程度，逐渐增加浓度。

（2）年龄、性别和皮损部位：刺激性强的药物不宜应用于婴幼儿、妇女，以及面部、口腔周围和黏膜。

（3）用药方法：例如外用乳剂或软膏时，对表浅性皮损，可单纯涂搽；如皮肤浸润肥厚、苔藓化，可局部涂布加塑料薄膜封包，以促进药物渗透，提高疗效。但封包法易继发细菌和真菌感染，不宜久用。外用药的用法应向患者交代清楚。

（4）用药不良反应：随时注意药物不良反应的发生，如有刺激、过敏或中毒现象，应立即停药并做适当处理。

（王松芬）

第三节 冷冻疗法

冷冻疗法是从低温物理学向低温生物学和临床医学逐渐渗透所形成的一种治疗方法，可用于某些疾病的治疗、皮肤美容、冷冻免疫、低温生物保存、冷冻医疗仪器等诸多方面。

一、制冷剂

1. 气态制冷剂 主要有高压（多为100个大气压以上）氧气、氮气、二氧化碳等。

2. 液态制冷剂 主要有液态氮（-196℃）、氟利昂（-30 ~ -40℃）、液态氦（-268.9℃）等。

其中临床应用最为广泛的液氮为生产氧气的副产品，具有无色透明、无味、无毒、不自燃助燃、不导热导电、化学性质稳定等特点，在常温下容易气化，1 单位体积的液态氮可产生约 650 倍体积的气态氮。

3. 固态制冷剂　固态二氧化碳（即干冰，升华时可获得 –78.9℃ 低温），具有无毒、无爆炸危险等特点，但不易保存。

二、治疗原理

冷冻治疗是通过低温对病理组织或病变细胞的选择性破坏作用达到治疗目的的一种物理治疗方法。机制较为复杂，主要是通过低温将病理组织的温度降至 –30 ~ –190℃，使生物体内分子的运动速率减慢，病变细胞内形成冰晶，同时周围血管收缩，引起细胞内脱水、电解质紊乱、酸碱度失衡，以及血液瘀滞、脂蛋白复合体变性等，从而导致其溶解破坏而死亡，最后自行脱落，从而达到治疗作用。而且超低温冷冻尚具有局部麻醉、免疫调节和抑菌等多重作用。

三、适应证

冷冻疗法虽能治疗多种皮肤疾病，但对不同疾病其疗效差异较大，临床使用时应注意选择适应证。

1. 疗效显著的皮肤疾病　主要有寻常疣、扁平疣、尖锐湿疣、传染性软疣、单纯性血管瘤、蜘蛛痣、软纤维瘤、老年疣、睑黄瘤、早期基底细胞癌和鳞状细胞癌等。

2. 疗效较好的皮肤病　主要有色素痣、雀斑、疣状痣、皮脂腺囊肿、皮脂腺痣、海绵状血管瘤、结节性痒疹及皮肤结核等。

3. 疗效不肯定的皮肤病　主要有汗管角化病、神经性皮炎、酒渣鼻、痤疮、太田痣、白癜风、混合性血管瘤、鲜红斑痣、皮脂腺腺瘤、增生性瘢痕、扁平苔癣、皮肤淀粉样变等。

影响冷冻治疗效果的因素，除与疾病的种类有关外，还与患者的年龄、性别、病变的大小、部位、厚薄、深浅，以及冻融时间、重复次数、方法选择、操作者经验、个人体质等多种因素有关。一般在治疗适应证选择适宜的前提下，经过 3 ~ 4 次冷冻治疗后，病损与治疗前相比无明显改变者，可认为冷冻治疗无效，宜改用其他治疗方法。

四、禁忌证

冷性荨麻疹、冷球蛋白血症、冷纤维蛋白原血症、冷凝集素血症、雷诺病及对冷冻不能耐受者等，为冷冻治疗的禁忌证。女性月经期间、不足 3 个月婴儿、局部或全身感染者等应暂缓冷冻治疗；有循环功能障碍、神经质、体弱高龄、高血压、脑血管疾病、孕妇及重症糖尿病者，应慎用或不宜冷冻治疗。

五、治疗方法

冷冻技术治疗疾病的方法较多，并且随着现代治疗科学的不断发展，冷冻疗法也在不断出现新的方式和方法。

1. 棉签法　为冷冻技术最初的一种治疗方法，即用与皮损大小合适的棉签浸蘸液氮后直接压迫病灶，数秒至 30s 为一个冻融，一般不超过 3 个冻融。适用于体表浅在、较小的病灶。

2. 金属探头接触法　即用与病变组织大小基本一致的液氮冷冻金属探头，直接接触病灶表面进行精确冷冻，避免损伤周围健康组织，适用于较平整的病灶。一般 30 ~ 60s 为一个冻融。

3. 喷射法　即用特制的液氮治疗罐和喷头，使液氮呈雾状直接喷射到病变组织表面，具有不受病灶形状、大小及部位限制的特点，适用于形状不规则、面积大及特殊部位的浅表性病灶。一次冻融时间多不超过 30s，冻融次数以 1 或 2 次为宜。

4. 其他　如冻切法、浸入法、刺入法、倾注法、冷刀法等多种方法，多用于内脏肿瘤等特殊部位病灶的治疗，极少应用于皮肤病的治疗和美容。

临床中，冷冻治疗结合局部药物应用，如病灶冷冻后，再在其基底部注射干扰素、细胞因子、聚肌胞等，可提高治疗效果。

六、注意事项

冷冻疗法虽然具有痛苦小、反应轻、不出血或出血少，以及操作简便、安全易行等优点，但由于冷冻亦为组织损伤性治疗，也会出现程度不同的冷冻不良反应，应引起注意。

1. 疼痛　在冷冻时及冷冻后 1~2d，大多数患者被冷冻的局部会出现可耐受的疼痛，一般不需处理，个别对冷敏感者需给予止痛药。

2. 水肿　病灶冷冻后数分钟或数小时可出现大小不等的水疱，其周围正常皮肤亦可出现红肿，常在 24h 内达到高峰，多数不需要处理，症状可自行缓解，少数可形成大疱和血疱，胀痛明显，影响活动，此时可将疱液用无菌注射器抽吸后，局部适当压迫即可。若有糜烂和较多渗液，可用 3%~5% 硼酸溶液局部湿敷，必要时给予相应药物控制症状。

3. 色素减退或沉着　发生于冷冻痂皮脱落后，多为暂时性，可在半年内逐渐消退恢复至正常。引起色素加深的主要原因，可能与冻融次数过多、冻融时间长、冷冻时加压过重，以及痂皮过早去除、强烈日光照射、外用化妆品和个体差异等有关，治疗时应引起注意，掌握好冷冻时间，将冷冻后的注意事项向患者交代清楚。

4. 出血　冷冻过深、强行取下冷冻金属探头，以及少数血管瘤正常冷冻或冷冻后挤压等，可能会造成局部出血，一般用棉球按压止血，外涂甲紫溶液即可，必要时住院观察。

5. 瘢痕　冷冻治疗一般不会形成瘢痕，少数情况如冷冻过深、局部反应剧烈、继发感染、瘢痕体质等，可能愈后会留有瘢痕。

6. 其他　如避开重要神经尤其面神经、避免空腹冷冻、足部冷冻前应进行消毒、冷冻时避开指（趾）端，以及组织疏松部位、黏膜等处损害，不能冷冻过深和时间过久等。

治疗期间要求患者保持局部清洁、干燥、暂停进食辛辣刺激性食品、不饮酒，尤其是面部损害，更应加强护理，冷冻后的痂皮应待其自行脱落，避免强行去除，避免应用化妆品和过早日光照射等。

（王松芬）

第四节　红外线疗法

红外线疗法是利用光谱中波长 760nm~400μm 的不可见光线（热射线）来治疗疾病和促进病体康复的一种物理治疗方法。医用红外线分为近红外线和远红外线，近红外线亦称短波红外线，波长 760.0nm~1.5μm，对组织穿透性较强，可达 2~3cm；远红外线亦称长波红外线，波长 1.5~400.0μm，大部分被表皮吸收，组织穿透性较弱，仅为 0.5cm。

一、治疗原理

红外线是一种电磁波，辐射到人体后主要产生温热效应，通过机体的反应发生一系列生物效应，如①局部血管扩张，血流加快，显著改善血液循环，加快组织新陈代谢，促进炎症消退和加快组织再生；②促进白细胞趋化，增强网状内皮系统的吞噬功能，提高机体抗感染能力；③降低末梢神经的兴奋性，松弛肌肉张力，促进神经功能恢复，具有解痉止痛作用等。

二、适应证

临床主要用于：①带状疱疹后遗神经痛；②多种表浅组织感染，如毛囊炎、汗腺炎、甲周炎、外阴炎、慢性盆腔炎、慢性淋巴结炎、慢性静脉炎等；③慢性表浅组织炎症，如新生儿硬肿症、寒冷性多形红斑、湿疹、神经性皮炎、组织外伤、慢性伤口、烧伤创面等；④各种慢性溃疡、褥疮等；⑤冻疮、雷诺病、注射后硬结、术后组织粘连、瘢痕挛缩等。

三、禁忌证

伴有出血倾向、高热、活动性肺结核、重度动脉硬化、闭塞性脉管炎等患者禁止应用红外线照射，尤其是短波红外线照射。

四、治疗方法

　　红外线光源常选用碳丝红外线灯泡，是临床应用较为广泛的频谱治疗仪，TDP 治疗仪也为红外线治疗仪。通常采用局部照射的方法进行治疗，照射剂量可根据患者感觉和皮肤红斑反应程度而定，以局部有温热的舒适感和皮肤出现淡红色斑为宜，照射强度和剂量通过调整光源与皮肤的距离进行控制。

　　一般光源功率 500W 以上，灯距 50～60cm；光源功率 250～300W，灯距 30～40cm；光源功率200W 以下，灯距 20cm 左右为宜。治疗时让患者取适宜体位，多垂直局部裸露照射，每次照射时间为15～30min，每日 1～2 次，治疗次数依病情而定。

五、注意事项

　　治疗时应注意随时根据患者的温热感觉调整灯距，防止烫伤，对皮肤感觉障碍者，应随时观察局部情况。照射眼睛周围组织时，需用湿纱布遮盖双眼。治疗结束后患者应在室内休息 10～15 分钟，尤其是体弱高龄者，避免冷热刺激引起血压变化发生不测。

（王松芬）

第五节　紫外线疗法

　　紫外线为不可见光，以其生物学特性分为长波紫外线（UVA，波长 320～400nm）、中波紫外线（UVB，波长 290～320nm）、短波紫外线（UVC，波长 180～290nm），根据皮肤红斑及黑素形成作用的不同，UVA 又分为 UVA_1（波长 340～400nm）、UVA_2（波长 320～340nm）。紫外线穿透皮肤的能力与其波长有关，波长越长其穿透性越强，波长越短其穿透性越弱，UVC 大部分被角质层反射和吸收，约8% 可达棘层；UVB 大部分被表皮吸收；UVA 约 56% 可透入真皮，最深可达真皮中部。

一、紫外线光源

　　1. 自然光源（阳光）　阳光中含有不同波长的紫外线，可作为紫外线治疗的光源，其强弱与地理位置、海拔高度、季节、大气透明度、照射时间及气候变化等因素有关。

　　2. 人工光源　如下所述。

　　（1）高压水银石英灯：是利用热电子发射后在水银蒸气中所产生的弧光放电对疾病进行治疗。辐射光谱45%～50% 为可见光线（绿光、紫光等），50%～55% 为紫外线，主要为 UVA 和 UVB，其中辐射最强为波长 365nm 和 313nm 的紫外线。可进行局部、全身和体腔照射。

　　（2）低压水银石英灯：即紫外线杀菌灯，是利用热电子发射后在低压水银蒸气中所产生的弧光放电起到杀菌的作用。辐射光光谱主要为 UVC 波段，波长最长为 254nm 的紫外线。

　　（3）冷光水银石英灯：辐射光谱中 85% 为波长 254nm 的紫外线，常用于体整黏膜及小面积皮肤直接接触或近距离照射。

　　（4）黑光灯：是一种低压汞荧光灯，其辐射光谱主要为 300～400nm 的紫外线。常作为光化学疗法治疗某些皮肤病时的光源。

二、生物学效应

　　紫外线的生物学作用较为复杂，可对酶系统、活性递质、原生质膜、细胞代谢、机体免疫功能和遗传物质等多系统、多组织产生直接和间接作用，所产生的光化学反应，可引起复杂的生物学效应。

　　1. 红斑反应　紫外线照射皮肤或黏膜后，经过 2～6h 局部出现程度不等的红斑反应，机制可能是角质形成细胞、内皮细胞、肥大细胞等，在紫外线的作用下产生多种细胞因子或活性递质，如白介素、激肽、前列腺素、组胺、肿瘤坏死因子和各种水解酶等，导致血管扩张出现红斑。

紫外线产生的红斑为一种非特异性急性炎症反应，主要病理改变为皮肤乳头层毛细血管扩张、血管内充满红细胞和白细胞、内皮间隙增宽、通透性增强、白细胞游出和皮肤水肿，其中 UVB、UVC 引起表皮的变化比真皮明显，而 UVA 则能引起真皮的明显变化。紫外线照射剂量越大，潜伏期越短，则红斑反应越强，持续时间越长，其中 UVA 产生红斑反应所需照射剂量约为 UVB 的 1 000 倍。

2. 色素沉着　紫外线照射后可促进黑素细胞体积增大，树枝状突延长，细胞内酪氨酸酶活性增强，从而黑素合成增加，引起皮肤色素沉着。照射后立即出现色素沉着，停止照射后 6~8h 逐渐消失，称为直接色素沉着，为波长 300~420nm 的紫外线引起；照射后数日方出现的色素沉着，称延迟色素沉着。

3. 增强皮肤屏障作用　紫外线照射能促进皮肤角质层增厚，可使皮肤增强对紫外线的反射和吸收，减轻紫外线对皮肤的损伤，并能使角质层中的神经酰胺等脂质的含量增加，有利于角质层水分的保留。

4. 抑制表皮增生　紫外线照射皮肤后，通过干扰过度增殖表皮细胞 DNA、RNA 和蛋白质的合成，起到抑制表皮增生的作用。

5. 促进维生素 D 生成　波长 275~325nm 的紫外线照射皮肤后，作用于 7-脱氢胆固醇，形成维生素 D_3。

6. 免疫作用　紫外线照射后作用于皮肤多种组织细胞，产生多种细胞因子及活性物质，直接和间接对皮肤的免疫功能产生一定的影响。

（1）免疫抑制作用：紫外线可使皮肤的主要抗原呈递细胞郎格汉斯细胞数量减少、形态改变和功能降低，从而抑制皮肤接触变态反应和迟发型超敏反应；使尿刊酸由反式结构转为顺式结构，从而抑制免疫活性细胞的功能。

（2）免疫增强作用：紫外线照射皮肤后，可使角质形成细胞产生多种白细胞介素和肿瘤坏死因子-α，参与免疫细胞的激活、分化和增殖，同时使免疫球蛋白形成增多，增强补体活性和网状内皮细胞的吞噬功能，改变 T 细胞亚群成分和分布等，从而增强皮肤的免疫功能。

三、治疗作用

1. 消炎杀菌作用　紫外线红斑量照射为一种强抗炎因子，尤其对皮肤浅层组织的急性感染性炎症效果显著。对浅层感染及开放性感染，紫外线具有直接杀菌作用，可使红斑部位血液和淋巴液的循环得以改善，提高组织细胞活性，加强巨噬细胞的吞噬功能，促进炎症消退和水肿消散。

2. 促进组织再生　紫外线红斑量照射能显著改善局部血液循环，同时增强血管壁渗透性，有利于损伤组织的营养物质供应，加速组织的再生机能，促进结缔组织及上皮细胞的生长，加快伤口或溃疡的愈合。

3. 止痛作用　红斑量紫外线照射对交感神经节具有"封闭"作用，可降低神经兴奋性，达到止痛作用，而且对感染性、非感染性、风湿性及神经性等各种疼痛亦有好的镇痛作用。

4. 脱敏作用　红斑量紫外线照射可使组织中的组胺酶含量增加，其分解产生的组胺，可抑制 Ⅰ 型和 Ⅱ 型变态反应，达到脱敏的作用。

5. 促进色素再生　紫外线的色素沉着生物学效应，可促进色素脱失性皮肤病的色素再生，达到白斑复色的目的。

6. 其他　如抗佝偻作用、增强药物疗效作用、调节内分泌及胃肠功能作用等。

四、人体敏感性

机体对紫外线的敏感性受多种因素的影响，主要有以下几个方面。

1. 部位　一般躯干部皮肤对紫外线最为敏感，上肢较下肢敏感，四肢屈侧较伸侧敏感，手足敏感性最低。敏感程度依次为腹腰部 > 面部、颈部、胸部、背部、臀部 > 上肢内侧面、下肢后侧面 > 上肢外侧面、下肢前侧面 > 手掌、足趾。

2. 年龄与性别　新生儿和老年人对紫外线敏感性低，2 岁以内的幼儿和青春期青少年对紫外线敏感性高，其中 2 个月至 1 岁的婴儿对紫外线敏感性最高。男女及皮肤颜色深浅对紫外线的敏感性差别不甚明显，但女性在经前期、月经期及妊娠期对紫外线的敏感性增强。

3. 季节与地区　人体皮肤对紫外线的敏感性随季节变化有所不同，如春季敏感性高，夏季降低，至秋冬季又逐渐升高。不同地区，阳光辐射强度和照射时间长短不同，皮肤对紫外线敏感性也随之波动，如生活在高原较平原地区者紫外线敏感性要低。

4. 机体的功能状态　高级神经中枢兴奋性增强时，机体对紫外线的敏感性增高，受到抑制时敏感性降低。神经损伤、神经炎、中枢神经病变、体质虚弱，以及体力或脑力劳动后处于高度疲倦状态时，机体对紫外线的敏感性也降低等。

5. 疾病　机体的各种病理改变均可影响紫外线的敏感性，如甲状腺功能亢进、湿疹、高血压、急性风湿性关节炎、糖尿病、活动性肺结核、日光性皮炎、白血病、痛风、感染性多关节炎、恶性贫血、食物中毒、雷诺病等，可使局部或全身皮肤对紫外线敏感性增强。而糙皮病、重度冻疮、急性重度传染病、慢性消耗性疾病、丹毒、慢性小腿溃疡、慢性化脓性伤口、重症感染、广泛软组织损伤、营养不良性干皮病等，可使局部或全身对紫外线敏感性有不同程度降低。

6. 药物　某些药物如磺胺类、四环素、水杨酸、保泰松、甲基多巴、氢氯噻嗪、荧光素、非那根、冬眠灵、痛经宁、补骨脂素、强力霉素、碘剂等，可增强紫外线的敏感性。而糖皮质激素、吲哚美辛、胰岛素、钙剂、溴剂、硫代硫酸钠及某些麻醉剂等，可使机体对紫外线的敏感性降低。

五、治疗方法

1. 生物剂量测定　紫外线照射治疗一般以最小红斑量（MED）为一个生物剂量单位，即紫外线灯管在一定距离内（常为50cm），垂直照射下引起皮肤最弱红斑反应（阈红斑反应）所需的照射时间。不同个体同一部位和同一个体不同部位MED也各不相同，临床一般选用下腹部皮肤作为MED测量的部位。

亚红斑量即小于1个MED，弱红斑量（一级红斑量）为2~4个MED，中红斑量（二级红斑量）为5~6个MED，强红斑量（三级红斑量）为7~10个MED，超强红斑量（四级红斑量）为10个以上MED，临床紫外线治疗剂量最初常为亚红斑量。

2. 照射方法和剂量　治疗部位的中央应与特定的光源中心垂直，并与光源保持一定的距离，进行局部或全身照射，全身照射首次剂量为80%MED，根据照射后的皮肤反应情况，逐渐增加剂量，一般增加量为初始照射剂量的20%~30%。临床根据情况一般隔日或每周照射3次，维持治疗可每周或每2周照射1次。

六、适应证

适用于疖、痈、甲沟炎、蜂窝组织炎、丹毒、创伤感染、慢性苔藓样糠疹、慢性溃疡、压疮、冻伤、瘙痒症、毛囊炎、荨麻疹、玫瑰糠疹、带状疱疹、斑秃、特应性皮炎、毛发红糠疹、色素性荨麻疹、慢性湿疹、接触性皮炎、光敏性皮炎、花斑癣、白癜风、银屑病、神经性皮炎等。

七、禁忌证

患有系统性红斑狼疮、急性泛发性湿疹、日晒病、血卟啉病、着色性干皮病、凝血机制障碍有出血倾向、高热、发疹性传染病、严重过敏体质及严重心功能不全等疾病者，应慎用或禁用。

八、不良反应

紫外线照射极少出现明显不良反应，偶有短时轻微发热、发冷、口干、舌燥、嗜睡、轻微头晕、胃肠道反应及皮肤红斑和瘙痒等症状，但可很快消退。

九、注意事项

治疗时光源开启后3~5min待设备工作稳定后再进行照射，患者及工作人员应戴墨镜进行防护，男性阴囊部位需用白布遮盖保护。每次照射前应询问患者服药和饮食情况，对服用光敏性药物及食物者，以及根据季节变化情况等，紫外线照射剂量应酌情进行调整。若照射后局部出现细碎鳞屑，紫外线剂量不宜再增加；若出现大片脱皮，则应停止治疗，症状消退后从初始剂量重新照射。

（贾玲芝）

第六节　激光疗法

激光疗法是利用能量放大了的光子具有较好的单色性、相干性和方向性，通过热效应和非热效应在生物体内产生治疗作用的一种方法。热效应可使组织发生凝固性坏死、炭化和气化，非热效应包括机械作用、电磁作用、光化学作用和生物刺激作用，其特定光能吸收在组织内造成的局限性损伤，称为"选择性光热作用"。

一、CO_2 激光

1. 特性　CO_2 激光的波长为 10 600nm，属于远红外线，输出功率为 3～50W，光波通过波导或激光关节臂输出。主要为热效应，可被组织吸收，发生热刺激、红斑反应，使组织变性、凝固、炭化和气化。

2. 治疗方法　CO_2 激光用于组织切割或烧灼时，应按无菌技术操作。术前局部常规消毒，用 0.5%～1.0% 利多卡因或普鲁卡因局部麻醉，较小损害也可不行麻醉。根据所要切割或烧灼组织的性质、范围、深浅等，调至所需功率（一般为 5～20W），将光束对准所需烧灼、切割或扩束照射的组织，进行 1 次或分次治疗。

CO_2 激光烧灼过程中应用 3% 过氧化氢溶液或生理盐水棉签不断将炭化组织去除，随时观察烧灼深度和病变基底情况，治疗结束后创面外涂抗生素软膏或烫伤软膏。

3. 适应证　CO_2 激光治疗适用于寻常疣、扁平疣、尖锐湿疣、毛发上皮瘤、跖疣、汗管瘤、软纤维瘤、睑黄瘤、脂溢性角化、蜘蛛痣、酒渣鼻、局限性毛细血管扩张症、颜色较淡的小片鲜红斑痣、色素痣、皮角、角化棘皮瘤、Bowen 病、Paget 病、光线性角化症、基底细胞瘤、鳞状上皮癌等良性和恶性皮肤病。

低密度 CO_2 激光（扩束成光密度）局部照射，可用于治疗带状疱疹及其后遗神经痛、慢性溃疡、寒冷性多形红斑等疾病。治疗时的能量密度一般为 50～150mW/cm^2，每次照射5～15 分钟，每日 1 次，15d 为一疗程。

4. 注意事项　治疗时术者和患者应佩戴特制的防护眼镜，激光束不可照射于具有强反光的物体表面，治疗眼睛周围损害时应将眼睛用湿纱布覆盖，眼睑损害最好不使用此方法治疗。

室内应备有较好的通风设施，及时排除组织气化的烟尘，以保护术者和其他人员。瘢痕体质者禁用 CO_2 激光创伤治疗。

二、氦 - 氖激光

1. 特性　氦 - 氖激光是一种波长为 632.8nm 的单色红光，输出功率最高为 60mW，属于小功率激光，对组织穿透深度为 10～15mm。生物学效应主要为扩张血管、加快血流、改善皮肤微循环、促进组织新陈代谢和细胞有丝分裂、增加蛋白质和糖原的合成、降低末梢神经兴奋性、减少炎症物质形成、增加淋巴细胞转化率及血液中的免疫球蛋白和补体含量等，因而具有改善皮肤微循环、促进皮肤毛细血管再生、加快皮肤黏膜溃疡愈合、增强局部免疫功能、减轻炎性水肿、促进炎症细胞消散等。

2. 治疗方法　氦 - 氖激光主要用于组织局部照射，能量密度为 2～4mW/cm^2，将光斑调整为适宜大小直接照射病灶，每日或隔日 1 次，每次照射15min，15～20 次为一疗程。亦可作为光针进行穴位照射。

3. 适应证　适用于皮肤黏膜溃疡（如静脉曲张性溃疡、压疮、放射性溃疡、单纯疱疹性黏膜溃疡、慢性皮肤溃疡等)、斑秃、带状疱疹、寒冷性多形红斑、冻疮等。用激光针照射穴位可治疗皮肤瘙痒症、带状疱疹后遗神经痛、淤积性皮炎、慢性荨麻疹等。

4. 注意事项　照射溃疡组织时，表面分泌物及脱落组织应用生理盐水清洗后再进行照射，以免影响治疗效果。注意固定光束，防止损伤眼睛。

三、铜蒸气激光

1. 特性　铜蒸气激光为波长511nm（绿光）和578nm（黄光）的高频（15kHz）激光，其波段均在血红蛋白吸收的峰值区，根据血管的热时放时间0.05～1.2ms（取决于血管直径大小和热参数），在激光器上安装机械性开关，可调制为断续脉冲激光，使其相当于直径为100～200μm扩张血管的热时放时间，照射后可致血红蛋白凝固起到治疗作用，而周围组织有足够的冷却时间而不受热损伤。

2. 治疗方法　治疗前局部常规消毒，用0.5%～1.0%利多卡因或普鲁卡因局部麻醉，较大损害可用EMLA霜外敷30～60min再行治疗。照射时快速移动光束，以组织出现苍白或灰白即可。治疗后创面涂搽抗生素软膏或烧伤软膏，1～2d换药1次。

3. 适应证　主要用于治疗鲜红斑痣、毛细血管扩张症、蜘蛛痣、匐行性血管瘤、酒渣鼻、浅表型草莓状血管瘤、静脉湖、化脓性肉芽肿等。511nm的铜蒸气激光亦可用于治疗雀斑、雀斑样痣等。

4. 注意事项　进行铜蒸气激光治疗时，应尽可能使组织均匀照射，防止重复照射和局部光束停留过久造成创面烧灼过深，需要重复治疗者应间隔2～3个月。

少数患者治疗后数分钟创面出现红肿及水疱，一般3～7d自行消退。治疗后局部出现的色素沉着及轻微表皮萎缩，多在数月后自行恢复，无需处理，但治疗引起的色素减退则不易恢复。

四、掺钕钇铝石榴石激光

1. 特性　掺钕钇铝石榴石激光（Nd：YAG）为波长1 064nm的近红外线激光，功率为10～80W。连续波长的YAG激光对组织损伤无选择性，主要应用其热效应进行血管凝固和闭塞来治疗某些疾病。

根据光热分离理论及黑素热时放时间，在激光器上安装Q开关，调制成脉冲激光，用于治疗深色素性皮肤病及文身，取得了较好疗效。

若将YAG激光用重水晶玻璃倍频后得到波长532nm的光束，然后用Q开关调制成脉冲激光，可对血管扩张性和色素性皮肤病进行治疗。

2. 治疗方法　治疗前局部常规消毒，用0.5%～1.0%利多卡因或普鲁卡因局部麻醉，（调Q）Nd：YAG治疗时一般不需麻醉。照射时移动激光束，均匀照射创面使其呈苍白色或灰褐色即可。治疗后创面涂搽抗生素软膏或烧伤软膏，1～2d换药1次。

3. 适应证　Nd：YAG主要适用于海绵状血管瘤、淋巴血管瘤、血管角皮瘤、化脓性肉芽肿、血管内皮瘤、木村病等血管性疾病。（调Q）Nd：YAG主要适用于鲜红斑痣、咖啡斑、Becker痣、黑子、雀斑、雀斑样痣、文身等浅表血管扩张性及表浅色素性皮肤病。

4. 注意事项　治疗时应注意移动光束的速度和创面照射的均匀程度，避免热损伤导致瘢痕形成和色素沉着。

五、Q开关掺钕钇铝石榴石激光

1. 特性　Q开关掺钕钇铝石榴石激光（Q开关Nd：YAG）为波长1 060nm的近红外光谱激光，脉冲持续时间为5～40ns，输出功率为1～10J/cm²，光斑直径为1.5、2.0、3.0mm，脉冲频率为1～10Hz。组织穿透深度为3.7mm，水分子吸收后导致非特异性热损伤而起到治疗效应，对来源于真皮的色素性损害效果较好。

2. 治疗方法　治疗前局部常规消毒，用0.5%～1.0%利多卡因或普鲁卡因局部麻醉，较大损害可用EMLA霜外敷30～60min再行治疗。照射光斑直径为3mm，能量为6～8J/cm²，均匀照射创面使其呈苍白色或灰褐色即可。治疗后创面外涂抗生素软膏或烧伤软膏。

3. 适应证　适用于文身、异物色素沉着、色素痣、褐青色母斑等色素深在性皮肤病。

4. 注意事项　治疗时创面有刺痛感、点状出血及少量渗出，应用棉签边擦边照射，以免影响照射视野。照射后可有继发性色素沉着和色素减退，但可自行消退。需要重复治疗者需间隔至少3个月。

六、脉冲 CO_2 激光

1. 特性　脉冲 CO_2 激光为波长10 600nm的远红外光谱激光，单脉冲能量为 $100 \sim 1500mJ$，脉冲持续时间为 $100\mu s \sim 1ms$，脉宽 $\leqslant 1ms$，光斑直径为3、5、6、9mm，脉冲频率为 $1 \sim 20Hz$。穿透组织深度为 $20\mu m$，作用于细胞内外水分子，通过消融和气化起到治疗效应，而对邻近皮肤组织的热损伤则较轻。

2. 治疗方法　主要作为激光磨削术应用于临床。治疗前局部常规消毒，用 $0.5\% \sim 1.0\%$ 利多卡因或普鲁卡因局部麻醉，或用EMLA霜外敷 $30 \sim 60min$ 后治疗。治疗浅表良性肿瘤的能量为 $1 \sim 300mJ/$ 脉冲、萎缩性瘢痕为 $300 \sim 500mJ/$ 脉冲、皮肤皱纹为 $300 \sim 800mJ/$ 脉冲。照射时快速均匀移动光束，有渗出或渗血时用棉球压迫和擦拭后再照射。治疗后创面外涂抗生素软膏或烧伤软膏。

3. 适应证　适用于浅表良性肿瘤、萎缩性瘢痕、皮肤皱纹，以及色痣、汗管瘤、睑黄瘤等浅表性损害。

4. 注意事项　术后应注意创面的护理，防止继发感染，术后1个月避免强光照射。伴有色素沉着时可口服大剂量维生素C、维生素E和外涂氢醌霜。

七、585nm 脉冲染料激光

1. 特性　585nm脉冲染料激光为波长585nm的单色激光，输出能量为 $4 \sim 10J/cm^2$，脉冲持续时间为 $300 \sim 450\mu s$，脉宽 $\leqslant 1ms$，光斑直径为2、3、5、7、10mm，脉冲频率为1Hz。大部分光能穿透表皮进入真皮组织，被血红蛋白吸收，可破坏毛细血管而不引起周围组织损伤。

2. 治疗方法　治疗前局部常规消毒，一般不需要麻醉。治疗时的能量选择，毛细血管扩张为 $6 \sim 8J/cm^2$，照射 $1 \sim 3$ 次；鲜红斑痣为 $8 \sim 10J/cm^2$，平均照射6次；其他疾病多为 $7 \sim 9J/cm^2$，照射 $1 \sim 3$ 次。治疗时应对准皮损的某一点，当照射处呈苍白色或灰白色时，再在其边缘照射下一点，避免重叠。治疗后创面外涂抗生素软膏或烧伤软膏。

3. 适应证　适用于鲜红斑痣、毛细血管扩张、血管角皮瘤、血管扩张性酒渣鼻、蜘蛛痣、扁平疣、跖疣、肥厚性瘢痕等。

4. 注意事项　治疗时的照射剂量除以上参考数值外，尚应根据疾病性质、患者年龄和皮损部位等选择照射剂量。治疗过程中或治疗后不久创面可有红肿和少量渗液，一般3天即可消退，少数治疗后出现的色素沉着，可在 $3 \sim 6$ 个月恢复。治疗过深可引起瘢痕形成，应引起注意。

八、510nm 脉冲染料激光

1. 特性　510nm脉冲染料激光为波长510nm的单色激光，输出能量为 $1.5 \sim 4.0J/cm^2$，脉冲持续时间为 $300 \sim 400\mu s$，光斑直径为 $3 \sim 5mm$，脉冲频率为1Hz。穿透皮肤深度为0.5mm，主要作用于表皮和真皮的色素组织，可使色素小体崩解、碎裂，并被巨噬细胞吞噬后经血液、淋巴循环被排出体外起到治疗作用，而对邻近的组织不造成损伤。

2. 治疗方法　治疗前局部常规消毒，一般不需要麻醉。治疗时的能量依疾病性质、患者年龄、皮损部位及光斑直径进行调整，一般先从低能量开始，逐渐增加剂量以皮损出现灰白色为度，参考照射剂量为 $2.0 \sim 3.5J/cm^2$。照射时应对准皮损的某一点，避免重叠。治疗后创面外涂抗生素软膏或烧伤软膏。

3. 适应证　适用于雀斑、雀斑样痣、脂溢性角化、咖啡斑、Becker痣、Spilus痣等皮肤病。

4. 注意事项　治疗后可出现紫癜样损害和色素沉着，少数可出现色素减退，一般均能自行消退。需要重复治疗者，需间隔 $2 \sim 3$ 个月。

九、调 Q 翠绿宝石激光

1. 特性　调 Q 翠绿宝石激光为波长 755nm 的单色激光，输出能量为 $4 \sim 10J/cm^2$，脉冲持续时间为 $50 \sim 100\mu s$，光斑直径为 3mm，脉冲频率为 $1 \sim 15Hz$。大部分光能穿透表皮进入真皮组织，主要被表皮和真皮的色素组织选择性吸收，造成色素小体的崩解、碎裂，并被巨噬细胞吞噬后经血液、淋巴循环排出体外起到治疗作用，而对邻近的组织不造成损伤。

2. 治疗方法　治疗前局部常规消毒，一般不需要麻醉。治疗时的能量依疾病性质、患者年龄、皮损部位及光斑直径进行调整，一般先从低能量开始，逐渐增加剂量以皮损出现灰白色为度，参考照射剂量为 $4 \sim 10J/cm^2$，每一点皮损需照射 $2 \sim 5$ 次。照射时应对准皮损的某一点，依次进行照射，避免重叠。治疗后创面外涂抗生素软膏或烧伤软膏。

3. 适应证　适用于蓝痣、太田痣、伊藤痣、文身、异物色素沉着等皮肤病。

4. 注意事项　治疗后可出现紫癜样损害和色素沉着，少数可出现色素减退，一般均能自行消退。需要重复治疗者，需间隔 $3 \sim 6$ 个月或更长。

十、调 Q 铒激光

1. 特性　调 Q 铒激光为波长 2 940nm 的远红外光谱激光，单脉冲能量为 $0.06 \sim 2.0J$，脉冲持续时间为 $300\mu s$，光斑直径为 1.6、3.0、5.0mm，脉冲频率为 $1 \sim 20Hz$。皮肤组织对该波长的光吸收良好，作用更为表浅，对邻近组织不造成损伤。

2. 治疗方法　治疗前局部常规消毒，一般不需要麻醉。治疗时依皮损的大小选择照射能量和光斑直径，以皮损出现灰白色或苍白色为度。治疗后创面外涂抗生素软膏或烧伤软膏。

3. 适应证　适用于汗管瘤、汗腺瘤、扁平疣、毛发上皮瘤、脂溢性角化、色素痣、皮角、皮样囊肿、睑黄瘤、萎缩性瘢痕、皮肤皱纹等皮肤病。

4. 注意事项　治疗时局部可有点状出血及渗液，治疗后可出现色素沉着，但均能自行缓解。需要重复治疗者，需间隔 $2 \sim 6$ 个月。

十一、调 Q 红宝石激光

1. 特性　调 Q 红宝石激光为波长 694.3nm 的单色激光，输出能量为 $1 \sim 8J/cm^2$，调 Q 脉宽为 $20 \sim 40ns$，长脉宽为 $1 \sim 2ms$，光斑直径为 $2 \sim 8mm$，脉冲频率为 1Hz。大部分光能穿透表皮进入真皮组织，主要被表皮和真皮的色素组织选择性吸收，造成色素小体的崩解、碎裂，并被巨噬细胞吞噬后经血液、淋巴循环排出体外起到治疗作用，而对邻近的组织不造成损伤。

2. 治疗方法　治疗前局部常规消毒，一般不需要麻醉，脱毛治疗时皮肤表面涂 Gel 冷却剂，以减少对周围组织的损伤。调 Q 脉宽激光的光斑直径为 3、4、5mm，对应的照射剂量分别为 $10 \sim 40J/cm^2$、$5 \sim 30J/cm^2$、$3 \sim 15J/cm^2$。长脉宽激光的光斑直径为 3、4、5、6、8mm，对应的照射剂量分别为 $30 \sim 60J/cm^2$、$20 \sim 40J/cm^2$、$15 \sim 30J/cm^2$、$10 \sim 25J/cm^2$、$5 \sim 20J/cm^2$。治疗时一般先从低能量开始，逐渐增加剂量，以皮损出现灰白色或灰褐色为度。治疗后创面外涂抗生素软膏或烧伤软膏。

3. 适应证　调 Q 脉宽激光适用于 Becker 痣、雀斑样痣、蓝痣、太田痣、伊藤痣、色痣等。长脉宽激光适用于毛痣、多毛症等。

4. 注意事项　治疗后可出现色素减退或色素沉着，一般均能自行消退，偶可形成瘢痕或表皮萎缩。需要重复治疗者，需间隔 3 个月或更长。

十二、308nm 准分子激光

308nm 准分子激光是氯化氙准分子激光器发出的脉冲激光，通过硅纤维束传导至发射柄后聚焦成数厘米的紫外线光束，作用于病变组织而起到治疗作用。

1. 作用机制　308nm 准分子激光属于中波紫外线（UVB）光谱范围，除 UVB 产生的生物效应外，其主要生物特性是诱导皮损内 T 细胞凋亡，且诱导凋亡的能力是 NB – UVB 的数倍，因而增强了 UVB 的治疗效果。

2. 治疗方法　将准分子激光发射头置于皮损表面，触动开关即可自动照射，剂量和照射时间根据皮损厚度和部位进行调整，一般采用每周 3 次中等剂量（2～6 个 MED）照射的方法进行治疗。

3. 适应证　主要适用于局限性顽固难退的银屑病和白癜风皮损。

4. 注意事项　308nm 准分子激光是近年兴起的一种新的激光治疗技术，其治疗方法及不良反应仍需进一步探讨和观察，与中波紫外线相同，治疗剂量过高可造成局部红斑、水疱，而且从理论上讲，累计照射剂量越小，危险性也相对越小。

十三、半导体激光

1. 特性　半导体激光为砷化镓铝半导体阵列式，波长 800nm，输出能量 10～40J/cm^2，脉冲持续时间 5～30ms，光斑区域为正方形（9mm×9mm），脉冲频率为 1Hz。光能主要被表皮和真皮的色素组织选择性吸收后，使色素小体崩解、碎裂，并被巨噬细胞吞噬后经血液、淋巴循环排出体外起到治疗作用，而对邻近的组织不造成损伤。

2. 治疗方法　治疗前局部常规消毒，一般不需要麻醉，脱毛治疗时剃除毛发并在皮肤表面涂 Gel 冷却剂，以减少对周围组织的损伤。治疗时的能量依疾病性质、患者年龄、皮损部位进行调整，参考剂量为 15～40J/cm^2，一般先从低能量开始，逐渐增加剂量。治疗后创面外涂抗生素软膏或烧伤软膏。

3. 适应证　适用于多毛症、雀斑、雀斑样痣等皮肤病。

4. 注意事项　治疗后不久局部可出现红肿和水疱，一般 3～10d 自行消退，少数可留有暂时性色素减退或色素沉着。常需间隔 3 个月重复治疗，一般需治疗 4～6 次。

（贾玲芝）

第七节　光子嫩肤技术

光子嫩肤技术是一种以非相干强脉冲光对非创伤性皮肤病进行治疗和美容的技术。

一、作用机制

光子嫩肤技术的光源为高功率氙灯，通过滤光器获得连续波长（560～1 200nm）的光。在连续波长的光中含有 585nm、694nm、755nm、1 064nm 波段的强脉冲光，能穿透表皮进入真皮，被组织中的黑素和血红蛋白选择性吸收，在不破坏其他组织的前提下，使扩张的血管及色素性损害凝固和碎裂，从而起到治疗作用。而且产生的热作用和光化学作用，可使深部的胶原纤维和弹力纤维重新排列，促进 I 型和 II 型胶原蛋白增生，起到促进皮肤胶原增生和重新排列的作用，使皱纹减轻或消失、毛孔缩小，达到美容的目的。

二、治疗方法

治疗前局部常规消毒，一般不需要麻醉。治疗时根据疾病性质和治疗目的，选择适宜的脉冲方式、脉宽和能量密度，脱毛治疗时需剃除毛发并在皮肤表面涂 Gel 冷却剂。治疗后创面外涂抗生素软膏或烧伤软膏。

三、适应证

其主要适用于表皮型黄褐斑、雀斑、日光性角化病、继发性色素沉着、毛细血管扩张、毛细血管扩张性酒渣鼻、皮肤异色病、皮肤光老化、皮肤自然老化、多毛症等。其亦可作为激光除皱术和化学剥脱术的辅助治疗。

四、注意事项

光子嫩肤技术一般无明显不良反应，治疗时注意能量的选择，避免能量过高产生水肿和水疱。若治疗后外用表皮细胞生长因子，效果可得以增强。

（贾玲芝）

第八节　电解疗法

电解疗法是利用直流电对机体内电解质产生电解作用而起到治疗疾病目的的一种方法。

一、作用机制

电解治疗时阴极为作用极，当直流电作用于人体后，阴极下电解出氢氧化钠破坏病变组织，起到治疗作用。

二、治疗方法

电解治疗时将非作用极（阳极）固定于肢体或患者用手握住，治疗区常规消毒后将电解针插入皮损中，缓慢调节电流，逐渐增大（0.5~1.0mA），至针孔有气泡冒出为止，然后逐渐调低电流，拔出电解针，再从另外一个方向将电解针插入皮损内进行治疗，反复多次，直至皮损完全被破坏。

三、适应证

其适用于毛细血管扩张、蜘蛛痣、局限性多毛症、睑黄瘤、跖疣、寻常疣等皮肤病。

四、注意事项

电解疗法是一种较为传统的治疗方法，具有操作简便、疗效确切、无创面、不易继发感染等特点，但治疗深度不易掌握，部分治疗后可复发。

（贾玲芝）

第五章

细菌性皮肤病

第一节　皮肤结核

一、概述

皮肤结核病（cutaneous tuberculosis）是由结核杆菌感染引起的皮肤病。结核杆菌可以直接侵犯皮肤（外源性、接触感染），可以从其他脏器的结核灶经血行播散或淋巴播散到皮肤（内源性、体内病灶播散）；可以是初次感染，也可以是再次感染。现在通常把皮肤结核分为两类：①结核杆菌直接导致的皮肤病损，即原发性皮肤结核与再感染性皮肤结核；包括原发性皮肤结核综合征（结核性下疳）、寻常狼疮、疣状皮肤结核、瘰疬性皮肤结核、播散性粟粒性皮肤结核、溃疡性皮肤结核或腔口皮肤结核。②由结核杆菌超敏反应所致的皮肤病损，又称结核疹。包括丘疹坏死性结核疹、硬红斑、瘰疬性苔藓及颜面播散性粟粒狼疮。

二、诊断思路

（一）病史特点

1. 结核杆菌直接导致的皮肤病损　如下所述。

（1）原发性皮肤结核综合征：少见。见于未接受卡介苗接种者。病损位于面部或其他暴露部位。为丘疹，无触痛，后形成潜行性溃疡伴肉芽肿性基底。局部淋巴结肿大、不痛。可形成瘘管。

（2）寻常狼疮：通常为小的边界清楚的红棕色丘疹或结节（果酱样结节）。边缘逐步扩大，中央萎缩，形成斑块。有时中央溃疡，边缘又有新的结节产生。迁延不愈，有四种临床类型：斑块型、溃疡型、增殖型和结节型。

（3）疣状皮肤结核：常见于手部、下肢。为单侧、疣状斑块，边缘生长缓慢而不规则，可以相互融合成乳头状、中央萎缩，可以从病损中挤出脓液。可持续数年，也可自愈。

（4）瘰疬性皮肤结核：坚实的无痛性皮下结节，逐渐增大、化脓形成溃疡和窦管，溃疡呈潜行性边缘与肉芽肿基底。可排出有干酪样物的稀薄脓液。

（5）播散性粟粒性皮肤结核：少见，主要见于免疫低下宿主。针头到粟粒大小的红色斑疹或丘疹，常见疱疹、紫癜和中央坏死。

（6）溃疡性皮肤结核或腔口皮肤结核：主要见于口腔、口周、肛周、外阴。病损初为红色丘疹，发展成为疼痛性、软的、浅溃疡。

2. 结核疹　如下所述。

（1）丘疹坏死性结核疹：慢性、复发性、坏死性的双侧皮肤丘疹。愈后留瘢痕。通常位于肢体伸侧，成串分布。皮损呈无症状的、铁锈色小丘疹，中央结痂。

（2）硬红斑：多见于青年女性，好发于小腿屈侧，触痛性结节或斑块，可以破溃、形成瘢痕。

（3）瘰疬性苔藓：儿童多见，好发于躯干，多突然发生，无自觉症状。为粟粒大小的丘疹，上覆细小鳞屑，可呈肤色、淡红色或、黄红色或黄褐色。群集分布，呈苔藓样外观。

3. 颜面播散性粟粒狼疮 皮损好发于眼睑、颊部及鼻附近。1~2mm 大小的半透明状结节，淡红、紫红或淡褐色。表面光滑，质地柔软，玻片压诊呈苹果酱色。

（二）检查要点

皮肤结核的皮损有下列特点，且多无自觉症状，检查时可得到提示：

（1）粟粒大小的丘疹主要见于全身性粟粒性皮肤结核、颜面播散性粟粒性狼疮、瘰疬性苔藓，也可以见于丘疹坏死性结核疹。

（2）半透明"果酱样"结节，质软，主要见于寻常狼疮、颜面播散性粟粒性狼疮。

（3）溃疡与瘢痕交错发生，主要见于溃疡性皮肤结核、瘰疬性皮肤结核、硬红斑；其中，前两者溃疡底部多为肉芽组织。

（4）疣状增生主要见于疣状皮肤结核。

（三）辅助检查

1. 结核杆菌直接导致的皮肤病损 如下所述。

（1）寻常狼疮：最显著的特征是典型的结核性肉芽肿，伴上皮样细胞、朗格汉斯巨细胞、单一核细胞浸润。干酪样坏死极少见，抗酸杆菌极少。

（2）疣状皮肤结核：呈假上皮瘤样增生，伴角化过度和致密的炎细胞浸润，以中性粒细胞和淋巴细胞为主。上皮样巨细胞可见，但很少见到典型的结核样结节及抗酸杆菌。

（3）瘰疬性皮肤结核：在真皮深部可见典型的结核样结节与抗酸杆菌。

（4）播散性粟粒性皮肤结核：组织学上，呈微脓疡伴组织坏死及非特异性炎细胞浸润。并见大量结核杆菌。

（5）溃疡性皮肤结核或腔口皮肤结核：真皮深部和溃疡壁可见结核结节伴抗酸杆菌。

2. 结核疹 如下所述。

（1）丘疹坏死性结核疹：组织学上，病损呈真皮上部至表皮楔形坏死。上皮样细胞与朗格汉斯巨细胞可见。闭塞性肉芽肿性血管炎伴核尘可见。

（2）硬红斑：呈间隔性脂膜炎，血管周围炎性浸润，脂肪坏死，异物巨细胞肉芽肿纤维化及萎缩可见。

（3）瘰疬性苔藓：可见毛囊周围和汗管周围结核样肉芽肿。通常无干酪样坏死，无抗酸杆菌。

（4）颜面播散性粟粒性狼疮：真皮结核性浸润，伴干酪样坏死。可见血管栓塞，无抗酸杆菌。

（5）其他辅助检查包括：旧结核菌素试验（OT）、胸部 X 线检查、皮损处脓液（干酪样物）直接涂片或培养等。

（四）鉴别诊断

1. 结核杆菌直接导致的皮肤病损 如下所述。

（1）寻常狼疮应与盘状红斑狼疮相鉴别：后者起病慢，多无溃疡，组织病理学可资区别。

（2）疣状皮肤结核应与皮肤着色芽生菌病相鉴别：后者多有外伤史，病情进展慢，组织病理学与病原学检查可资区别。

（3）瘰疬性皮肤结核应与孢子丝菌病、放菌病相鉴别：主要借助于病史、组织病理学与病原学检查以区别。

2. 结核疹 如下所述。

（1）瘰疬性苔藓应与毛发苔藓、扁平苔藓、光泽苔藓等相鉴别：后几种疾病组织学上没有结核样肉芽肿，并有各自的特点。

（2）颜面播散性粟粒性狼疮应与寻常痤疮和扁平疣相鉴别：后两者不呈果酱样改变。组织病理学也迥异。

（3）硬红斑应与结节性红斑相鉴别：后者多位于小腿伸侧而不是屈侧，多无溃疡。组织病理学表现也不同。

三、治疗措施

（一）结核杆菌直接导致的皮肤病损

1. 结核药物全身治疗　如下所述。

（1）异烟肼：为首选药物，0.3g/d，顿服。也可用异烟腙，1.5g/d，顿服。异烟肼的不良反应为肝损害和神经炎。链霉素：成人0.75～1.00g/d肌内注射，小儿15～20mg/（kg·d），不良反应为听神经损害及肾功能损害。

（2）对氨基水杨酸钠（PAS－Na）：成人8～12g/d，分4次口服；儿童0.2～0.3g/(kg·d)。不良反应为胃肠道反应与肝肾功能损害。

（3）利福平：成人450～600mg/d，顿服，不良反应有肝损害及外周血白细胞降低等。

（4）乙胺丁醇：25mg/（kg·d），分2～3次口服，维持量15mg/（kg·d）。不良反应有球后视神经炎、胃肠反应等。

现主张联合用药，疗程至少在半年以上，以保证疗效与防止细菌耐药。如异烟肼、利福平、乙胺丁醇联合应用，异烟肼、利福平、链霉素联合应用，异烟肼、链霉素、对氨基水杨酸钠联合应用等。三种药联合应用联合治疗1～3个月后改用两种药物联合治疗，6～9个月后再用异烟肼维持治疗一段时间。

2. 局部外用药物　可外用15%对氨基水杨酸钠软膏、5%异烟肼软膏或利福定软膏，以及对症处理。

3. 手术清除瘘管　应在病情停止活动后进行。

（二）结核疹

（1）常用异烟肼或利福平，以抑制细菌抗原的产生。

（2）加用其他抑制变态反应、抑制炎症介质或抑制增生的药物，如雷公藤、维A酸等。

（3）对症处理。

四、预后

由于生活水平的提高，皮肤结核现已少见且预后良好。经过早期、足量、规则、联合治疗，患者能够完全康复。但需警惕其在流动人口及免疫低下宿主中的疾病状况。

（贾玲芝）

第二节　麻风病

一、概述

麻风病又称汉森病（Hansen's disease），是有史以来就有记载的一种慢性传染病，以皮肤变形、外周神经受损和畸残为特点。麻风病是由感染引起的，潜伏期很长，难以早期诊断。麻风杆菌是一种细胞内、抗酸、革兰染色阳性杆菌。麻风病的潜伏期为6个月至40年不等，结核样型麻风（TT）平均为4年，瘤型麻风（LL）平均为10年。麻风病有三种类型：结核样型、瘤型和界线类，后者又有亚型。现在认为麻风病是一种病谱性疾病，患者病情随着其免疫力变化而变化。尚不清楚麻风病究竟是如何传播的，目前认为麻风杆菌是通过飞沫、痰液，通过呼吸传播或接触传播，经过破损的黏膜或皮肤进入未感染者。偶尔或短期接触并不传播此病。绝大多数接触麻风杆菌的人并不患病，因为其免疫系统成功抵抗了感染。

二、诊断思路

（一）病史特点

麻风病的症状主要有三：皮肤损害、感觉麻木、肌肉无力。

1. 皮肤损害 皮损区域肤色比患者的正常肤色浅，皮损区域的热觉、触觉、痛觉减低。

2. 感觉麻木 手、上肢、脚或下肢感觉麻木或缺如。

3. 肌无力 因为麻风杆菌繁殖很慢，患者的症状往往在感染至少1年后，为5~7年才出现。患者的症状常常很轻，以至于往往到皮损出现后才意识到。90%的患者常常在皮损出现前几年就开始有麻木感了。麻风病主要影响皮肤和周围神经。皮肤受累产生皮疹和bumps，周围神经受累造成支配区域的皮肤感觉麻木和肌肉无力。首先是肢端温觉丧失，其次是触觉丧失，再次是痛觉，最后是深压觉丧失。在手、足特别明显。症状开始出现后，疾病缓慢进展。

麻风病根据皮损的类型和数目分为两种类型；结核样型（tuberculoid）、瘤型（lepromatous）和界线类（borderline）。

在结核样型麻风，皮疹出现，组成一个或扁平的、有点白色的区域，该区域感觉麻木，因为细菌损害了下面的神经。

在瘤型麻风，出现许多小的丘疹或较大的、大小不一、形态不一的高起的皮损。比结核样型麻风有更多的区域呈现麻木感，某些肌群可出现无力。

界线类麻风兼有结核样型麻风和瘤型麻风的特点。如果不治疗，界线类麻风可能转为像结核样型麻风那样，或恶化为瘤型麻风那样。

麻风病最严重的症状是周围神经被感染。它引起患者触觉退化、痛温觉丧失。周围神经受损者对烧灼、切割等伤害无意识痛楚。周围神经受损可能最终导致手指、脚趾残缺。周围神经受损也可以引起肌无力，造成"爪形手"和垂足畸形。皮肤感染可以造成局部肿胀，后者可能导致面部毁形。

麻风病患者可以有足跖疼痛、慢性鼻塞乃至鼻塌陷或鼻毁形。眼损害可致盲。男性瘤型麻风患者有勃起障碍和不育，因为睾丸感染可以减少精子数目。

在未经治疗甚至经过治疗的患者，机体免疫应答可以产生炎症反应，包括发热，皮肤、周围神经的炎症，以及较少见的淋巴结、关节、肾脏、肝脏、眼、睾丸的炎症。

（二）检查要点

主要检查三个区域的体征。皮肤损害、神经损害和眼损害。

1. 皮肤损害 判断皮损的数目和分布。常见的最初皮损是色素减退性斑片，边缘稍隆起。也常见斑块。皮损可以伴或不伴感觉减退。界线类皮损常常位于臀部。

2. 神经损害 评估感觉减退的区域（温觉、轻触觉、针刺痛觉和无汗区域），尤其是支配躯干神经的区域和皮神经区域。最常见受累的神经是胫后神经、尺神经、正中神经、眶上神经等。除了感觉丧失外，可以有僵硬和运动受限。

3. 眼损害 是最常见的面部损害。兔眼（眼睑不能闭合）常见于瘤型麻风晚期，是由于第七对颅神经受累所致。第二对颅神经（三叉神经）的眼支受累可以造成眼睑外翻、眼干燥和不能眨眼。

（三）辅助检查

因为麻风杆菌不能在实验室培养基里生长，组织培养和血培养对诊断没有用。感染皮肤组织活检镜下观察有助于诊断。

1. 皮肤活检及组织学检查 皮损中见到发炎的神经可以视为诊断标准。活检标本可以见到麻风病的特征表现和抗酸杆菌的存在。活检对确定细菌指数（BI）和细菌形态指数（MI）有用，后者可以用于评估病情和治疗效果。

组织学表现在各型不同：

（1）未定类麻风（IL）：没有特异性组织学表现。可见散在的组织细胞和淋巴细胞，部分集中在皮肤附属器和神经周围。有时，可在神经束中见到抗酸杆菌。真皮肥大细胞的数目可能增多。

（2）结核样型麻风（TT）：可以在真皮乳头层见到完整的上皮样肉芽肿，常围绕着神经血管结构。肉芽肿周围有淋巴细胞，后者可以伸入表皮。朗格汉斯巨细胞常见，真皮神经毁损或肿胀。观察不到抗酸杆菌。S－100 在鉴定神经片断及与其他肉芽肿鉴别时有用。

（3）界线类偏结核样型（BT）：明显的和弥漫的上皮样肉芽肿，但很少或看不见朗格汉斯巨细胞。表皮中很少有淋巴细胞。细菌很少或看不到，但可以在皮神经和竖毛肌中看到。神经中度肿胀。

（4）中间界线型（BB）。

（5）弥漫的上皮样肉芽肿，缺乏朗格汉斯巨细胞。表皮下可以见到未浸润的真皮乳头层即境界带或无浸润带。神经轻度肿胀，可见中等数量的抗酸杆菌。

（6）界线类偏瘤型（BL）：较小的肉芽肿，伴一定的泡沫样改变。大量淋巴细胞可见。神经常呈洋葱皮状外观。可见少数上皮样细胞。

（7）瘤型（LL）：真皮无浸润带下方可见大量泡沫样巨噬细胞，其中有大量抗酸杆菌。淋巴细胞稀少。瘤型麻风的结节或皮肤纤维瘤样损害，称为组织瘤样麻风。

2. 麻风菌素试验　该试验指示标志着宿主对麻风杆菌的抵抗力。它的结果并不能确诊麻风病，但它对确定麻风的类型有帮助，可以区别结核样型麻风和瘤型麻风。阳性结果指示细胞介导的免疫，可以在结核样型麻风中见到。阴性结果提示缺乏对疾病的抵抗，可以在瘤型麻风中见到。阴性结果也提示预后不好。麻风菌素试验的评估：细菌注射进前臂，48h 后评估反应（Femandez reaction），它代表对麻风杆菌的迟发型变态反应、或者是对分歧杆菌与麻风杆菌交叉的迟发型变态反应。3～4 周后观察到的反应称 Mitsuda reaction，代表免疫系统能够发生有效的细胞介导的免疫反应。

3. 血清学检测　尽管它们用于多菌性疾病，但是在麻风病中并未广泛开展，因为它们不能稳定地探测早期麻风或轻微的麻风。血清学检查可以检测针对麻风杆菌的特异性 PGL－I 抗体。这在未经治疗的瘤型麻风患者中很有用，因为这类患者的 80% 以上有抗体。然而，在少菌型麻风只有 40%～50% 的患者存在抗体。

4. 聚合酶链反应（PCR）　也并未在麻风病中广泛开展。PCR 分析可以用于鉴定麻风杆菌，一般在检测到了抗酸杆菌而临床和组织学表现又不典型时采用。一步法逆转录聚合酶链反应（RT－PCR）在组织液涂片标本和活检标本中敏感性较高，在治疗过程中监测细菌清除情况时有用。

（四）麻风病的诊断标准

主要根据临床，可以根据下列 3 项中的一项或一项以上。

（1）色素减退性斑片或红色斑片，伴有明确的感觉丧失。

（2）周围神经粗大。

（3）皮损组织液涂片或活检呈查见抗酸杆菌：麻风病可以分为多菌型麻风和少菌型麻风。少菌型麻风包括未定类、结核样型、界线类偏结核样型，皮肤组织液涂片查菌阴性。多菌型麻风包括瘤型、界线类偏瘤型、中间界线类，皮肤组织液涂片查菌阳性。

（五）鉴别诊断

应该与结节病、皮肤结核、环状肉芽肿等鉴别。

1. 结节病　患者没有感觉障碍，没有神经粗大，病理学结节边缘淋巴细胞较少、呈"裸结节"。

2. 皮肤结核　患者没有感觉障碍，没有神经粗大，病理学上呈"结核性肉芽肿"、有干酪性坏死。

3. 环状肉芽肿　患者没有感觉障碍，没有神经粗大，病理学上呈"栅栏样肉芽肿"。

三、治疗措施

（一）药物治疗

1. 抗生素治疗　抗生素治疗应于早期进行，抗生素能够阻止麻风进展但不能逆转患者的神经损害与畸形。因此，早期诊断和早期治疗极为重要。抗生素治疗的目标是阻止感染、减少死亡、预防并发症、消灭疾病。常用的第一线抗生素有氨苯砜、利福平类（包括利福定等）、氯苯酚嗪。第二线抗生素有喹诺酮类（包括氧氟沙星、环丙沙星等）、米诺环素、克拉霉素等。

由于麻风杆菌可以对某些抗生素产生耐药，故自 1981 年起，WHO 推荐联合化疗（MDT）。MDT 为可以预防氨苯砜耐药，快速减退传染性，减少复发、麻风反应和畸残。疗程一般是 6 个月~2 年。少菌型麻风是两种药联合，多菌型麻风是三种药联合。

少菌型麻风：氨苯砜加利福平 600mg，每月 1 次，服 6 个月。

多菌型麻风：氨苯砜加利福平 600mg，每月 1 次；加氯苯酚嗪 300mg 每月 1 次及 50mg/d，服用 1 年。

2. 免疫调节剂 主要包括泼尼松、沙利度胺。泼尼松 40~60mg/d ［最多 1mg/（kg·d）］，口服治疗 Ⅰ 型和 Ⅱ 型麻风反应，至消退后减药，每 2~4 周减 5mg。沙利度胺 300~400mg/d 直到 Ⅱ 型麻风反应被控制；然后减量为 100mg/d 维持一段时间。

（二）物理疗法、手术与纠正畸残

对于晚期患者，必须给予物理治疗以防止畸残。对于有畸残的患者如兔眼等，必要时进行手术治疗。

（三）社会学与心理治疗

对于麻风患者给予关爱，不主张与社会隔离，同时让他们做一些力所能及的工作。

四、预后评价

预后取决于病期与类型。严重的后果为永久的神经损坏，畸残。早期诊断与治疗可以减少损害，阻断传染，防止畸残，使患者回归正常生活。

（贾玲芝）

第三节 腋毛癣

一、概述

腋毛癣是由纤细棒状杆菌侵犯腋毛或阴毛毛干引起的疾病，它实际上不是一种真菌病。

二、诊断依据

（一）病史特点

（1）夏季多发，皮肤正常。

（2）典型的腋毛癣无症状，但患者可能主诉汗液有异味。

（3）患者腋毛或阴毛毛干上发生黄色、红色或黑色的集结物，有时似"鞘"。

（二）检查要点

（1）腋毛毛干上见散在的小结节，与毛干牢固黏着，在腋毛中间部分最易见到。

（2）结节呈黄色、红色、黑色，蜡样，1~2mm 大小。

（3）毛干失去光泽，变脆易断。

（4）其下方皮肤正常。

（三）辅助诊断

（1）病毛直接镜检：结节状不规则菌鞘包绕毛干。其内有短而纤细的菌丝。革兰染色细菌呈阳性的、细长的棒状。

（2）一般不推荐细菌培养（必要时仍可以做）。

（四）鉴别诊断

1. 阴虱病 阴虱病为寄生于人的阴毛、腋毛上的阴虱叮咬其附近皮肤，从而引起瘙痒的一种传染性寄生虫病。其卵则可牢固地黏附在阴毛上。临床上可见红色丘疹、阴毛上白色附着物（虫卵），患者感瘙痒，内裤见红色皮屑，可见继发的湿疹或毛囊炎。将拔下的病毛置于显微镜下可见到虱卵、甚至阴虱。

2. 毛结节病 是毛发的真菌感染，由毛结节菌感染引起，主要侵犯头发，也可侵犯阴毛。毛干上形成硬的小结节，毛发变脆易折断。病发经氢氧化钾溶液处理后，可在显微镜下见到菌丝与关节孢子。

三、治疗措施

1）剃除患处毛发。

2）局部外用药物治疗

（1）除汗剂：20% 三氯化铝溶液，1% ~3% 甲醛液外用及除汗粉剂外用。

（2）外用抗菌药物：可选择克林霉素溶液或凝胶外用，红霉素软膏或凝胶外用，5% ~10% 硫磺软膏外用。

（3）其他皮肤用品：含 2.5%、5% 或 10% 过氧化苯甲酰的凝胶、乳膏或洗液均可奏效。

四、预后

腋毛癣预后良好，易于治疗。但如果不采取预防措施，可以复发。

（贾玲芝）

第四节　皮肤炭疽

一、概述

炭疽（anthrax）是由炭疽杆菌引起的动物源性急性传染病，是人畜共患传染病。原系食草动物（羊、牛、马等）的传染病，人因通过接触病畜或其产品而感染，它的传染途径有三个：一是经伤口的皮肤接触感染（皮肤炭疽），二是由呼吸道吸入感染（肺炭疽），三是经食用被污染的肉品而感染（肠杆菌）。炭疽杆菌，是一种革兰阳性、兼性厌氧、有荚膜的棒状菌。该菌的芽孢耐力强、不易破坏，在土壤和动物产品中可存活数十年。皮肤炭疽系经有伤口的皮肤接触感染。

二、诊断思路

（一）病史特点

潜伏期一般为 1 ~5d。皮肤型炭疽多见于面、颈、肩、手和脚等暴露部位。起初为红色丘疹或结节，无痛或瘙痒。接着中央发生水疱、溃疡，坏死、出血，直径 1 ~3cm。进而病变周围出现较密集的小水疱，并出现显著的非凹陷性水肿，水肿区可达 10 ~20cm。其后形成浅溃疡，并形成炭末样黑色干痂，故名炭疽。黑痂于 1 ~2 周后脱落，痂下的肉芽组织愈合而形成瘢痕。局部淋巴结肿大。有时伴有，肌痛、头痛、发热、恶心和呕吐等全身症状。感染可以经过血液而散布全身。少数病例局部可无黑痂而呈大片状水肿（恶性水肿），可迅速进展为大片坏死，多见于眼睑、颈、大腿组织疏松部位。

（二）检查要点

（1）皮损区水肿、坏死而无脓液。曾被称之为"恶性脓疱"；尽管既不是恶性肿瘤，又没有脓疱。

（2）皮损无痛，或仅有轻微瘙痒。因为细菌毒素破坏了局部的真皮神经末梢纤维。

（3）即使经过抗生素治疗，皮损也经过典型的黑痂过程。

（三）辅助检查

1. 一般检查　患者外周血白细胞计数大多增高，一般（10～20）×10^9/L，少数可高达（60～80）×10^9/L，以中性粒细胞为主。

2. 特殊检查　如下所述。

（1）皮损区取材细菌培养及革兰染色可分离鉴定炭疽杆菌。

（2）组织病理学：皮肤炭疽呈"痈"样病灶，可见界限分明的浸润，中央隆起呈炭样黑色痂皮，四周为凝固性坏死区；上皮组织呈急性浆液性出血性炎症，间质水肿显著；坏死区及病灶深处均可找到炭疽杆菌。

（3）血清学检查：琼脂扩散试验、间接血凝试验、补体结合试验及炭疽环状沉淀试验（Ascolis test）等有助于诊断。

（四）诊断步骤

根据接触史、临床表现和辅助检查，结合流行病学资料进行诊断。对于并发肺炭疽、肠炭疽、炭疽杆菌败血症的患者，结合相关资料不难做出诊断。

肺炭疽多为原发性，也可继发于皮肤炭疽。可有胸闷、胸痛、咳嗽、咳痰、咯血、寒战、高热、呼吸窘迫。X线检查见纵隔增宽、胸腔积液及肺部炎症。肠炭疽可表现为急性肠炎型或急腹症型。脑膜炭疽（炭疽性脑膜炎）有脑膜刺激症状，剧烈头痛、呕吐、昏迷、抽搐，脑脊液可呈血性。

（五）鉴别诊断

皮肤炭疽需与痈、疏松结缔组织炎等进行鉴别。

三、治疗措施

（一）一般治疗

患者隔离、卧床休息，污染物或排泄物严格消毒或焚毁。对症处理与支持疗法要及时。

（二）局部治疗

局部用 1∶5 000 高锰酸钾液洗涤，可敷以抗生素软膏。避免按压皮损或手术切除皮损，以防止发生败血症。

（三）全身治疗

（1）首选青霉素：皮肤炭疽成人青霉素用量为 160 万～400 万 IU，分次肌内注射，疗程 7～10d。

（2）青霉素过敏者，可选用四环素、多西环素或红霉素。

（3）对并发肺炭疽、肠炭疽、脑膜炭疽或败血症者，青霉素每日 1 000 万～2 000 万 IU 静脉注射。可同时合用氨基糖苷类抗生素，疗程至少 2～3 周。

（4）对皮肤恶性水肿等重症患者适当应用肾上腺皮质激素，以控制病情发展、减轻毒血症。可以给予氢化可的松 100～300mg/d。

四、预后评价

如果治疗及时，皮肤炭疽可以康复。并发肺炭疽、肠炭疽、脑膜炭疽或败血症者，预后欠佳。

（贾玲芝）

第五节　棒状杆菌癣样红斑

一、概述

棒状杆菌癣样红斑（erythema），又称红癣。是间擦部位皮肤的一种慢性浅表感染，由微细棒状杆菌引起。微细棒状杆菌是条件致病菌，常寄生于人的皮肤表面、鼻、咽、眼结膜、外耳道等处。因该病皮损与体癣类似，故名棒状杆菌癣样红斑。

二、诊断思路

（一）病史特点

（1）暗红色或褐色斑片，位于皮肤皱折处如腋窝、乳房下、起皱腹股沟部、臀缝、肛周等部位。

（2）可无自觉症状或有瘙痒。

（3）感染常呈单侧性，可持续数月至数年。

（4）糖尿病患者中可见泛发性红癣，其皮损可广泛分布于躯干和四肢。

（二）检查要点

（1）上述间擦部位境界清楚、边缘不规则的红色、褐色斑片；皮损起初光滑，以后起皱、伴有鳞屑。

（2）大腿内侧、腹股沟、阴囊、趾间最常受累，腋窝、乳房下、脐周等处次之。

（3）Wood 灯检查皮损处可见珊瑚红色荧光。

（三）辅助检查

（1）Wood 灯检查皮损处可见珊瑚红色荧光，但就诊前沐浴者可能阴性。

（2）革兰染色提示革兰阳性微细棒状杆菌。

（3）细菌培养可资鉴定病原菌。

（4）组织学检查时，表皮角质层中可见棒状、丝状细菌外观。

（四）鉴别诊断

需要与以下疾病鉴别。

1. 股癣　炎症反应比本病明显，境界清楚，边缘脱屑，可有水疱形成。鳞屑真菌检查阳性。

2. 花斑癣　好发于躯干上部，伴光亮皮屑。Wood 灯检查呈黄色荧光。鳞屑真菌检查呈糠秕马拉瑟菌阳性。

3. 皮肤念珠菌病　好发于间擦部位，局部浸渍湿润，真菌检查呈念珠菌阳性。

4. 非感染性疾病　如脂溢性皮炎、神经性皮炎、脂溢性银屑病等，这些病在 Wood 灯光下不显荧光。

三、治疗措施

（一）系统治疗

（1）大环内酯类：红霉素 250mg，4 次/d，口服 7～14d，克拉霉素 1g 顿服。

（2）四环素 250mg，4 次/d，口服 2 周。

（二）局部外用药物治疗

（1）2%～4% 红霉素软膏每日两次，外用，用 4 周。

（2）2% 夫西地酸乳膏（fusidic acid cream）外用。

（3）2% 咪康唑乳膏外用。

（4）魏氏膏（Whitfield's ointment）（6% 苯甲酸、3% 水杨酸）外用 4 周，注意有局部刺激。

（5）2% 克林霉素液外用。

四、预后

本病预后良好。

（齐海华）

第六节 蜂窝织炎

蜂窝织炎（cellulitis）系皮下组织、筋膜下、肌间隙的急性弥漫性化脓感染。病原菌主要为溶血性链球菌及金黄色葡萄球菌。大部分皮损是原发的，细菌通过小的皮肤创伤而侵入；有的可由淋巴及血行感染所致。

一、诊断要点

（一）临床特点

初起为弥漫性浸润性斑块，境界不清，迅速向四周扩散，局部发热，疼痛明显，伴有寒战、高热和全身不适等症状。红斑呈显著性凹陷性水肿，严重者可发生水疱或深在性脓肿。常伴有淋巴结炎、淋巴管炎，甚至发生败血症。好发于四肢、颜面、外阴、肛周等部。发生于指趾的蜂窝织炎局部有明显的搏动痛及触压痛。慢性蜂窝织炎常呈板样硬化，色素沉着或潮红，疼痛不明显，可见皮肤硬化萎缩改变，类似于硬皮病，好发于小腿远端及踝上部，又称为硬化性蜂窝织炎。如损害反复发作，称为复发性蜂窝织炎，常在唇部或颊部等处间歇性发作，略红，几天可消退，可误诊为血管性水肿。

（二）实验室检查

周围血白细胞总数增高，嗜中性粒细胞升高，急性期血沉加快。发生于眼眶及副鼻窦部位的蜂窝织炎，应做头部 CT、拍 X 线片，发现原发病灶，如鼻窦炎等。脓液应做细菌培养及药物敏感试验。

二、治疗

治疗原则为消炎、止痛、控制病情以防转为慢性。应加强营养、卧床休息。

（一）全身疗法

（1）早期应用高效、足量抗生素，如青霉素、头孢哌酮、氧氟沙星或林可霉素等（具体用法见"丹毒"的治疗）。有时应根据脓培养和抗生素药物敏感试验结果选用合适的抗生素。

（2）补充足量维生素，如维生素 C、复合维生素 B、维生素 E 等。

（3）可酌情给予解热止痛药，如去痛片，APC 等。

（二）局部治疗

（1）注意休息，抬高患肢，未成脓时可做局部热敷。早期可用生理盐水敷料敷于患部，或用 50% 硫酸镁溶液冷湿敷，然后敷以 10% 鱼石脂软膏或莫匹罗星软膏，环丙沙星软膏等包扎。

（2）局部可用紫外线及超短波理疗。

（3）已化脓者必须切开引流。

（齐海华）

第六章

病毒性皮肤病

第一节 概述

病毒引起人类的疾病远远超过了其他病原微生物的感染，多数急性感染性疾病都是由病毒所引起。近年来由于分子生物学技术的进展，人们对病毒感染性皮肤病的认识有了显著的提高。病毒感染性皮肤病是指人类由于病毒感染出现皮肤、黏膜改变的一类疾病，有些病毒感染性皮肤病以皮肤、黏膜的改变为主要表现，如麻疹、水痘、疱疹、疣等，而有些病毒感染性皮肤病除了有皮肤、黏膜损害，常常有全身多系统的表现，且皮肤、黏膜的损害成为诊断病毒感染的线索或依据。因此对病毒感染性皮肤病的认识，对病毒感染性疾病的诊断、治疗和预防十分有益。

一、病毒的基本概念

病毒是一种体积微小、结构简单、完全依靠寄生在宿主细胞内才可以复制、增殖的微生物。病毒能通过细菌所不能通过的滤器，不同的病毒大小相差极为悬殊，最大的病毒如痘苗病毒直径240～300nm，最小的病毒如口蹄疫病毒只有10nm。病毒的形状有蝌蚪状、球状、砖状和杆状。具有传染性的完整病毒颗粒称为病毒体（virion），主要由核酸及结构蛋白组成。核酸分为 DNA 和 RNA，是病毒的基因组（genome），其外包以蛋白性衣壳（capsid）。核酸与衣壳组成核衣壳（nucleocapsid）。大多数小型病毒就是裸露的核衣壳，称为无包膜病毒（non - enveloped virus）。少部分病毒核衣壳外包以脂蛋白性包膜，称为包膜病毒（enveloped virus）。病毒的衣壳和包膜都有抗原性，可诱导免疫应答。衣壳还具有以下作用：诱导机体产生特异性的血清学反应，保护病毒核酸免受生物环境中酶等降解，以及增加病毒感染的效率等。包膜对病毒黏附和侵入宿主细胞具有重要的作用。

二、病毒的分类及相关疾病

病毒的分类方法有传统分类法和现代分类法。传统分类法是按病毒对宿主或宿主某一器官的"嗜性"，结合如主要的传播途径、侵袭部位、临床特征等临床流行病学，分为呼吸道病毒、肠道病毒、嗜肝病毒、虫媒病毒等，但有些病毒因传播途径多样性以及组织感染的泛嗜性，如 EB 病毒、巨细胞病毒、人类免疫缺陷病毒（HIV）等，传统分类法显然存在明显的缺陷。2005 年，国际病毒分类委员会公布的病毒分类命名第八次报告中，将与人类疾病相关的重要病毒进行分类，见表 6 - 1 和表 6 - 2。

表 6 -1　与人类皮肤病相关的 DNA 病毒科分类及相关疾病

病毒科名	重要病毒	主要相关疾病
痘病毒科（Poxviridae）	正痘病毒组	天花、种痘反应、牛痘、猴痘
	副牛痘病毒组	挤奶人结节、羊痘、副牛痘、海豹痘
	传染性软疣病毒	传染性软疣
疱疹病毒科（Herpesviridae）	单纯疱疹病毒Ⅰ型、Ⅱ型	单纯疱疹、Kaposi 水痘样疹
	水痘－带状疱疹病毒	水痘、带状疱疹

病毒科名	重要病毒	主要相关疾病
	巨细胞病毒	巨细胞包涵体病、获得性巨细胞病毒感染
	EB 病毒	传染性单核细胞增多症
	人疱疹病毒 6 型	幼儿急疹、婴儿玫瑰疹
	人疱疹病毒 7 型	斑丘疹样发疹、玫瑰糠疹
	人疱疹病毒 8 型	Kaposi 肉瘤
腺病毒科（Adenoviridae）	腺病毒	腺病毒感染
嗜肝病毒科（Hepatophilidae）	乙型肝炎病毒	小儿丘疹性肢端皮炎
乳多空病毒科（Papovaviridae）	人乳头瘤病毒	寻常疣、尖锐湿疣、扁平疣
小 DNA 病毒科（Parvoviridae）	细小 B19 病毒	传染性红斑、丘疹紫癜性手套短袜综合征

表 6 - 2　与人类皮肤病相关的 RNA 病毒科分类及相关疾病

病毒科名	重要病毒	主要相关疾病
副黏病毒科（Paramyxoviridae）	麻疹病毒	麻疹
小 RNA 病毒科（Picornaviridae）	柯萨奇病毒、埃可病毒、鼻病毒、其他肠道病毒	疱疹性咽峡炎、手足口病、口蹄疫、柯萨奇病毒疹、埃可病毒疹、波士顿发疹病等
正黏病毒科（Orhomyxoviridae）	流感病毒 A、B、C	流行性感冒
披膜病毒科（Togaviridae）	风疹病毒	风疹、先天性风疹综合征
逆转录病毒科（Retroviridae）	人类嗜 T 细胞病毒	人类嗜 T 细胞病毒感染
	人免疫缺陷病毒	艾滋病
黄病毒科（Flaviviridae）	黄热病病毒	黄热病
	登革热病毒	登革热
	丙型肝炎病毒	丙型肝炎
冠状病毒科（Coronaviridae）	冠状病毒	冠状病毒感染、SARS
沙粒病毒科（Arenaviridae）	拉沙热病毒	拉沙热
布尼亚病毒科（Bunyaviridae）	汉坦病毒	流行性出血热
弹状病毒科（Rhabdoviridae）	狂犬病病毒	狂犬病

三、病毒感染的发病机制

（一）病毒的感染过程

病毒的感染过程就是病毒通过某种途径进入机体后，在易感者宿主细胞内复制增殖的过程。引起皮肤损害的病毒可以由全身血行播散而来，如麻疹病毒、风疹病毒等；也可以直接通过皮肤侵入，如人乳头瘤病毒、单纯疱疹病毒等。完整的皮肤屏障可以有效阻止病毒的侵入，只有当皮肤屏障受到破坏时，如外伤、搔抓、性交等，病毒才可能通过皮肤进入机体。有些病毒只有在特定的宿主细胞内才能复制增殖，反映这些病毒具有嗜组织性，如脊髓灰质炎病毒能选择性感染神经元，称为嗜神经性病毒；有些病毒如人乳头瘤病毒只在感染的上皮细胞内复制，称为嗜上皮病毒。

病毒进入机体后，与宿主细胞作用，通过吸附、穿入、脱壳、转录、翻译、装配和成熟释放完成病毒的复制过程，并在活细胞之间传播。病毒无论在侵入的局部组织内复制，或播散至靶器官组织均可能引起细胞和组织病理性改变和机体的免疫应答并致组织损害，通常最终的结局是病毒被机体清除或形成病毒持续感染。

（二）病毒对宿主细胞的致病作用

①杀细胞效应：病毒在宿主细胞内复制，引起被感染的细胞裂解死亡，如单纯疱疹病毒和带状疱疹

病毒；②稳定性感染：病毒感染宿主细胞后不引起细胞裂解、死亡，其过程缓慢，不阻碍细胞的代谢，不形成杀细胞效应，如疱疹病毒在神经元形成的潜伏感染；③诱导细胞凋亡：病毒感染后，直接或由病毒编码蛋白间接诱发细胞凋亡，如腺病毒感染；④基因整合与细胞转化：某些病毒在感染后可将基因整合到宿主基因中，或病毒蛋白直接作为诱导因子，可导致细胞转化、增殖加快，甚至参与肿瘤的发生发展，如人乳头瘤病毒。

（三）病毒感染的免疫病理作用

病毒具有很强的抗原性，可以在感染过程中通过与宿主免疫系统相互作用，诱发免疫反应，导致机体受损，这是病毒性疾病重要的致病机制之一。免疫损害可以通过特应性细胞或体液免疫途径，也可以因病毒直接诱发的非特异性免疫因子所致。表现为：①抗体介导的免疫病理损害：病毒的衣壳蛋白可以诱导机体产生抗体，抗体与病毒抗原结合后可以阻止病毒扩散的同时，也可以与吸附于宿主细胞表面的抗原结合，再激活补体，导致宿主细胞破坏，即Ⅲ型变态反应，如病毒感染后引起的皮肤血管炎。②细胞介导的免疫病理损害：特异性细胞免疫是宿主清除胞内病毒的重要机制，但在清除病毒的同时也损伤宿主细胞。如部分扁平疣患者，在皮损消退前有局部瘙痒、发红的现象，这就是建立了有效的特异性细胞免疫现象。③致炎症因子的病理损害：病毒感染后可令非特异性诱导细胞因子大量产生，引起组织损害。如EB病毒感染后引起发热、皮疹等，主要与病毒诱发的炎症因子产生有关。

（四）机体的抗病毒免疫

1. 非特异性免疫　是机体抵抗病毒感染的第一道防线，在阻止病毒感染性皮肤病发生中起重要作用。天然免疫中的单核吞噬细胞系统、自然杀伤（NK）细胞等细胞，干扰素等细胞因子及其宿主细胞表面的受体如Toll样受体（TLR）等均成为针对病毒进入体内迅速发生效应的防御系统，并可以有效启动特应性免疫应答。目前临床上应用的药物如咪喹莫特，就是通过刺激TLR提升皮肤局部抗病毒的免疫应答。

2. 特异性体液免疫　病毒感染后形成的特异性体液免疫，主要是指存在于黏膜表面的中和抗体（SIgA）或血中的中和抗体（IgG和IgM）产生，这些中和抗体可以中和游离的病毒体，对再次入侵的病毒体有预防保护作用，但对细胞内病毒体无作用。

3. 特异性细胞免疫　病毒蛋白及其少数DNA聚合酶可以活化T细胞，诱导相应的细胞免疫形成。细胞免疫在清除细胞内感染的病毒过程中起关键作用。细胞免疫中的细胞毒性T细胞（CTL）能杀伤病毒感染的靶细胞，阻断病毒在细胞内复制，是阻止病毒感染的主要免疫机制。

4. 抗病毒免疫持续的时间　病毒感染后机体建立有效的抗病毒免疫持续时间受以下因素影响：①感染的类型：如存在病毒血症的感染，病毒与免疫系统广泛接触，建立的免疫反应往往持续时间较长。相反，如果感染局限于皮肤或黏膜，这种免疫反应持续时间就短暂，特别是局限于皮肤的病毒感染，如人乳头瘤病毒感染等。单纯疱疹病毒由于潜伏在神经根中，且发病过程很少进入血液，因此很难通过建立有效的特异性免疫阻止病毒感染的反复发作。②病毒的血清型：通常只有一个血清型如麻疹病毒、水痘病毒，感染后可以获得牢固性免疫，甚至终身免疫。相反，如果病毒型别较多如肠道病毒，则机体很难建立对所有病毒类型的免疫，因此容易反复感染。③病毒的变异：易发生抗原变异的病毒感染后通常产生短暂的免疫，如流感病毒。

四、病毒感染的皮肤表现

不同病毒感染后皮疹的发生率差别较大，疹型差别也较大，同一疹型也可由多种病毒引起（表6-3）。有病毒血症的病毒感染如麻疹、水痘、幼儿急疹等，通常发生皮损前有发热、乏力等前驱症状，且皮疹多呈播散性。由病毒感染引起的皮疹可以是病毒对皮肤组织的直接作用，也可以是通过机体的免疫反应包括抗原抗体复合物沉积的变态反应或T细胞诱导的迟发型变态反应所致。有些病毒如出血热病毒可以直接作用于毛细血管，引起出血性皮疹等。

表 6-3 病毒感染的皮疹表现

皮疹类型	相关病毒及疾病
斑疹	风疹、埃可病毒（2、4、6、9、11、16、18 型）、柯萨奇病毒 A（2、5、6、9、16 型）、柯萨奇病毒 B5 型、EB 病毒（传染性单核细胞增多症）、人类疱疹病毒 6 型（幼儿急疹）、人类疱疹病毒 7 型
斑丘疹	囊膜病毒、埃可病毒（6、9 型）、麻疹、人类微小病毒 B19（传染性红斑）
斑丘疹 - 水疱	柯萨奇病毒 A（5、9、10、16 型，偶见）、埃可病毒（4、9、11 型，偶见）、马尔堡病毒（青猴病）
斑丘疹 - 瘀斑	囊膜病毒［主要有基孔肯雅（chikungunya）病毒、布尼安病毒（bunyavirus）、出血热（包括拉沙热）病毒］
风团	柯萨奇病毒 A9（偶见）、乙型肝炎病毒（偶见）
水疱	单纯疱疹、手足口病（16、5 型柯萨奇病毒）、疱疹性口腔炎
丘疱疹	水痘 - 带状疱疹、羊痘、挤奶人结节
丘脓疱疹	牛痘、天花
丘疹	传染性软疣、疣、小儿丘疹性肢端皮炎（Gianotti Crosti 综合征）

五、病毒性皮肤病的诊断

（一）病毒性皮肤病的临床诊断

主要依赖病史的询问和详细的体格检查。病史询问中需关注发病季节、发病年龄、生活史（如患者或动物接触史、旅游史、居住环境等）、全身中毒症状（如发热、乏力、食欲下降）、其他系统表现（如腹泻、咳嗽等）以及既往传染病病史，特别是注意发热与发疹之间的先后关系，要了解发疹的时间、部位、顺序、皮疹的演变及瘙痒程度。体格检查时需注意皮疹的分布、疹型，同时需细致的体格检查包括发现其他伴随的体征（如浅表淋巴结肿大、咽部充血、肺部啰音等），不能仅仅关注皮疹，特别是诊断发疹性传染病尤为重要。对局限于皮肤感染患者，需询问外伤史或性接触等病史。

（二）病毒性皮肤病的病原诊断

病原诊断是确诊病毒性皮肤病的重要手段。病毒感染的实验室诊断需要简便、快速、特异的检测方法。通常可选择的方法有：

1. 病毒的分离培养及形态学鉴定

（1）病毒的分离培养与鉴定：病毒分离培养特异性强、假阳性低，是诊断病毒感染的"金标准"。通常有动物接种、鸡胚接种、组织细胞培养等，其中细胞培养技术日趋成熟，逐渐取代动物接种或鸡胚接种，成为主要的病毒分离手段，如单纯疱疹病毒的分离。缺点是要求条件较高，培养时间长，不能用于快速诊断。

（2）光镜检查：用光学显微镜直接观察细胞中的包涵体，如单纯疱疹病毒的感染时疱液涂片可见到细胞核内嗜伊红包涵体等，可以快速诊断。

（3）电子显微镜及免疫电子显微镜检查：电子显微镜检查是诊断病毒性皮肤病重要的形态学技术，可以直接观察到病毒颗粒，也可以通过免疫电子显微镜技术明确病毒的类型，达到快速、早期诊断的目的。缺点是要求条件较高，花费较贵，不能常规用于临床诊断。

2. 病毒性皮肤病的血清学诊断

（1）病毒抗原的检测：可以用 ELISA、免疫荧光等方法检测血液、分泌物或组织中的病毒抗原，有较高的特异性，对病毒感染的早期诊断有一定的价值。

（2）病毒抗体的检测：通过 ELISA 及其他类似的方法，检测病毒感染后血清中的特异性抗体，是一个技术成熟、方法稳定、结果可靠和操作简单的检测方法。通过检测血中的抗体滴度，或特异性抗体来推测病毒感染的存在。由于部分病毒感染后体内可以持续存在特异性抗体，因此分析结果时，需要判断抗体的阳性是现症感染，还是既往感染，有时并不能成为确诊的依据。如单纯疱疹病毒感染时特异性抗体阳性不能成为现症感染的确诊依据，需结合临床分析。动态观察感染后体内抗体滴度的变化（通常滴度升高4倍以上）或检测特异性抗体 IgM 有助于提高病毒抗体检测的诊断价值。新生儿体内特异性抗体阳性可能来自母体内抗体经胎盘进入胎儿所致，不能作为先天性感染诊断的依据。

3. 病毒核酸的检测　病毒核酸检测可以用核酸分子杂交技术、PCR、基因序列分析等方法，可以快速、灵敏、特异检测病毒的核酸，特别是对分离培养困难的病毒如 HPV 等有较重要的价值。检测中需要防止污染引起的假阳性。

（三）病毒性皮肤病的鉴别诊断

病毒感染后引起的皮疹主要与非感染性皮肤病相鉴别，一般通过病史、体格检查及皮疹特征，通常鉴别并不困难，必要时结合病原检查技术可以明确区别开来。对病毒感染发疹性疾病如麻疹、风疹、肠道病毒感染、呼吸道病毒感染等，有时与药疹鉴别较为困难，需仔细分析，其鉴别要点见表6-4。

表6-4　病毒感染性皮肤病与药疹的鉴别

鉴别要点	病毒感染性皮肤病	药疹
病史	受凉或病毒感染患者接触史	明确的服药史
发病年龄	通常儿童或青少年	任何年龄
发病季节	冬春季节	无季节性
起病方式	起病较急	可以急或缓慢
前驱症状	常有，包括发热、流涕、咳嗽、腹泻等	常无，或仅有发热等
发热与发疹规律	常有一定的规律	无规律，主要视服用的药物种类
皮疹形态	常单一	常为多形性
外周血检查	发病早期白细胞总数通常正常或降低，嗜酸性粒细胞计数正常或降低	白细胞总数可以正常、升高或降低，嗜酸性粒细胞计数通常升高
病原学及血清学检查	可以为阳性	通常为阴性
治疗反应	抗病毒治疗有效	糖皮质激素治疗有效
复发	通常无复发	再次用药可复发

六、病毒性皮肤病的预防

病毒性皮肤病的控制在于预防。疫苗接种是预防病毒性皮肤病最重要的手段，对于麻疹、水痘、风疹等疾病，疫苗注射可以取得良好的预防效果。对发生病毒性皮肤病患者有效隔离，减少各种途径的接触也是预防的重要手段。预防外伤、加强劳动保护、维持皮肤屏障的完整性，对预防经皮肤接触感染如 HPV 同样十分重要。

七、病毒性皮肤病的治疗

1. 一般治疗　多数急性病毒性皮肤病病程呈自限性，仅需对症治疗，包括降低体温、适当输液等。局限于皮肤的病毒性皮肤病如各种疣，可以通过物理或局部药物治疗获得满意的效果。

2. 抗病毒治疗　抗病毒治疗仍然是治疗病毒性皮肤病重要的治疗手段，但有些病毒感染如 HPV 仍然缺乏有效的抗病毒治疗药物。根据药物的结构不同，可将抗病毒药分为7类（表6-5），不同的病毒感染其选择的药物也不一样（表6-6）。

表6-5　抗病毒药的结构分类

药物结构	主要药物
三环胺类	金刚烷胺、金刚乙胺、曲金刚胺
核苷类似物	阿昔洛韦、伐昔洛韦、泛昔洛韦、更昔洛韦、拉米夫定、阿德福韦酯、恩替卡韦、替比夫定、齐多夫定、利巴韦林
蛋白酶抑制剂	沙奎那韦、里托那韦、奈费那韦

药物结构	主要药物
神经氨酸类似物	扎那米韦、奥司他韦
焦磷酸类	膦甲酸纳
非核苷类逆转录酶抑制剂	地拉韦定、奈韦拉平
干扰素类	普通干扰素、聚乙二醇干扰素等

表6-6 抗病毒药物作用分类

作用的病毒	主要药物
单纯疱疹病毒	阿昔洛韦、泛昔洛韦、伐昔洛韦
水痘-带状疱疹病毒	阿昔洛韦、泛昔洛韦、伐昔洛韦
巨细胞病毒	更昔洛韦
肝炎病毒	拉米夫定、阿德福韦酯、替米夫定、干扰素等
流感病毒	金刚烷胺、金刚乙胺、利巴韦林
HIV	齐多夫定、拉米夫定、尼维拉平、阿巴卡韦等SS

（齐海华）

第二节　单纯疱疹

一、病因及发病机制

本病系由人类单纯疱疹病毒（herpes virus hominis，HSV）所致。HSV是双链DNA病毒，四周包以立体对称的蛋白质衣壳，其外围再包以类脂质的囊膜，直径为150～200nm，在电子显微镜下呈砖形。根据其抗原性质的不同，HSV可分为Ⅰ、Ⅱ型（简称HSV-Ⅰ及HSV-Ⅱ）。HSV-Ⅰ与大多数面部感染有关，感染后常不出现临床症状，但机体可产生相应的中和抗体，有临床表现的占10%左右；HSV-Ⅱ通常发生于青春期以后，损害多发生在生殖器部位，可通过性交传染，然而HSV-Ⅰ感染也可发生在生殖器部位，反之HSV-Ⅱ感染也可发生在面部。尽管在子宫颈癌组织中发现HSV-Ⅱ抗原及病毒DNA的存在，且流行病学调查显示子宫颈癌患者血清中的抗HSV阳性率较高，但癌组织中并没有发现完整病毒，有关HSV-Ⅱ感染与子宫颈癌发生并无直接证据，其协同致癌作用也没有得到肯定。HSV-Ⅰ可能与唇癌有关。另外，一些研究者用聚合酶链反应（PCR）方法，在多形红斑患者的石蜡包埋组织中回顾性检测HSV-DNA，其阳性率为35%～72%，说明HSV感染可能是多形红斑的病因，且多与HSV-Ⅰ型有关。

人是HSV唯一的自然宿主，70%～90%的成人皆曾感染过HSV-Ⅰ。原发性HSV-Ⅰ的感染，主要发生于5岁以内的幼儿，大多为亚临床感染，少数出现疼痛性疱疹性口炎，但很少发病于6个月以内的婴儿，此乃因其体内有从母体所获得的抗体，而使之免于感染。HSV-Ⅱ感染大多发生在青春期后，原发性HSV-Ⅱ感染大多有临床症状，主要通过性接触感染。

在原发性感染消退后，病毒可长期潜伏在局部感觉神经节细胞中，当某些诱发因素如发热、受凉、曝晒、情绪激动、消化不良、月经或机械刺激等，使机体的细胞免疫功能暂时低下时，则可使处于潜伏状态的病毒再次被激活，沿神经纤维迁移至皮肤、黏膜组织，在上皮细胞中复制、增殖产生新的病毒，导致疾病的复发。

HSV可存在于患者、恢复期患者或无症状带病毒者的水疱疱液、唾液及生殖道分泌物中，其传染方式主要是通过直接接触传染，亦可通过间接接触传染。直接接触传染可以是内源性自身接种，如单纯疱疹病毒感染时有咬指甲或吸拇指习惯者可引起手指感染，也可以是外源性接种，如医护人员接触皮损造成手部感染，哺乳期妇女给疱疹性口炎婴儿哺乳造成乳头感染，体育运动员面部相互接触造成感染等。间接接触传染主要通过唾液、生殖道分泌物，虽然在无症状带病毒者的唾液及分泌物中病毒含量远低于活动性损害处病毒含量，但无症状带病毒者是间接接触的主要传染源。损伤的皮肤、黏膜更容易被感染，病毒经鼻、咽、眼结膜及生殖器等黏膜或皮肤破损处而进入人体，在入口处病毒复制、繁殖，形成局部皮损，或经血行或神经通路播散至其他部位。

在原发性感染后 4～5d，体内产生体液免疫和细胞免疫反应，中和性抗体和补体结合抗体可使复发性单纯疱疹的临床症状减轻及不发生病毒血症，但不能防止单纯疱疹的复发。许多研究证明，单纯疱疹的控制及复发与细胞免疫功能有很大关系，如先天性免疫缺陷的 Wiskott Aldrich 综合征、胸腺发育不全或不发育、淋巴瘤以及接受免疫抑制疗法的患者，易发生单纯疱疹，且病情严重、病程较长。局部皮肤的屏障功能受损也容易诱发疱疹病毒的感染，如特应性皮炎患者疱疹病毒感染率明显升高，甚至出现严重的感染，诱发多形红斑的发生。单纯疱疹可发生在某些大疱性皮肤病患者，如天疱疮患者口腔感染使黏膜病变复杂化，当患者接受免疫抑制剂治疗时可出现严重感染，家族性慢性良性天疱疮感染 HSV 可导致皮损糜烂；有报道称，慢性淋巴细胞性白血病患者并发坏疽性脓皮病感染 HSV 可使病情加重。

孕妇产褥期生殖道原发性 HSV 感染，有 50% 的概率造成新生儿经产道出生时感染，而且此时由于新生儿从母体获得的免疫防御作用尚未起作用，新生儿的原发性 HSV 感染往往是严重的、致死性的。孕妇妊娠 3 个月内原发性 HSV 感染，可造成胎儿生长发育迟缓、成熟障碍。当然，如果孕期或产褥期发生非原发性感染或出现复发性感染，此时由于胎儿受到母体体内产生的抗体保护，新生儿出现严重疾病的可能性极小。

二、临床表现

临床上 HSV 感染可分为原发性感染与复发性感染两型。

"原发性感染"指最初 HSV 感染发生于原先体内缺乏 HSV 抗体的个体，而"复发性感染"则为 HSV 经过潜伏感染后再被激活。大多数原发性感染缺乏临床症状，当第一次出现临床损害时常常是一次复发。鉴于最初的临床表现与原发性感染无关，现多主张将第一次发作称为初发性感染。初发性感染可能是实际意义上的原发感染，但更常见的是一次复发，尤其见于成人的第一次 HSV 感染发作。

单纯疱疹容易复发，且具有在同一部位或区域多次复发的倾向，称为复发性单纯疱疹。复发发生率在口唇为 30%～50%，在生殖器可高达 95%。HSV-Ⅱ复发率比 HSV-Ⅰ高。复发性单纯疱疹共同特征是：①可发生任何部位；②多发生同一区域，但不一定是同一部位；③水疱较小且较簇集，持续时间短，容易发生糜烂、渗液、干燥、结痂；④病程较短，7～10d；⑤通常无全身症状，部分可以并发局部淋巴结肿痛或淋巴管炎。

（一）皮肤黏膜型 HSV 感染

（1）口唇疱疹（herpes labialis）：是临床最常见的一型，绝大多数为复发性感染。95% 以上由 HSV-Ⅰ感染所致。初起局部往往先有灼热、瘙痒及潮红，一般无全身症状，1～2h 后局部出现密集成群或数群针头大小水疱，破溃后糜烂、渗液，逐渐干燥结痂，不合并感染情况下病程 7～10d，愈后局部可留有暂时性色素沉着。皮损好发于皮肤黏膜交界处，如口角、唇缘。偶可在口腔内复发，常固定于齿龈或硬腭黏膜部位。口唇疱疹常常发生于感冒或发热后，又称感冒疮（cold sore）或"热病性疱疹"（fever blister），此外，紫外线辐射常也是口唇疱疹复发的诱因。

（2）颜面疱疹（herpes facialis）：HSV 复发除口唇以外，可以发生在颊部、眼睑、耳垂等部位，表现同口唇疱疹，但通常皮损面积较大，可固定于同一部位，也可不固定于同一部位，容易误诊为蜂窝织炎或大疱性脓疱疮等。

（3）疱疹性齿龈口腔炎（herpetic gingivostomatitis）：是原发性单纯疱疹最常见的一型，大多为 HSV-Ⅰ感染，也不排除 HSV-Ⅱ感染。本病多发于 1～5 岁的儿童，成人少见。潜伏期 5d 左右，初起出现口炎伴有发热甚至高热、不适、倦怠伴有大量流涎，因口腔、咽喉部疼痛哭闹不止，进食或饮水时疼痛加重而影响进食。最初在颊、舌、腭及咽部黏膜发生水疱，此水疱易破溃而形成白色斑块，继而转变为溃疡，上覆以淡黄色伪膜，齿龈潮红、肿胀而易出血。在唇红部和口周围亦常发生水疱，局部淋巴结肿大且有压痛，经 3~5d 后热退，溃疡逐渐愈合，整个病程约 2 周。

（4）生殖器疱疹（herpes genitalis）：大多由 HSV－Ⅱ感染所致，由性接触传染，近年来 HSV－Ⅰ感染引起的生殖器疱疹也有所增加。男性大多开始时表现为局部红肿，继而出现小水疱，很快转变为浅表溃疡，好发于龟头、包皮，常伴有全身不适，自觉局部肿胀、疼痛；不予治疗病程持续 2~3 周。男性同性恋患者可感染 HSV－Ⅱ引起男性肛门直肠炎，临床表现为肛门、直肠疼痛，其程度较其他原因引起直肠感染严重，其他症状有便秘、直肠分泌物、里急后重和发热等，部分患者肛周有水疱或溃疡，直肠分泌物涂片中有许多中性粒细胞，乙状结肠镜检查常见直肠下段黏膜充血和出血，偶见小溃疡；在 HIV 感染患者，HSV 感染后常表现为慢性溃疡。

女性感染后出现的症状与男性基本相同，初起有局部疼痛及排尿困难，阴道分泌物增多，外阴、阴道及子宫颈等处黏膜红肿，有白色斑块，继而形成溃疡，上覆有灰黄色假膜，以子宫颈部出现溃疡时最严重，在外阴附近的皮肤可有散在性水疱，腹股沟淋巴结肿大并有压痛。

复发性生殖器疱疹通常皮损范围较为局限，水疱较小，局部症状较轻，病程 1 周左右。此外一种由 HSV－Ⅱ型感染发生于成人的复发性疱疹。好发于臀部及下肢，偶可发生于眼睑、躯干等部位，女性多于男性，曾经称为疱疹病毒Ⅱ型感染症，实际上是发生在生殖器外的复发性生殖器疱疹，又称为生殖器外疱疹（extragenital herpes）。皮损表现为红斑基础上，发生细小的群集性水疱，易形成脓疱，容易在同一部位或相邻部位反复发作。少部分皮损呈带状分布，容易误诊为"复发性带状疱疹"。发作时或发作间歇期生殖道分泌物可检出 HSV－Ⅱ型。

（5）疱疹性角膜结膜炎（herpetic keratoconjunctivitis）：眼部的原发性 HSV 感染常引起严重的甚至化脓性结膜炎，伴有晶状体浑浊、视力下降、角膜溃疡、眼睑水肿，眼睑周围皮肤可出现小水疱，耳前淋巴结肿大、压痛。

（6）接种性单纯疱疹（inoculation herpes simples）：此乃由于单纯疱疹病毒直接接种于擦伤或正常皮肤内所致。接种后经过 5~7d 的潜伏期，先在接种处发生一硬性丘疹，而后形成大疱或不规则的散在性水疱，局部淋巴结肿大，但发热等全身症状轻微。若接种于指尖，则发生深在性疼痛性水疱，呈蜂窝状外观或水疱融合后转变为大疱，此称为疱疹性瘭疽（herpetic whitlow），易误诊为化脓性感染，多见于牙科医生、护士等。疱疹性瘭疽也可复发，且多见于有复发性生殖器疱疹的女性 HSV－Ⅱ感染者。接种性单纯疱疹也可见于摔跤运动员，在面部、头皮、躯干出现成簇的水疱、脓疱，局部皮肤潮红、肿胀，一般持续 10~12d。面部的皮损类似毛囊炎，容易误诊，但皮损周围的卫星病灶具有典型的脐凹样水疱有助于接种性单纯疱疹的诊断。类似情况也可见于橄榄球运动员，通常称之为"争球痘"。

（7）疱疹性咽炎：大多发生在面、口原发性单纯疱疹患者，但 10% 的生殖器原发性单纯疱疹患者和 1% 的生殖器复发性单纯疱疹患者亦可发生疱疹性咽炎，表现为咽部疼痛、声音嘶哑、吞咽困难，咽喉镜检查见局部浅表性溃疡，上覆以淡黄色假膜，周围有散在性浅表性小溃疡。

（8）疱疹性须疮（herpetic sycosis）：为 HSV（以 HSV－Ⅰ为主）原发或初发感染侵袭毛囊所致。临床表现为数个糜烂性毛囊性丘疹到累及整个胡须区的广泛性损害，使用刀片刮胡须可引起更广泛的损害，病程 2~3 周。发展可以急性，或亚急性甚至慢性，后两种情况容易误诊。诊断线索包括易发糜烂和病程自限性。尽管感染发生在毛囊，但糜烂表面可以分离出 HSV。

（二）系统性 HSV 感染

（1）新生儿疱疹（neonatal herpes）：70% 新生儿疱疹由 HSV－Ⅱ引起的，主要是患有生殖器疱疹的母亲致新生儿出生时经由产道被 HSV 感染，且大多数母亲处在无症状时期。母亲为原发性感染，或早产儿及缺乏获得性母体特异性抗 HSV IgG 抗体的新生儿，感染的风险显著增加。临床表现为 3 型：①皮肤、眼睛和口的局限性感染；②中枢神经系统感染；③播散性感染，包括脑炎、肝炎、肺炎、凝血障碍等。2/3 新生儿首发体征为水疱。其他可表现为喂养困难、高热、肝大、黄疸等，病情严重者易致死亡，恢复后可以留下神经系统等后遗症。

（2）疱疹性肝炎（herpetic hepatitis）：HSV 引起的病毒性肝炎较为少见，大多发生于全身播散性感染者。临床表现有发热、腹痛，常在皮肤黏膜疱疹（尤其是疱疹性齿龈口腔炎）后发生黄疸、肝大、胆红素及氨基转移酶升高，粒细胞增多或减少，出现非典型淋巴细胞、弥散性血管内凝血（DIC）及胸部 X 线检查异常，大多在 1 周内因循环功能衰竭和严重出血而死亡，确诊有赖于肝活检组织的病毒分离、细胞学检查或 HSV – DNA 检测。

（3）无菌性脑膜炎（aseptic meningitis）：HSV 感染中枢神经系统，可以表现为无菌性脑膜炎、横断性脊髓炎（transverse myelitis）、骶骨神经病变，以无菌性脑膜炎最常见。研究报道，发生原发性生殖道 HSV 感染时，有 36% 女性和 13% 男性感染后出现头痛、颈项强直、畏光等症状。脑脊液检查细胞数增多，以淋巴细胞为主，并可检出 HSV – DNA。通常病情呈自限性良性经过，无神经系统后遗症发生。

（4）骶骨神经根病变：十分罕见，主要见于同性恋患者发生肛周原发性 HSV 感染，表现为骶部感觉异常、尿潴留、便秘和男性阳痿等，一般为一过性，数天到数周可以自然恢复。

（5）Bell 麻痹（Bell paralysis）：即面神经瘫痪，现认为是机体对疱疹病毒感染的反应，支持这一推断的重要依据是患者面神经神经内膜液和耳后肌肉中可检测到 HSV – Ⅰ 基因，因此有人建议在 Bell 麻痹早期处理时，应考虑适当的抗病毒治疗。

（6）复发性淋巴细胞性脑膜炎（recurrent lymphocytic meningitis）：为一种良性无菌性脑膜炎，与 HSV 感染有关，表现为周期性发作，持续 3～14d，间歇为数月到数年。有研究表明，13 例复发性淋巴细胞性脑膜炎患者中，有 12 例脑脊液中检测到抗 HSV – Ⅱ 抗体，其中 10 例 PCR 检测出 HSV – Ⅱ DNA，1 例同时检测出 HSV – Ⅰ DNA 和抗体；另一研究发现，27 例原发性 HSV – Ⅱ 脑膜炎患者中，有 5 例出现复发症状。有报道对疱疹病毒感染患者进行预防性或发疹前阿昔洛韦干预治疗，可防止脑膜炎的复发。

（7）播散性单纯疱疹（disseminated herpes simplex）：又称为系统性单纯疱疹，本症多发于营养不良、淋巴肉瘤、Wiskott – Aldrich 综合征、特应性皮炎、严重灼伤以及使用免疫抑制剂等免疫功能低下的患者及未从母体获得抗疱疹病毒抗体的新生儿，偶尔也可发生于正常人。播散性单纯疱疹可出现全身皮肤广泛性水疱，也可无广泛性皮损，临床上表现为严重性疱疹性齿龈口腔炎或生殖器疱疹伴有高热，甚至惊厥，继而全身皮肤发生水疱，水疱顶部可有脐窝状凹陷，也可无严重的皮肤损害，但因发生病毒血症，引起内脏受累，如引起疱疹性肝炎、脑炎、胃肠炎以及肾上腺功能障碍等；出现疱疹性脑炎时，如不及时治疗，病死率相当高，即便幸存，也会出现较高的致残率；新生儿播散性 HSV – Ⅱ 感染者，即使进行有效的抗病毒治疗，预后比播散性 HSV – Ⅰ 感染更差；HSV 感染出现肝功能损害并不罕见，在成人出现疱疹性肝炎并不多见，但一旦出现严重的肝功能损害常常是致死性的；免疫功能低下者、烧伤及气管插管患者和新生儿还可出现严重的下呼吸道感染；播散性单纯疱疹患者偶尔可出现单发性关节炎。

单纯疱疹一般预后良好，有一定的自限性，播散性单纯疱疹、新生儿疱疹有一定的致残率和致死率，特别是发生疱疹性肝炎、疱疹性脑膜脑炎时，死亡率较高。

三、组织病理

原发性单纯疱疹与复发性者的病理变化相同。表皮细胞发生水肿、气球样变性、网状变性和凝固性坏死，表皮棘细胞内、细胞间水肿，导致表皮内厚壁水疱的形成，由于气球样变性比较明显，且多发生于疱底部，故水疱常为单房性，在水疱的上部及周围可见网状变性，早期表皮内、后期真皮中有中性粒细胞浸润。特征性的改变为气球样变性细胞的胞核中，且在同一切片中，常可见到不同阶段的细胞核内病毒包涵体（Lipschutz 小体），此包涵体早期呈嗜碱性，Feulgen 反应阳性，但后期则变为嗜酸性，Feulgen 反应阴性。另外在感染的表皮及角膜上皮中，几乎都可发现 2～15 个核甚至更多核的多核巨细胞。陈旧的水疱内可见有红细胞及中性粒细胞。真皮乳头层有轻度水肿，有数量不等的中性粒细胞浸润，在反应严重时，真皮有严重的血管炎，表现在血管壁内及其周围有纤维蛋白样物质沉淀及致密的中性粒细胞为主的炎性浸润。此外，可有红细胞外渗，中性粒细胞的核碎裂，偶尔有纤维蛋白样血栓形成而致坏死。

四、诊断及鉴别诊断

常见的单纯疱疹多为复发型，根据其临床特点，如成群的水疱，好侵犯皮肤与黏膜交界处，多见于发热及消化障碍的疾病中，自觉有灼热及痒感等，即可诊断。

实验室检查方法有：

1. 疱液涂片检查　取新鲜水疱疱底的疱液作涂片，用 Giemsa 染色，一般可见许多棘刺松解、一个或数个核的气球样细胞以及嗜伊红性核内包涵体。有条件时，可用电子显微镜直接寻找疱液中的病毒颗粒。

2. 疱液病毒培养与接种　取材时用醋酮（不能用酒精）消毒水疱，然后用干燥的细针吸取疱液置于消毒的试管内，立即送往实验室进行培养和接种。若将疱液接种于家兔的角膜，能引起树枝状角膜炎。

3. 免疫荧光检查　刮取疱底部疱液置于玻璃片上，再加上 2 滴磷酸缓冲液的生理盐水，混合，空气中干燥，固定，用兔抗疱疹病毒血清及荧光素标记的抗兔球蛋白染色，则可见阳性荧光。其敏感性较高且迅速，但只适用于早期损害。

4. 血清抗体测定　对原发性单纯疱疹的患者，测定其血清中中和抗体的效价，对诊断有帮助，在血清中发现 IgM 型抗体更有诊断价值。

5. 聚合酶链式反应（PCR）法检测　用钻孔或手术方法取皮损放入离心管中，−20℃ 冰箱保存、待检测，PCR 检测可扩增到 HSV 特异性 DNA 片段。有研究证实，用 HSV 共同引物可从皮肤及石蜡组织标本中迅速、简单、敏感和特异地检测出皮肤和黏膜 HSV 感染，并且已经证实该引物对 HSV 的扩增是特异的。

对某些少见的原发性感染者，如疱疹性齿龈口腔炎，鉴别诊断需考虑链球菌感染、白喉、鹅口疮、阿弗他口炎、柯萨奇病毒感染、白塞病及 Stevens − Johnson 综合征，有时需配合特殊的实验室检查以助诊断。实验室检查包括疱液病毒接种与培养（需 1～5d）、血清抗体滴度测定，快速诊断方法有免疫荧光抗原检测、电子显微镜观察病毒颗粒、PCR 检测 HSV − DNA 等，后者对疱疹性脑炎和复发性淋巴细胞性脑膜炎的诊断尤为重要。

五、治疗

（一）抗病毒治疗

无并发症的轻度单纯疱疹无需特殊治疗，局部应用抗生素可减少继发性细菌感染。严重的原发性单纯疱疹和反复发作的复发性单纯疱疹可考虑抗病毒治疗。既往文献上曾报道很多防治单纯疱疹的方法，如左旋咪唑、疫苗（牛痘苗、脊髓灰质炎疫苗、卡介苗和热灭活的 HSV）、碘苷（疱疹净）、冷冻疗法、硫酸锌、补骨脂素加紫外线、聚烯吡酮碘溶液、α − 脱氧右旋葡萄糖和 L − 赖氨酸等，但均无肯定的临床效果，目前对治疗疱疹病毒唯一肯定有效的药物是阿昔洛韦及其衍生物，包括伐昔洛韦（valaciclovir）、泛昔洛韦（famciclovir）和喷昔洛韦（penciclovir）等。

1. 原发性单纯疱疹　阿昔洛韦系统用药适用于严重的或潜在严重的原发性单纯疱疹感染，治疗越早越好，通常剂量为 5mg/kg 静脉滴注，每 8h 1 次，有报道新生儿原发性单纯疱疹和疱疹性脑炎使用双倍剂量。阿昔洛韦进入体内后通过肾脏排泄，因此有肾功能不全者需根据肾功能调节剂量；大剂量静脉滴注可引起一过性血尿素氮和肌酐升高，因此建议使用本药时缓慢静脉内滴注，最好不短于 1h，同时适当补充水分。口服给药通常剂量为每次 200mg，每天 5 次，也有报道每次 800mg，每天 2 次治疗有效。系统用药一般要 5～10d。

2. 复发性单纯疱疹　复发性口唇疱疹如果发作不严重或发作不频繁，可不予治疗。如果治疗，应在临床症状出现时尽快开始治疗，阿昔洛韦治疗可缩短病程、减轻发作的严重程度。如果复发性单纯疱疹频繁发作，需进行长疗程预防性阿昔洛韦治疗，口服治疗剂量每次 200～400mg，每天 2 次，维持 4～6 个月，可延长发作间隙。免疫功能受损的患者，皮肤黏膜单纯疱疹对静脉滴注阿昔洛韦有良好的疗效，治疗需要在免疫抑制剂使用前几天开始，口服或静脉滴注均有效，可预防单纯疱疹的感染，治疗时间需度过患者的危险期，如需长期预防治疗，阿昔洛韦仍然有效。有报道面部美容激光治疗后，引起面部单纯疱疹播散泛发，因此在激光治疗前，可进行预防性治疗，以防止单纯疱疹病毒的激活和泛发播散。

阿昔洛韦对疱疹性湿疹、新生儿疱疹有效，可降低单纯疱疹性脑炎的发生率和死亡率。阿昔洛韦对生殖器原发性单纯疱疹的疗效优于对复发性单纯疱疹的疗效，尽管如此，对严重的复发性单纯疱疹，阿昔洛韦治疗是值得的，而且治疗要尽早开始，最好患者能自备药片，感觉有复发症状时即自行开始治疗；反复发作的复发性单纯疱疹及单纯疱疹与多形红斑相关者，可进行长疗程预防性阿昔洛韦治疗，虽然有报道停止治疗后，甚至数年以后仍有单纯疱疹复发的可能，长疗程预防性阿昔洛韦治疗的剂量为200～1 000mg/d，一般推荐剂量为400mg，每天2次，以后逐渐减少用量，根据个体差异，摸索出最小有效维持量。伐昔洛韦250mg，每天2次，或1g，每天1次；或泛昔洛韦250mg，每天2次，或125mg，每天3次，均可有效地抑制单纯疱疹复发。

阿昔洛韦外用对疱疹性角膜炎有效，对复发性口唇、生殖器单纯疱疹及第一次复发的单纯疱疹，外用阿昔洛韦对改善症状有一定的效果，但不如口服治疗明显，也有报道无效。目前无明确的证据表明，阿昔洛韦外用可影响皮肤黏膜复发性单纯疱疹的疾病过程，而喷昔洛韦外用疗效优于阿昔洛韦外用，与安慰剂相比较，喷昔洛韦外用可缩短疼痛和皮损的病程。

HSV对阿昔洛韦的耐药情况尚不严重，至少在免疫功能正常的人群是如此，而在免疫功能受损、需要长期或反复治疗的患者，由于耐药病毒株的出现，导致了难治性皮损的存在。病毒耐药的机制有：①病毒胸腺嘧啶激酶的改变；②病毒胸腺嘧啶激酶的缺失；③病毒DNA聚合酶的转变，这种变化比较罕见。耐药病毒株可选择膦甲酸钠（foscarnet）和西多福韦（cidofovir）。

产妇有外阴-阴道原发性单纯疱疹者，经阴道产新生儿感染疱疹病毒的危险性较大，需剖宫产，且新生儿需考虑阿昔洛韦治疗。

3. 其他治疗　严重的单纯疱疹对阿昔洛韦耐药的患者，可考虑系统应用膦甲酸钠治疗，本药通过阻断DNA复制而达到抗病毒作用，除系统应用外，膦甲酸钠外用也有效。小部分对常规治疗无效的严重HSV感染患者，对西多福韦治疗可能有效。提高机体抗HSV免疫力可减少单纯疱疹的复发率，单纯疱疹病毒疫苗正在研制中，但尚未在临床上推广应用。

（二）外用药物治疗

局部治疗忌用糖皮质激素软膏，应以收敛、干燥和预防感染的药物为主，可外用2%硫酸锌溶液或1%醋酸铝溶液湿敷，氧化锌软膏、5%阿昔洛韦霜、3%酞丁胺霜外涂，继发感染时可用0.5%新霉素霜、莫匹罗星软膏等。对原发性齿龈口腔炎应保持口腔清洁，可用中药金银花、连翘煎水含漱，以减少继发感染的发生；对疱疹性角膜炎可用0.1%～0.5%疱疹净溶液滴眼；对生殖器疱疹可用2%～3%过氧化氢溶液清洗患部，然后涂以甲紫溶液，或用1/5 000高锰酸钾溶液浸泡。

咪喹莫特（imiquimod）和雷西莫特（resiquimod）外用，可诱导局部细胞因子的释放、增强抗病毒作用，对治疗生殖器复发性单纯疱疹有一定疗效。锌离子可抑制HSV特异性DNA聚合酶的活力，复发局部外用可防止单纯疱疹复发，但也有报道无效，具体方法有：0.025%～0.05%硫酸锌溶液局部湿敷，每次10min，每天2～4次，或局部硫酸锌凝胶外涂。局部防晒霜应用可防治口唇单纯疱疹的复发或减轻复发的严重程度。

（三）中医疗法

中医认为，本症发病系体内蕴热，外感时邪，热毒相结，阻于肺胃，上蒸头面或下注二阴而致。故发于头面部者，一般以清解肺胃热毒而治，用辛夷清肺饮加减；若发于外阴者，则以清热利湿解毒论治，方用龙胆泻肝汤加减。

目前尚没有理想的防止单纯疱疹复发的方法，有人用单纯疱疹Ⅰ型和Ⅱ型灭活疫苗皮下注射来预防同型单纯疱疹的复发，但临床上尚未得到推广应用。

（齐海华）

第三节 卡波西水痘样疹

一、病因及发病机制

本病首由卡波西（Kaposi）于 1854 年所描述，其特点为在特应性皮炎或其他某种皮肤病损害的基础上，突然发生脐窝状水疱性皮疹，当时未能明确病因。后来发现感染单纯疱疹病毒、牛痘病毒、天花病毒及柯萨奇 A16 病毒皆可引起此种皮疹，以 HSV－Ⅰ感染最常见，通常命名为疱疹性湿疹，其他尚有种痘性湿疹及柯萨奇湿疹等名称。

本症的基础皮肤病大多是特应性皮炎（包括新近痊愈的患者），偶尔可发生于脂溢性皮炎、脓疱疮、疥疮、落叶性天疱疮、玫瑰痤疮家族性慢性良性天疱疮、鱼鳞病样红皮症、Darier 病、蕈样肉芽肿、Sezary 综合征、银屑病、变态反应性接触性皮炎或其他炎症性皮肤病等。局限性皮肤损害可能由病毒局部播散引起，广泛性皮肤损害病毒则可能由损伤的皮肤进入体内，通过血行播散全身。皮肤的损伤可由外伤引起，也可由美容治疗如皮肤消磨、激光治疗等引起，原发部位的自体接种，可能不是一个重要的因素。

患者免疫功能基本正常，但也有免疫功能不全的报道，如 IgG2 缺乏症，免疫功能异常与疾病的发生关系尚不明了；局部或系统应用糖皮质激素或免疫抑制剂与疾病的发生也有一定关系。有报道，长期外用钙调神经磷酸酶抑制剂可以诱发本病。

二、临床表现

本病可发生于任何年龄，多见于 3 岁以内的儿童及 20 ~ 30 岁的青年人。严重的广泛性皮肤损害患者，感染病毒后，经过约 10d（5 ~ 19d）的潜伏期，可出现高热、全身不适、嗜睡等中毒症状。发热第二天就开始发疹，突然发生大量群集的水疱，迅速变为脓疱，也可先发生小的红色丘疹，而后很快变为水疱、脓疱，基底明显红肿，部分疱顶有脐窝状凹陷。2 ~ 3d 后损害可互相融合成片，但其附近仍有散在性典型皮疹，有的皮疹可为出血性。皮疹多局限于面部、肩部或臀部等原有皮肤病部位，也有少数可发生于正常皮肤上，甚至为全身性。附近淋巴结常肿大疼痛。发病后 5 ~ 10d 内，皮疹相继成批出现。经 8 ~ 14d 机体产生足够的抗体，皮疹渐渐干燥结痂，留有色素沉着及浅表性瘢痕而愈，全身症状也逐渐减轻消失。少数病例病情继续加重，出现致死性、系统性感染。并发症可有结膜炎、角膜炎或角膜溃疡、脑炎、中耳炎、肺炎、便血、尿闭或婴儿坏疽性皮炎等。

局限性感染者皮损局限在原有皮肤病处，易误诊为继发性细菌感染，但典型的脐窝状凹陷性水疱，以及继而出现糜烂是本病的特点，且常常对抗生素治疗无效。患者常有低热、附近淋巴结肿大。病情有自限性。

血常规变化，常有白细胞减少，并发感染时略见增高。

本病易反复发作，但复发者一般较初次发作时轻，也有复发时加重者。

三、组织病理

在表皮内或表皮下可见水疱或脓疱，并有网状和气球状变性，疱疹性湿疹常有多核的上皮细胞，而牛痘性湿疹则无。在真皮有大量炎细胞浸润，其中以中性粒细胞较多。由于原来有炎症性皮肤病的基础，加上病毒感染后，其炎症复杂化，故常难以发现包涵体。

四、诊断及鉴别诊断

在原有炎症性皮肤病的基础上，突然发生数目较多的脐窝状水疱和脓疱，有 HSV 等病毒接触史，并伴有全身症状，可以诊断。

鉴别诊断主要需与原有炎症性皮肤病继发感染相鉴别，后者表现为原有皮损加重，出现脓疱，无典型的脐窝状凹陷性水疱，抗生素治疗有效。

五、预防与治疗

1. 加强宣传教育　有特应性皮炎等炎症性皮肤病的患者，应避免与单纯疱疹患者接触。本症患者应当隔离，以免传染他人。

2. 加强护理　积极进行支持疗法及对症治疗；在有效的抗病毒治疗基础上，原发病治疗可按原治疗方法进行，糖皮质激素的治疗要在皮损愈合后施行。

3. 抗病毒治疗　本病一经确定诊断，应尽快给予抗病毒治疗，病情严重者予静脉内输注阿昔洛韦，病情相对较轻者也可口服阿昔洛韦或其衍生物，如伐昔洛韦、泛昔洛韦，用法和剂量同单纯疱疹治疗。也可用丙种球蛋白肌内注射，每天或隔天 1 次，每次 3 ~ 6ml。亦有人认为美替沙腙（methisazone）对牛痘性湿疹有较好的疗效。

4. 局部疗法　以消炎、收敛、抗菌、防止混合感染为原则，可用 0.1% 依沙吖啶溶液湿敷或 1% 新霉素霜、莫匹罗星软膏、夫西地酸软膏等抗生素外用。

（齐海华）

第四节　水痘

一、病因及发病机制

水痘和带状疱疹是由同一种病毒即通常称之为水痘带状疱疹病毒（varicella – zoster virus，VZV）引起的原发感染。VZV 呈砖形，直径为 150 ~ 200nm，核酸为 DNA，有立体对称的衣壳，外包以类脂及蛋白质组成的球状囊膜，在细胞核内繁殖。水痘是 VZV 的原发性感染，感染后产生病毒血症并出现皮疹。易感人群绝大多数在接触后发病，很少发生隐匿性感染。感染后病毒持续潜伏在神经节细胞中，通常潜伏在感觉神经元细胞中。

水痘在全球范围内发病，该病毒通过患者的鼻咽部分泌物飞沫传染，其传染性很强，传染期从发疹前 2d 到发疹后 5d，患者的呼吸道分泌物、疱液和血液中均存在病毒，疱液中病毒含量很高，经直接接触疱液也可传染，但直接接触疱液传染的流行病学意义尚不清楚，干燥结痂的皮疹无传染性。在城市中水痘呈不规则间隙流行，最高的发病年龄为 2 ~ 10 岁，大多数为亚临床感染，据统计在 15 岁以内的正常人群中，约 70% 均有曾被感染的证据。水痘发生后机体产生持久的免疫力，再次感染的机会很小，特别是免疫功能正常的人群，二次感染十分罕见，但临床上轻微水痘样发病的再感染病例也偶有发生。水痘发疹后 2 ~ 5d，机体产生 IgG、IgM 和 IgA 抗体，发疹后第 2 ~ 3 周达到高峰，以后抗体滴度逐渐下降，而 IgG 抗体滴度维持在低水平，但以后发生带状疱疹时，IgG 抗体水平迅速升高，超过水痘感染时的水平。抗 VZV 抗体具有不全保护作用，母体或外源性注入的抗体可降低疾病的严重程度，但不能预防 VZV 的感染。细胞介导的免疫反应对水痘的防御十分重要，如果机体细胞介导的免疫功能受损，如器官移植患者发生 VZV 原发性感染，水痘的病情可能很严重，甚至可能是致死性的。

在妊娠 20 周内孕妇发生水痘，胎儿受损的概率大约为 2%，这些损伤包括中枢神经系统和眼部缺陷、四肢发育不良、新生儿死亡等；产妇生产前 4d 到产后 2d 发生水痘，由于新生儿未能从母体获得抗体，所以新生儿有发生严重水痘的危险，如不予治疗病死率高达 30%。

二、临床表现

（一）症状

水痘潜伏期 9 ~ 23d，一般 14 ~ 17d。起病较急，可有发热、全身倦怠等前驱症状，儿童前驱症状轻微或无。在前驱症状出现后 1 ~ 2d 出现皮疹，首先发生于躯干，逐渐延及头面部和四肢，呈向心性分布，以躯干部为多，面部和四肢较少，掌跖更少。起初为针尖大小红色斑疹，后迅速变成丘疹，数小时后即变成绿豆大小单房性水疱，呈椭圆形，中央有脐凹，周围绕以红晕。水疱初呈清澈的水珠状，疱壁薄易破，常有瘙痒，部分数小时后疱液浑浊形成脓疱。经过 2～4d 水疱干燥结痂，以后很快痂脱留有粉红色凹陷而愈，如不发生继发感染，不留瘢痕。在发病 2～4d 内，皮疹陆续分批发生，故在同一部位同时可见丘疹、水疱、结痂等不同时期的皮疹，病程约 2 周。口腔黏膜特别是上腭部也容易发生水疱，而其他黏膜处偶可发生损害，包括眼结合膜，早期为红色小丘疹，迅速变成水疱，肛周、外阴处易破溃而形成浅表性、疼痛性溃疡。艾滋病患者，其发疹可为慢性，呈深脓疱疮样甚至疣状。

发热的程度和时间变化很大，从轻微发热到高热不等，皮损范围越广，热度越高；体温越高，全身症状越重，有些患者瘙痒难忍。

（二）水痘异型

临床上尚可见下列一些水痘异型：

1. 大疱型水痘　较少见，通常只见于 2 岁以下的儿童，为成批发生的 2～7cm 大小的大疱，是由单个水疱发展而成，疱膜破裂后，形成糜烂面，很快痊愈，愈后不留瘢痕。

2. 出血性水痘　在既往体健的人群罕有发生，好发于营养不良和恶性淋巴瘤、白血病等使用免疫抑制剂及糖皮质激素治疗的患者，患者有高热及严重的全身症状，全身有泛发性出血性水疱。

3. 新生儿水痘　少见，通常是在分娩时由母体传染而来，若孕妇在生产前 1～16d 患水痘，则约有 25% 的新生儿在出生后 10d 内发生水痘；在出生后 5～10d 内发生水痘者，如不治疗，死亡率约 30%。

4. 先天性水痘综合征（congenital varicella syndrome）　为宫内感染所致，表现为低体重儿、眼缺陷、肢体发育不全（常为单侧和下肢）、皮肤瘢痕、脑脊髓膜炎、肺炎等。母亲在妊娠 13～20 周患水痘，胎儿患先天性水痘综合征的风险率最大，约为 2%。女性胎儿更易受到影响。口服阿昔洛韦在妊娠期使用是安全的，但是否能预防子宫内感染无明确的证据。

5. 成人水痘　较儿童水痘症状为重，前驱期长、高热、全身症状显著、皮疹数较多，并发症也更常见。

6. 轻型水痘样综合征（modified varicella - like syndrome，MVLS）　接受过减毒活疫苗接种的儿童在接触自然水痘后，可发生症状轻微的水痘，称为 MVLS。接触后平均 15d 发病，皮损主要表现为斑疹和丘疹，水疱很少。皮损数目 35～50 个。大多数患者不发热，平均病程少于 5d。本病容易漏诊或误诊。

（三）并发症

水痘的并发症并不多见，主要是皮肤、黏膜的继发感染，可发生皮肤坏疽，严重者可致败血症或脓毒血症，偶可发生下列一些并发症：

1. 水痘性肺炎　主要发生于成人、新生儿及免疫功能障碍者，吸烟者的发生率是不吸烟者的 15 倍；轻者只有轻度咳嗽，重者可有高热、恶寒、胸痛、咳嗽、咯血、呼吸困难及发绀。胸部听诊常有啰音及哮鸣音，X 线检查可见两肺野弥散性 2～20mm 大小的结节性阴影。一般在 1～2 周内痊愈，极少数可因肺功能衰竭而死亡。

2. 水痘性脑炎　发病率在 1/1 000，80% 的患者可能完全恢复。其临床表现与其他病毒性脑炎相似，但以小脑功能障碍为其特征。

3. 急性脑病及内脏脂肪变性［罗伊综合征（Reye syndrome）］　主要发生于儿童，其发生与服用阿司匹林有关，10% 的患者伴发水痘，表现有发热、头痛、呕吐、感觉障碍、痉挛及眩晕、轻度或中度肝大，氨基转移酶增高，血氨浓度亦上升，胆红素正常或轻度升高，常有低血糖，多数死亡，尸检时见肝、肾及其他内脏有脂肪浸润。

4. 血小板减少性紫癜　多在发疹后 5～10d 出现，持续 3～4 个月才恢复。此外，亦有报道可发生肾炎、心肌炎、暴发性紫癜。

5. 继发感染　水痘继发感染少见，但病情严重，甚至会并发败血症，也可产生水痘性皮肤坏疽。

6. 多形红斑　水痘发生前或发生过程中可出现多形红斑，表现为典型水痘皮损外出现多形红斑样损害或大疱。

三、组织病理

水疱处棘细胞发生细胞内水肿而呈气球状变性，其形成网状变性的倾向较小；特征性的棘细胞核改变是核内嗜酸性包涵体形成，染色质分布在其周围；有时细胞核被核膜分割、包裹，形成细小的碎片；多核巨细胞（细胞核可多达 15 个）是 VZV 和 HSV 感染的另一特征之一，系细胞融合所致；细胞内水肿和细胞间水肿共同导致了水疱的形成，疱顶由上部棘细胞和角质层组成，早期真皮内轻度炎细胞浸润，以后逐渐浸润入表皮，局部发生溃疡时，浸润炎症细胞中中性细胞比例增高。水疱疱液的涂片中可见有单核或多核气球状细胞。

四、诊断及鉴别诊断

（一）鉴别

根据有发热，皮肤分批出现斑疹、丘疹、水疱、结痂以及向心性分布，黏膜也可受累等特点，一般诊断不难。重症及并发细菌感染的病例，需与下列疾病鉴别：

1. 天花　虽然天花已经消灭，重型水痘可与轻型天花相似，但天花全身症状严重，发病 3~4d 出疹，皮疹为离心性，多见于头面、四肢，皮疹较密较大，多为圆形，中央微凹陷，大多为脓疱，同一部位皮疹大多为同一类型，愈后留有瘢痕。

2. 丘疹性荨麻疹　初为风团，很快风团消退，呈现坚实的水肿性红色丘疹，中心可有丘疱疹或水疱，黏膜、头皮不受累，剧痒，无全身中毒症状。

3. 脓疱病　好发于面部、四肢等暴露部位，初起为水疱，继而成脓疱，结痂较厚。

（二）检查

在不典型病例或继发感染的病例，可进行以下检查以确定诊断：

1. 抗体检测　在水痘发疹后 7~10d 血清中即可发现有中和抗体及补体结合抗体，约在 14d 达最高峰，持续数周后再逐渐下降，补体结合抗体下降得比中和抗体快，经一年后就不能测出，而中和抗体可持续数年，甚至终身，因此补体结合抗体的滴度检测可辅助诊断。

2. 电子显微镜观察　疱液电子显微镜观察 VZV 呈砖形，直径为 150~200nm，有立体对称的衣壳。

3. 组织培养　疱液组织培养也可确定 VZV，但耗时长，可靠性差，一般不用。

4. VZV 抗原检测　刮取疱底组织涂片，免疫荧光染色可确定 VZV 抗原。

5. PCR 检查　疱液、疱底组织刮取物、脑脊液等 PCR 扩增检测 VZV–DNA，具有快速、方便的优点，特别适用于 VZV 性脑膜脑炎的快速诊断。

五、预防及治疗

（一）预防

1. 接触水痘前预防　可进行水痘灭毒疫苗接种，分 2 次进行，每次间隔 3 个月，大约 90% 能预防水痘发生，亦可使症状缓解，但不能防止带状疱疹的发生。

2. 接触水痘后预防　易感儿童接触患者后，应留察 3 周。对体弱者和新生儿，可在接触后 10d 内注射特异性免疫球蛋白，以减轻水痘的严重程度。特异性免疫球蛋白也可考虑给予下列接触水痘的患者：免疫抑制患者如器官移植接受者、3 个月内口服糖皮质激素超过 14d 且没有生过水痘者、对水痘无免疫的孕妇（不但可以减轻水痘的严重程度，也可减少宫内胎儿感染的危险）。

3. 抗病毒药物预防　在免疫功能不全或免疫抑制患者，接触水痘后 9d 内予阿昔洛韦 1 周，可减轻疾病的严重程度，减少带状疱疹发生的机会。也有人主张孕妇产前或新生儿产后感染水痘者，给予静脉滴注阿昔洛韦。

（二）治疗

水痘的治疗主要是预防继发感染和加强护理。发热期应卧床休息，给予易消化的饮食和充足的水分。热度较高者可给予退热剂，但禁用阿司匹林治疗。皮肤瘙痒较著者可口服抗组胺药，亦可外用炉甘石洗剂止痒。有继发感染时，局部可应用新霉素软膏或莫匹罗星软膏。对患者需隔离至全部皮疹干燥结痂为止。患者的病室、衣被和用具，可采用紫外线照射、通风、曝晒和煮沸等措施进行消毒。

若有弥漫性脓疱病、蜂窝织炎或急性淋巴结炎等并发症时，则需全身使用抗生素。重症患者，可肌内注射特异性免疫球蛋白3~6ml。

阿昔洛韦可减轻水痘的严重程度、缩短病程、防止水痘播散。成人水痘和任何年龄的严重水痘患者，特别是免疫抑制患者，应早期使用阿昔洛韦，每次剂量为10mg/kg或500mg/m² 静脉滴注，每8h 1次，连续使用5~10d，也有人主张静脉滴注48h后改为口服。

原发性水痘性肺炎主要是对症及支持治疗。可全身使用抗生素，以控制其继发感染，但不能改变其病程。对 Reye 综合征主要是针对急性肝功能衰竭的治疗。对乙酰氨基酚（acetaminophen）虽可有效地控制发热、头痛及肌肉痛，但易诱发 Reye 综合征。

水痘性角膜炎可用0.1%阿昔洛韦眼药水滴眼。

中医中药治疗以透表、清热、解毒为主，佐以利湿，可用银翘散加减。

（齐海华）

第五节　带状疱疹

中医称为"缠腰火丹"，俗称"蜘蛛疮"。

一、病因及发病机制

带状疱疹与水痘为同一种水痘—带状疱疹病毒（VZV）所引起，在免疫力低下的人群（多数为儿童）初次感染此病毒后，临床上表现为水痘或呈隐匿性感染，以后此病毒进入皮肤的感觉神经末梢，且沿着脊髓后根或三叉神经节的神经纤维向中心移动，持久地潜伏于脊髓后根神经节的神经元中。在各种诱发刺激的作用下，潜伏的病毒再次被激活，生长繁殖，使受侵犯的神经节发炎及坏死，产生神经痛。同时，被激活的病毒可沿着周围神经纤维而移动到皮肤，在皮肤上产生带状疱疹所特有的节段性水疱疹。偶尔，病毒散布到脊髓前角细胞及运动神经根，引起肌无力或相应区域的皮肤发生麻痹。

带状疱疹发生的原因目前尚未完全弄清。特异性细胞免疫抑制可能是病毒再激活和发生播散的主要原因，细胞免疫功能受损者带状疱疹的发病率和严重程度均上升，而且容易发生播散型带状疱疹，并发系统受累，常见的如肺炎、肝炎或脑炎。据报道，带状疱疹发病常见的因素是恶性肿瘤，其中最常见的是淋巴瘤；在接受细胞毒药物化疗或免疫抑制治疗患者中，一年内带状疱疹的发生率在30%左右，约1/3发生播散；接受大剂量的糖皮质激素治疗的患者，也有增加 VZV 感染的危险性；HIV 感染者带状疱疹的发生率是正常人群的10倍，而且容易发生播散型和病程较长的带状疱疹，且易复发；此外，带状疱疹亦可因外伤、过劳、各种感染及应用砷、锑等重金属药物等而诱发。带状疱疹可以引起神经病理性疼痛，其发生机制主要是神经敏化及传入神经阻滞。局部受到损害后，伤害性感受器（感觉神经介导性疼痛）变得更敏感，导致不断发生的神经冲动发放和过度兴奋，称为周围感觉敏化。伤害性感受器长期发放冲动，增加了脊髓背角神经元的传入刺激，扩大了背角神经元的接收区域，形成中枢敏化，表现为痛觉异常（paralgesia）和痛觉敏感（hyperalgesia）。此外，在传入神经阻滞的情况下，中枢神经引发自发性活动，产生持续性疼痛。中枢性敏化通常是自限性的，但也可以是永久性。

通过直接接触带状疱疹的疱液，理论上讲可以被感染而发生水痘，但因水痘主要通过呼吸道飞沫传播，因此带状疱疹患者不是水痘主要的传染源。水痘或带状疱疹患者不能直接使其他人患带状疱疹，因为带状疱疹源于潜伏的 VZV 激活。

妊娠期带状疱疹与胎儿子宫内感染无关，除非发生播散性感染。母亲在妊娠25~36周发生水痘时，可导致胎儿宫内感染，并在生后 2 年内可发生带状疱疹。

二、临床表现

本病多好发于春秋季节，成人多见。一般先有轻度发热，疲倦无力，全身不适，食欲不振以及患部皮肤灼热感或神经痛等前驱症状，但亦有无前驱症状即发疹者。经 1~3d 后，在一定神经分布区域发生不规则的红斑，继而出现多数或群集的粟粒至绿豆大的丘疱疹，迅速变为水疱，内容透明澄清，疱壁紧张发亮。一般在发病后 2~5d 内不断有新的皮疹陆续出现。数天后水疱内容可浑浊化脓，或部分破裂，形成糜烂面，最后干燥结痂，痂脱而愈，可留有暂时性淡红色斑或色素沉着，不留瘢痕。个别病例，仅出现红斑、丘疹，不发生典型水疱，称为不全性或顿挫性带状疱疹；亦有形成大疱，称为大疱性带状疱疹；有时疱内容为血性，称为出血性带状疱疹；老年人或营养不良的患者，皮损可有坏死，愈后可留有瘢痕，称为坏疽性带状疱疹；在恶性淋巴瘤或年老体弱的患者，在局部发疹后数天内，全身发生类似水痘样皮疹，常伴有高热，可并发肺、脑损害，病情严重，可致死亡，称为泛发性（播散性）带状疱疹。HIV 感染者发生带状疱疹，病程可旷日持久，部分皮损可发展成疣样或伴有结痂的结节性损害。

皮疹多沿某一周围神经分布，侵犯 1~2 个神经节分布区，偶尔多个连续的神经节分布区排列成带状，发生于身体的一侧，不超过中线，有时在中线的对侧，可有少数皮疹，是由于横过对侧的神经小分支受累所致。好发部位为肋间神经区（占 53%）、颈神经区（常为第 2、3、4 颈椎，占 20%）、三叉神经区（包括眼，占 15%）及腰骶部神经区（占 11%）。一般只侵犯单侧感觉神经节，累及双侧者极为少见。局部引流淋巴结常肿大疼痛。

神经痛为本病特征之一，一般在有神经痛的同时或稍后即发生皮疹，但亦有在神经痛 4~5d 之后才发生皮疹，因而易误诊为心绞痛、溃疡病、胆管或肾绞痛、阑尾炎、肋肌痛或早期青光眼等。疼痛程度轻重不等，且与皮疹严重程度无一定的关系。通常儿童带状疱疹患者没有疼痛，或疼痛很轻，而年老体弱者疼痛剧烈，甚至难以忍受。某些患者在皮损完全消退后，仍遗留有神经痛，此种后遗神经痛可持续数月之久。儿童及青年人的全病程一般为 2~3 周，老年人 3~4 周。由于病毒侵犯后根神经节的部位、程度，以及运动根及前角细胞发生炎症变化范围的不同，尚有下列一些较特殊的类型：

（1）三叉神经带状疱疹（trigeminal nerve zoster）：可侵犯三叉神经眼支、上颌支和下颌支。眼支带状疱疹多见于老年人，症状严重，疼痛剧烈，可累及角膜，水疱可迅速破溃而形成溃疡性角膜炎，以后可因瘢痕形成而失明，严重者可发生全眼球炎、脑炎，甚至死亡。当眼有损害时，其鼻尖常有水疱（Hutchinson 征），是由于侵犯眼支的鼻分支所致。上颌支带状疱疹常常在上颌黏膜、腭垂、扁桃腺出现水疱。下颌支带状疱疹水疱则出现在舌前部、口底部和颊黏膜。三叉神经带状疱疹可以以牙痛为首发症状。

（2）耳带状疱疹（herpes zoster）：是由于病毒侵犯面神经及听神经，导致局部炎症水肿、压迫神经所致。表现在外耳道或鼓膜有疱疹，患侧面瘫及轻重不等的耳鸣、耳聋等听觉症状。此外尚有舌前 2/3 处味觉消失、流泪、鼻腭部水疱、眩晕、恶心、呕吐及眼球震颤等症状。当膝状神经节受累，影响面神经的运动和感觉纤维时，产生面瘫、耳痛及外耳道疱疹三联征，称为拉姆齐-亨特综合征（Ramsy - Hunt syndrome）。

（3）带状疱疹性脑膜脑炎（zoster meningo encephalitis）：为病毒本身直接从脊髓神经前、后根向上侵犯到中枢神经系统或发生变态反应所致。多发生于发疹时或发疹后 3~14d，但亦可发生于发疹以前，大多见于脑神经或颈、上胸脊髓神经节段受侵的患者。表现有头痛、呕吐、惊厥或其他进行性感觉障碍，尚可有共济失调及其他小脑症状等。

（4）运动性麻痹（motor paralysis）：发生率为 5%，以眼、面麻痹多见，三叉神经眼支运动神经受累时为眼麻痹、面神经受累时产生面麻痹，脊髓神经根运动性麻痹则较少见，胸 10、11 运动神经根受累时可出现腹壁疝，肛周外阴部受侵犯可引起排便、排尿困难。运动性麻痹常发生于疼痛后、发疹期或稍后，麻痹的肌肉与支配皮肤的神经一般相一致。此种麻痹能持续几周到几个月，但大部分皆可以恢复。

（5）内脏带状疱疹（visceral zoster）：病毒由脊髓后根神经节侵及交感神经及副交感神经的内脏神经纤维，引起胃肠道及泌尿道症状，亦可发生节段性胃肠炎及单侧性膀胱黏膜溃疡，当侵犯腹膜、胸膜时，则可在这些部位发生刺激性甚至积液等症状。

（6）带状疱疹的并发症：包括带状疱疹后遗神经痛（post–herpetic neuralgia）、肉样瘤样瘢痕或肉芽肿性瘢痕形成、细菌感染导致皮肤坏死、急性视网膜坏死综合征（多发生在三叉神经眼支带状疱疹时）、吉兰–巴雷综合征和脊髓炎，以带状疱疹后遗神经痛最常见而难于控制。

带状疱疹后遗神经痛通常定义为带状疱疹皮损愈合后3个月仍有神经痛或复发性疼痛。由于不同性质的皮损愈合时间可长可短，包括瘢痕、色素沉着是否完全消退，故很难界定皮损愈合。因此，国际上主张将带状疱疹引起的疼痛定义为带状疱疹相关性疼痛（zoster–associated pain，ZAP），并分为急性疼痛（发病30d内）、亚急性疼痛（发病在30~120d）和慢性疼痛（持续120d以上），这样的分类临床上容易掌握和统一。慢性疼痛近似于既往的带状疱疹后遗神经痛，主要发生在50岁以上患者，发生率在30%以上，以三叉神经受累时最为常见。皮损越重、年龄越大、出疹时疼痛剧烈者，发生慢性疼痛的概率更高。ZAP疼痛的性质包括3种基本类型：①持续性、单一烧灼痛或深在性疼痛；②放射性、撕裂性的疼痛；③异常疼痛和痛觉异常，前者指正常的非疼痛刺激如轻触引发疼痛，后者指轻度的疼痛刺激引发严重疼痛。急性、亚急性和慢性疼痛引发疼痛因素有差别，但疼痛的特点和性质基本一致。带状疱疹疼痛的自然消退率报道范围很大，通常持续时间与年龄呈正相关，40岁以下的患者仅2%超过1个月，但60岁以上和70岁以上患者分别达到50%和75%。

三、组织病理

带状疱疹其皮损的病理变化与水痘相似，唯皮肤深部毛囊的表皮细胞亦有气球状变性，而水痘无毛囊变化。与皮疹相应的神经节内亦有病变，表现为：①脊髓神经后根与后根神经节有剧烈炎性反应；②单发性周围神经炎；③脊髓后柱的单侧节段性脊髓灰白质炎；④局限性软脑膜炎。皮疹处真皮内感觉神经纤维的变性要在皮疹出现后第1~4d才逐渐明显。

四、诊断及鉴别诊断

根据成簇水疱，沿神经分布，排列成带状，单侧性及有明显的神经痛等特点，诊断不难。当疱疹尚未出现之前或表现为顿挫性带状疱疹时，可能将神经痛疑为其他疾病，需加以注意。有时需和单纯疱疹鉴别，后者好发生于皮肤黏膜交界处，多见于发热性疾病的过程中，且常有反复发作史。对特殊类型或发生并发症的带状疱疹，诊断有困难时，可通过实验室检查确诊。

实验室检查：进行组织培养可发现带状疱疹病毒，免疫荧光检测在血清中补体结合抗体和水疱中VZV抗原，疱液涂片检查可见多核气球状细胞，电子显微镜观察检查可迅速确定VZV，PCR检查可检测VZVDNA（详见水痘部分）。

带状疱疹诊断时需关注基础疾病或诱因的因素。对皮损较为严重，或表现为出血性、坏疽性或播散性皮损时，特别发生在50岁以下的患者时，需要排除肿瘤、艾滋病等疾病，但不主张常规筛查肿瘤标志物。

五、治疗

对于一般患者，以休息、止痛、缩短病程、防止继发感染和后遗神经痛为原则。

1. 抗病毒治疗 有效的抗病毒治疗是治疗带状疱疹的关键，可缩短带状疱疹相关性疼痛的持续时间，通常在水疱发生后72h以内使用，治疗越早，效果越好。对发病早期疼痛显著，或发生严重的带状疱疹、眼带状疱疹、Ramsay–Hunt综合征、免疫抑制的患者，不受年龄限制，均应及早进行抗病毒治疗。对于免疫功能正常的患者，每次口服伐昔洛韦1000mg，或泛昔洛韦500mg，每天3次，疗程7~10d。对肾功能不全的患者或年龄较大的患者，需要调整泛昔洛韦和伐昔洛韦的剂量。对于肾功能衰竭的患者，可以考虑口服阿昔洛韦更安全，每次600mg，每天5次。对于眼带状疱疹、播散性带状疱疹、Ranlsay – Hunt 综合征并发免疫抑制的患者，静脉给予阿昔洛韦，剂量为 10mg/kg，每天 3 次，疗程 10～14d。

2. 止痛治疗　多种方法用于带状疱疹疼痛的治疗。三环类抗抑郁药如阿米替林（amitriptyline）、地昔帕明（desipramine）和多赛平（doxepin）是治疗 ZAP 各个时期疼痛的重要选择。阿米替林开始每晚口服 25mg，逐渐增加剂量，直至疼痛控制或达到最大剂量，即每晚单次口服剂量为 100mg，60 岁以上需注意减少剂量。在发病后的前 6 个月，早期使用阿米替林能有效缩短带状疱疹相关性疼痛的持续时间，提示早期干预的重要性。抗癫痫药加巴喷丁（gabapentin）和普瑞巴林（pregabalin）可以协同三环类抗抑郁药的止痛效果，是慢性疼痛治疗的基础用药。加巴喷丁开始剂量为 100mg，每天 3 次口服，逐渐增加至 900～1 800mg，最高可用至 3 600mg/d。普瑞巴林为 75～150mg，每天 2～3 次，口服。对于不能耐受三环类抗抑郁药的患者，可以试用文拉法辛（venafaxine），开始剂量 25mg，每晚服用，必要时可逐步增加剂量。不推荐使用抗惊厥药如苯妥英钠（diphenylhydantoin）、卡马西平（carbamazepine）和丙戊酸盐（valproate），神经镇静剂如氯普噻吨（chlorprothixene）和吩噻嗪（phenothiazine），以及 H – 受体阻滞剂如西咪替丁（cimetidine），因疗效不肯定，或老年人难以耐受，或部分患者会出现严重的不良反应。局部外用复方利多卡因乳膏或 0.025% 辣椒辣素（capsaicin）乳膏对慢性疼痛可能有效。

3. 糖皮质激素　目前观点尚不一致，有报道若无明显禁忌证时，早期给予泼尼松龙 40mg/d，3 周内逐渐减量至停药，合并使用阿昔洛韦，可以减轻炎症，阻止对神经节和神经纤维的毒性和破坏作用，减少带状疱疹后遗神经痛，且不影响其特异免疫球蛋白 IgG 的形成；但亦有报道应用泼尼松龙治疗，仅能轻微加快愈合、减轻疼痛，但增加了泼尼松龙应用的不良反应，如不合并应用抗病毒治疗，有严重播散性感染的危险。耳带状疱疹出现 Ramsay – Hunt 综合征时，糖皮质激素治疗疗效肯定，可能与减轻炎症、水肿有关，治疗剂量是泼尼松龙 60mg/d，连续 2 周，第 3 周逐渐减量，联合阿昔洛韦治疗疗效更好。

4. 针刺疗法　有明显的消炎止痛作用，对后遗性神经痛亦有疗效。按损害发生部位取穴或针刺阿是穴。亦可用耳针，在相应部位找刺痛点，间歇留捻 20min。

5. 音频电疗法、激光照射或磁穴疗法　可消炎止痛。

6. 中医中药治疗　热盛者清火利湿，用龙胆泻肝汤加减；湿盛者健脾除湿，用除湿胃苓汤加减；若皮疹消退后局部疼痛不止者，则宜疏肝理气，活血止痛，方以柴胡疏肝饮或金铃子散（金铃子、延胡索）加减。还可用大青叶或板蓝根 15g，煎水代茶。另可用板蓝根注射液 2ml 肌内注射，每天 1～2 次，10 次为一个疗程。高热患者，尤其三叉神经受累有角膜疱疹时，可用羚羊角粉 0.1～0.5g 冲服。

7. 局部治疗　以消炎、干燥、收敛、防止继发感染为原则。可外用 2%，甲紫溶液，或复方地榆氧化锌油（生地榆 10g，紫草 5g，冰片 2g，氧化锌油 83g，共 100g）外涂。若有继发感染，可用新霉素、莫匹罗星或夫西地酸软膏外擦。有坏疽性溃疡时，可用 0.1% 新霉素溶液或 0.1% 依沙吖啶溶液湿敷。对眼带状疱疹可用 0.1%～0.5% 阿昔洛韦溶液滴眼，有人用 0.1% 磷酰乙酸（phosphoryl acetic acid, PPA）霜外用，有减轻疼痛，缩短病程的效果。

（齐海华）

第六节　传染性单核细胞增多症

本病又称腺性热（glandular fever），其特点为发热、咽痛、淋巴结肿大、脾大、淋巴细胞增多及出现非典型淋巴细胞，有异嗜性抗体。

一、病因及发病机制

本病由 EB 病毒（Epstein – Barr virus，EBV）所引起。该病毒形态上很似疱疹病毒，最初发现于 Burkitt 淋巴瘤细胞中，且只能在淋巴瘤细胞或末梢血液中的淋巴样细胞培养中生长繁殖。EB 病毒选择性感染细胞表面表达 CD21 分子（补体 C_{3d} 受体）的细胞，只有通过与该受体结合，EB 病毒才能进入细胞，因此 EB 病毒具有嗜 B 淋巴细胞性，偶尔也感染鳞状上皮细胞。原发性 EB 病毒感染常常无症状，也可表现为传染性单核细胞增多症，本病呈散发性，多发生于儿童及青壮年，可能通过直接接触或飞沫传播。原发感染后病毒在长期存活的休止性 B 淋巴细胞中呈潜伏状态。在一定的条件下，当休止性 B 淋巴细胞活化向终末分化或凋亡时，病毒复制、繁殖，最终被感染的细胞死亡。在上皮细胞中无潜伏感染的病毒，但持续感染状态可从上皮细胞中排出病毒，咽喉部感染的病毒源自局部分化的 B 淋巴细胞，病毒可被释放进入唾液，导致人与人之间的传染。

EB 病毒感染除引起传染性单核细胞增多症，还与鼻咽癌和各种 B 淋巴细胞增殖性疾病相关，包括多种 B 细胞淋巴瘤。

二、临床表现

潜伏期成人通常为 4~7 周，儿童 5~15d。起病缓慢，可有头痛、倦怠等前驱症状。大多有中度发热，有时亦可高热至 39℃，常持续 5~10d，重病患者亦可持续 2 周或更长。发病几天后出现渗出性咽峡炎，为最常见的症状。其他特点为弥漫性膜性扁桃体炎，硬腭、软腭连合部可出现多个小出血点，此症具有特征性，一般在发热后 2~3d 出现。偶在腭或扁桃体上有白色斑块，此是咽峡淋巴样组织的增生，自诉有吞咽困难。患者早期即有淋巴结肿大，常为全身性，以颈淋巴结（尤其左侧颈后组）最为常见，腋下、腹股沟部次之，无明显压痛，肿大的淋巴结大多在热退后几周内消失，但偶有持续肿大数月，甚至数年。约 50% 的患者有中度脾大。肝脏亦常受累，其血清氨基转移酶增高，但临床上出现黄疸者少见，少数患者可发生肺炎及神经系统症状。

约 1/3 的患者可在发病后 4~6d 出现皮疹。常见的眼睑水肿、斑疹或麻疹样发疹，主要发生于躯干及上肢，少见的亦可发生猩红热样、疱疹样、多形性红斑样或 Gianott-Crosti 样发疹，以及寒冷性荨麻疹及紫癜。皮疹多在几天内消退。传染性单核细胞增多症患者若使用氨苄西林治疗后可发生超敏反应性皮疹，称为传染性单核细胞增多症-氨苄西林综合征（Infectious mononucleosis-ampicillin syncirome）。表现为使用抗生素后 7~10d，出现瘙痒性、铜红色猩红热样斑疹，先发生于四肢伸侧，随后向躯干及肢端扩散并融合，一周后皮疹消退。其他半合成的抗生素如阿莫西林、头孢菌素等也可引起，但相对少见。本病发生的机制并不清楚，非 IgE 介导的变态反应。若患者之前对使用的抗生素不过敏，在传染性单核细胞增多症恢复后仍可使用这些药物。

传染性单核细胞增多症可引起严重的并发症。约 0.2% 的成人感染者可发生外伤后脾脏破裂。口咽部淋巴样组织显著增生可导致气道阻塞。其他少见的并发症有血小板减少性紫癜、脑膜脑炎、心肌炎、自身免疫性溶血性贫血、肾小球肾炎等。

外周血白细胞总数升高可达（10~40）×10^9/L，淋巴细胞及单核细胞绝对数增多，且常有异形淋巴细胞，此细胞为嗜碱性，含有泡沫样厚浆及有孔的核，异形细胞可占白细胞总数的 10%。在感染后不久或稍后，血清中可出现抗病毒衣壳抗原的 IgM 及 IgG 抗体。患者常常冷凝集素试验阳性。

三、组织病理学

在全身单核吞噬细胞系统及其他器官有广泛性淋巴组织增生及局灶性单核细胞浸润。

四、诊断及鉴别诊断

当临床上出现咽炎、发热伴有全身淋巴节肿大的三联征时，应考虑本病，腭部瘀点也有诊断价值。异嗜性凝集试验（Paul-Bunnell 试验）在发病第 1~2 周异嗜性抗体（对羊或马红血球的凝集素）滴度可为 1：160 或更高，其阳性率可达 90%，持续至第 4~6 周，有时可更长，偶尔可出现假阳性，在儿童更不可靠。鼻咽部拭沫培养可培养出 EB 病毒。抗病毒衣壳抗原的抗体，首先出现 IgM 型抗体，而后出现 IgG 型抗体，IgM 型抗体可持续数月，IgG 型抗体可持续终身。

五、治疗

大多数传染性单核细胞增多症为自限性疾病，治疗主要是对症支持为主，目前缺乏特效治疗手段。

急性期需卧床休息，减少活动。脾脏肿大的患者在肿大恢复前严格限制活动，防止外伤。虽然阿昔洛韦对EBV有抑制作用，但研究发现，口服阿昔洛韦或合并应用糖皮质激素对改善病情无肯定的效果。因此，考虑到糖皮质激素的不良反应，仅用于有严重并发症如血小板减少、自身免疫性溶血性贫血、脑膜脑炎等的患者。发病期间避免使用氨苄西林等半合成的青霉素，以免加重病情或使病情复杂化。

（齐海华）

第七节　EB病毒感染引起的皮肤病

EB病毒在成年人感染率可高达95%，可引起急性原发感染，也可引起周期性EBV再激活，引发淋巴细胞增生反应。除引起传染性单核细胞增多症外，还可以引起其他皮肤或黏膜损害。

1. EBV感染相关的淋巴增生性疾病（Epstein – Barr virus associated lymphoproliferative diseases）　该病可以表现为良性或恶性的淋巴增生性疾病（LPD）。EBV相关的B淋巴细胞LPD包括伯基特（Burkitts）淋巴瘤、移植后LPD、AIDS相关的LPD、X联淋巴增殖综合征（XLP）、脓胸相关的淋巴瘤（PAL）和霍奇金淋巴瘤。EBV相关的T/NK细胞LPD包括慢性活动性EBV感染（CAEBV），EBV相关的噬血细胞性淋巴组织细胞增生症（EBV associated hemophagocytic lymphohistiocy tosis，EBV – HLH），外周T细胞淋巴瘤，蚊咬变态反应（hypersensitivity to mosquito bites，HMB），种痘样水疱症（hydroa vaccinifonne，HV），慢性颗粒性LPD，侵袭性NK细胞白血病和鼻/鼻型NK细胞淋巴瘤。这些疾病可以伴发红斑、丘疹、水疱或溃疡，皮损反复迁延。血清抗EBV IgM检测可以阳性，反映EBV活动性感染。

2. 口腔毛状黏膜白斑（oral hair leukoplakia，OHL）　OHL是与EBV感染显著相关的一种独特性疾病。EBV不能在口腔上皮的基底细胞层形成感染，但可以在免疫抑制宿主中反复直接感染上皮细胞，可以在口腔分泌物中检出完整的病毒，因此，OHL主要见于免疫抑制人群，其中1/3以上的患者并发HIV感染。表现为舌的侧缘边界欠清的、有皱纹的白色斑块。斑块不能用力刮去，凭此可以与鹅口疮鉴别。诊断上除典型的临床表现外，活检组织切片中检出EBV DNA或抗原，或分离出完整病毒，可以确诊。确诊的患者需进一步明确免疫抑制的原因。治疗上局部使用足叶草脂（podophyllin）30s至1min，每月1次，可以获得一定的疗效，或外用他扎罗丁凝胶，每天2次。据报道，口服阿昔洛韦，每次400mg，每天5次，可以获得一定的效果。

3. Lipschütz溃疡（Lipschütz ulcer）　本病因原发EBV感染所致，表现为成年人首次感染EBV后出现生殖器部位的痛性溃疡，溃疡呈多灶性，伴有明显的疼痛和腹股沟淋巴结肿大，可伴有乏力、发热等全身症状。溃疡可以缓慢自愈。诊断需注意与其他引起的生殖器溃疡疾病如梅毒、生殖器疱疹等鉴别。血清抗HBV阳性，局部分离出EBV或检出EBV DNA对诊断有帮助。治疗可口服阿昔洛韦，每次400mg，每天5次，疗程7~10d。

4. 慢性EBV感染引起环状肉芽肿样皮疹（granuloma annulare – like eruption of chronic EBV infection）本病表现为环状肉芽肿样损害，多为散在性，也可相互融合，边缘呈红色，稍隆起。主要发生在面部、前臂，也可发生其他部位。病理表现为肉芽肿性炎症，真皮全层有淋巴细胞和组织细胞浸润，伴有较多的上皮样细胞和少量中性粒细胞。诊断需与亚急性皮肤型红斑狼疮、日光性肉芽肿、环状肉芽肿等鉴别。口服皮质激素可以使病情缓解。

5. 其他　据报道，EBV可以引起Kikuchi坏死性淋巴结炎、多形红斑、结节性红斑、离心性环状红斑、急性痘疮样苔藓样糠疹等。

（丁小珍）

第八节　巨细胞病毒感染

巨细胞病毒可以先天性或获得性感染人体，引起不同表现的综合征。在发现巨细胞病毒之前，此病病理上表现为特征性巨细胞和核内包涵体而被命名为巨细胞包涵体病（cytomegalic inclusion disease），现统称为巨细胞病毒感染。

一、病因及发病机制

巨细胞病毒（cytomegalovirus，CMV）又称涎腺病毒（salivary gland virus），或人类疱疹病毒Ⅳ型，为 DNA 病毒，形态上与单纯疱疹病毒及水痘带状疱疹病毒非常相似，故不易区别，但它只能在成纤维细胞的组织培养中生长，且生长很慢。

人类对巨细胞病毒有广泛的易感性，多数人一生中都感染过巨细胞病毒，且多为无症状的亚临床感染，一旦感染本病毒后，被感染者终身带毒，并间隙性释放病毒，潜伏病毒的激活是宿主免疫状态失去平衡所致，在机体生理状况改变如妊娠或免疫功能受抑如艾滋病、器官移植时，病毒释放增多。其传播方式有子宫内传染、产褥期传染（包括乳汁传染）、接触传染和血液传染，由于此病毒常存在于泌尿生殖道的分泌物或精液中，故成年人感染与性接触传播有密切的关系。血清学调查表明，40% ～100% 成人有此病毒循环抗体，但仍能从尿或涎腺中排出病毒，故认为这种现象可能与病毒持续感染或潜伏感染后的复活有关。

二、临床表现

其临床症状变化很大，可随年龄、患者的机体状况不同而异，其皮疹表现也有较大的差别（表6-7）。

表6-7　巨细胞病毒感染皮肤表现

免疫功能正常患者皮肤表现	免疫功能低下患者皮肤表现
单核细胞增多症样综合征	皮肤血管炎
斑丘疹	斑丘疹/麻疹样红斑
瘀斑和紫癜	瘀斑和紫癜
氨苄西林诱发的皮疹	溃疡
荨麻疹	水疱
结节性红斑	疣状斑块
先天性感染	结节
蓝莓松饼样皮损	色素沉着斑
瘀斑和紫癜	
水疱	

1. 先天性巨细胞病毒感染　研究发现，有1%的新生儿有先天性 CMV 感染，但其中90%无症状。一旦有症状，多发生在生后 2 个月以内，常有病毒血症。婴儿表现为黄疸、肝脾肿大、间质性肺炎、脉络膜视网膜炎、小头畸形、大脑钙化、精神障碍等。皮肤表现有两种情况：一是由于血小板减少引起的，有瘀点、紫癜和瘀斑；二是以髓外造血为表现，表现为红色或紫色丘疹或结节，形成所谓的"蓝莓松饼婴儿"（blueberry muffin baby）为特征，皮肤的组织病理学提示真皮内有不成熟的红细胞。发生先天性 CMV 感染的婴儿预后较差，多数在 2 个月内死亡或遗留严重的神经系统障碍，常见的是耳聋。在美国，CMV 是引起耳聋和发育迟缓的主要原因。

2. 免疫功能正常的获得性巨细胞病毒感染　发生在免疫功能正常并后天获得的儿童或成人，发生 CMV 感染多数无症状，少数可以表现为病毒血症。发生在婴儿可表现为肝功能异常、蜘蛛痣、百日咳样咳嗽和支气管肺炎等，偶尔有红斑或斑丘疹样皮疹。在正常人群中最常见有症状的 CMV 感染，其表现与 EBV 感染所致的单核细胞增多症样综合征（mononucleosis - like syndrome）相似，此综合征见于输血后免疫功能正常或低下的患者，表现为无渗出的咽喉痛、发热、肌肉疼痛、淋巴结肿大和肝脾肿大，也可见不典型淋巴细胞增多和肝功能异常；少部分患者出现皮疹，表现为麻疹样、荨麻疹样、瘀斑或紫癜等。如同传染性单核细胞增多症一样，多数患者可以在口服氨苄西林后发疹。本综合征呈良性、自限性过程，但也可以出现少见的并发症如血小板减少症、溶血性贫血、肉芽肿性肝炎、关节炎等。

3. AIDS 患者并发巨细胞病毒感染　AIDS 患者中发生 CMV 感染十分常见，CD4 计数越低，发生 CMV 感染的机会越大，可引起视网膜炎、结肠炎、胆管炎、脑炎、多发性神经根炎、肾上腺炎等。皮肤损害表现为会阴部和下肢溃疡、水疱、结节及疣状斑块，并可并发 HSV 或金黄色葡萄球菌感染。

4. 其他　CMV 感染还与皮肤硬肿症、Gianotti – Crosti 综合征、丘疹性紫癜性手套短袜综合征有关。

三、组织病理

在全身各器官组织中，皆可见到核内嗜酸性包涵体和/或胞质内嗜碱性包涵体的巨细胞，以血管内皮细胞中的巨细胞最具特征性，同时有局灶性单核细胞浸润。肾脏表现为慢性间质性肾炎，肺表现为斑片状肺炎，脑部可发生坏死性肉芽肿损害。

四、诊断及鉴别诊断

本病的诊断主要依靠组织学检查发现含有特异性包涵体的"巨细胞"，标本可取尿沉渣、咽部分泌物、皮损组织等检查，但阳性率低，可通过免疫组织化学染色提高阳性率。最可靠的诊断方法是从尿液、血液、支气管冲洗液或其他体液、分泌物中分离培养出巨细胞病毒，病毒培养需用人成纤维细胞培养，但费时长，需 5 ~ 28d，培养 24 ~ 48h 后检测 CMV 病毒早期抗原 pp65 可减少培养时间，加快检测速度。快速敏感的方法是 PCR 和血液中 CMV 抗原的检测。血液中特异性 IgG 和 IgM 抗体检测也有助于诊断，但是致病性确定需要发现抗体效价的升高，出生 3 周内新生儿有特异性 IgM 抗体即可确定诊断。

需与 CMV 感染相鉴别的疾病包括 EBV 引起的传染性单核细胞增多症、弓形虫病、病毒性肝炎和淋巴瘤等。与传染性单核细胞增多症相比，症状相对较轻，皮疹发生率较低，不发生渗出性扁桃体炎，嗜异凝集素试验阴性。

五、治疗

一般巨细胞包涵体病无需特殊治疗，但严重的危及生命的 CMV 感染或 CMV 视网膜炎影响视力时，抗病毒药更昔洛韦、膦甲酸钠可有效，阿糖胞苷、阿糖腺苷、干扰素及转移因子皆无效。目前亦无肯定有效的疫苗。

（丁小珍）

第九节　幼儿急疹

本病又称婴儿玫瑰疹（roseola infantum）、Ⅵ型疱疹病毒疹或第六病，是一种常见的幼儿急性发热发疹性疾病，其特点为在发热 3 ~ 5d 后热度突然下降，而出现玫瑰红色的斑丘疹。

一、病因及发病机制

长期以来普遍认为本病是一种病毒性疾病。1986 年，Salahuddin 等从外周血 B 淋巴细胞中分离出一种病毒，尽管其基因与 CMV 相近且有交叉杂交反应，但其血清学和基因学上与其他已知 5 种人类疱疹病毒均不同，命名为人类疱疹病毒 6 型（HHV – 6）。1988 年，Yamanishi 等自 4 例本病急性期患者外周血淋巴细胞中分离出一种病毒，证实为 HHV – 6，他们首先提出 HHV – 6 是本病致病因子，后得到普遍公认。HHV – 6 属 DNA 病毒，在形态学上具有人类疱疹病毒的典型特征，但在生物学和某些形态学上又与前 5 种人类疱疹病毒（即 HSV – Ⅰ及Ⅱ，CMV，VZV 及 EBV）不同，HHV – 6 有 A、B 两个基因型，两型之间有广泛的抗原交叉反应，其中 B 型与人类疾病关系密切。本病急性感染期出现 HHV – 6 病毒血症，尔后出现抗 HHV – 6 抗体，大多数被感染者为亚临床感染而无临床表现，大约 1/3 的感染者出现临床症状，初次感染后病毒在人体内持续存在，可从唾液中检测到该病毒，因此本病可通过空气飞沫传染。

本病除与 HHV – 6 感染有关外，还与 HHV – 7 感染有关（详见Ⅶ型疱疹病毒疹），且初次感染可能相继由该两种病毒所引起。

二、临床表现

本病多发生于 2 岁以下的婴幼儿，多见冬春季节，偶有小的流行。潜伏期 10 ~ 15d，多无前驱症状而突然发生高热，体温 39℃ 以上，患儿除有食欲不振外，一般精神状态无明显改变，但亦有少数患者可发生嗜睡、惊厥、恶心、呕吐、咳嗽、鼓膜炎症、口周肿胀及血尿等，枕后及颈部淋巴结常肿大。

发热 3 ~ 5d 后，热度突然下降，在 24h 内体温降至正常。在热退时出现玫瑰红色斑丘疹，很少出现水疱。通常先发生于颈部及躯干，以后渐渐蔓延到四肢及面部，而颊、肘、膝以下及掌跖等部位多无皮疹。经 1 ~ 2d 后皮疹即消退不留任何痕迹。据日本永山报道，发病第 1d 即从发热开始，在腭垂两侧常见有色小颗粒，第 2d 稍增大，为 1 ~ 3mm 结节状突起，周围充血，形成带有红晕的黏膜斑，出现皮疹后，该黏膜斑即逐渐消退。因此认为具有早期诊断意义。

严重的并发症很少发生，有报道患儿可出现 HHV - 6 脑病、肝炎、噬血细胞综合征等。在发病第 1 ~ 2d，白细胞可增高，但发疹后则减少，而淋巴细胞则相对地增多。

三、诊断及鉴别诊断

若 2 岁以下的婴幼儿突然高热，无其他系统症状，热退时出现皮疹，应考虑本病。本病需与麻疹、风疹等进行鉴别，确定诊断主要依据是血清抗 HHV - 6 抗体的检测，也可进行病毒分离或 PCR 检测病毒 DNA。血清抗 HHV - 6 抗体的检测常用间接免疫荧光法，IgM 型抗体在发疹后 5 ~ 7d 出现，2 周达到高峰，持续 2 个月。病毒分离需要特殊的实验设备，大多实验室不具备；分子生物学检测可用 PCR 或 RT - PCR 检测 HHV - 6 DNA，但需要定量法才能确定与发病的关系，因为 HHV - 6 感染后，2/3 以上的患者外周血单核细胞中病毒持续阳性。

四、治疗

对于轻型患者可卧床休息，给予适量水分和营养。高热时可给予退热剂等对症治疗。但对免疫受损的婴幼儿或严重病例，则需抗病毒治疗，可用更昔洛韦、西多福韦、膦甲酸钠治疗。

（丁小珍）

第十节　Ⅵ型疱疹病毒疹

HHV - 6 感染除可引起幼儿急疹，成人感染后还可出现传染性单核细胞增多症样表现，有不同程度发热、多形性皮损、一过性自愈性肝炎和淋巴结肿大，淋巴结肿大可持续 3 个月。免疫功能抑制者除发热、皮疹外，尚可出现肝炎、肺炎等。HHV - 6 感染还可能与有些药物超敏反应综合征（drug - induced hypersensitivity syndrome，DIHS）或药物反应伴嗜酸性粒细胞增多及系统症状（drug reaction with eosinophilia and systemic syndrome，DRESS）、多发性硬化、吉兰 - 巴雷综合征、淋巴系统增殖性疾病、玫瑰糠疹、单侧性胸侧疹、Kikuchi - Hashimoto 病等有关。

（丁小珍）

第十一节　Ⅶ型疱疹病毒疹

1990 年，Frenkel 等从人 CD4 + T 淋巴细胞中分离出一种新的疱疹病毒，这种病毒现命名为 HHV - 7，与 HHV - 6 相关，但又与之不同。后来又在健康人和慢性疲劳综合征患者外周血中分离出 HHV - 7，本病毒与 HHV - 6 相似，在 2 岁以下儿童的感染率很高，但与特殊疾病的关系目前尚不明确。

部分幼儿急疹与原发 HHV - 7 感染后诱发 HHV - 6 再活化有关。与 HHV - 6 感染相比，HHV - 7 诱发的幼儿急疹皮损颜色较浅，出疹时间延迟，可有神经系统并发症如高热惊厥和一过性偏瘫等。另外可有从玫瑰糠疹患者的血液单核细胞及血浆中检测到 HHV-7，故将玫瑰糠疹与 HHV-7 感染联系在一起，但皮损中未发现 HHV-7 DNA。越来越多的证据表明，部分玫瑰糠疹发病与 HHV-7 有关，偶尔与 HHV-6 相关。目前有几种抗病毒药物在研究中，但无明确肯定有效的抗 HHV-7 治疗方法。

（丁小珍）

第十二节　Ⅷ型疱疹病毒疹

1994 年，Chang 等应用分子生物学技术在 AIDS 相关 Kaposi 肉瘤组织中检测出两种 DNA 片段，这两种 DNA 片段与单纯疱疹病毒和 EB 病毒有部分同源性，后来在经典 Kaposi 肉瘤中也检测出该病毒，因而命名为 Kaposi 肉瘤相关疱疹病毒（Kaposi's sarcoma associated herpes virus，KSHV），后统一命名为人类疱疹病毒-8（HHV-8），该疱疹病毒在 95% 的 Kaposi 肉瘤组织中阳性，具有嗜淋巴细胞性，也可存在于单核细胞、内皮细胞和梭形细胞中，在 AIDS 相关 Kaposi 肉瘤发生前 6~75 个月，大部分患者产生抗 HHV-8 抗体，进一步证实了 HHV-8 与 Kaposi 肉瘤相关。HHV-8 引起 Kaposi 肉瘤的机制与其他恶性肿瘤不同，病毒产生的多种蛋白首先影响细胞的分化、血管形成和细胞凋亡，下调局部的免疫反应，Kaposi 肉瘤早期产生多克隆性肿瘤，晚期才产生单克隆性肿瘤。

HHV-8 除可引起 Kaposi 肉瘤，尚可见于副肿瘤天疱疮，血管肉瘤，多发性皮肤纤维瘤，浆母细胞性淋巴瘤（plasmablastic lymphoma，PBL，CD45+），AIDS 相关淋巴瘤和 Castleman 病。

（丁小珍）

第十三节　B 病毒病

一、病因及发病机制

B 病毒病是亚洲猿猴的一种良性传染病，其病原体与人类疱疹病毒相似，又称猿疱疹病毒（herpes virus simiae），可在其他猿猴中传播，此病毒有时亦可传染给捕捉及喂养猿猴的工作人员和接触猿猴或猿猴组织的研究人员，导致人的严重感染。

二、临床表现

人被感染后，经过 5~21d 潜伏期，在被咬或抓破的皮肤处发生似单纯疱疹样损害，偶尔在其他部位也可发生类似水疱性损害，发疹前可有刺痛、瘙痒、麻木或疼痛等症状，常伴有局部淋巴结肿大、疼痛，可发生低热及各种神经症状，包括肌痛、腹痛、呕吐、颈项强直、吞咽困难、怕光、复视等，出现这些症状时表明有系统感染，许多患者在发病 10~35d 后发生脑炎，终因呼吸功能衰竭而死亡。

三、诊断及鉴别诊断

本病的诊断主要依据接触史、临床表现和实验室检查，后者包括：①疱液或脑组织标本的病毒分离、培养；②PCR 检测 B 病毒 DNA；③血清学检查：应用前后双份血清检测抗 B 病毒抗体滴度，对诊断也有帮助。

四、治疗

猿猴咬伤或破损皮肤接触猿猴组织时要用肥皂和清水充分清洗，再用碘酒或酒精消毒，并采集受伤者的血样以便备查。

预防性阿昔洛韦治疗可减轻症状，甚至挽救患者生命。目前更推荐使用伐昔洛韦口服预防治疗，剂量为每次 1g，每天 3 次，连续 14d；体外实验更昔洛韦静脉内注射效果优于阿昔洛韦，也在临床应用上得到了证实。

出现 B 病毒病症状时，应用阿昔洛韦静脉滴注 12.5 ~ 15.0mg/kg，每天 3 次，或更昔洛韦静脉注射 5mg/kg，每天 2 次。出现脑炎时选择更昔洛韦静脉滴注治疗。

（丁小珍）

第十四节　痘病毒性皮肤病

痘病毒（poxviruses），核酸为双链 DNA，是最大的一种动物病毒，直径 200 ~ 300nm，病毒在细胞内复制形成的嗜酸性包涵体，在普通显微镜下可以看到，可寄生于多种动物。痘病毒对物理性损伤具有广泛的抵抗作用，如天花病毒对干燥具有明显的抵抗力，可以在痂皮中存在数月。病毒的扩散主要通过直接接触接种，也可以形成微小微滴，通过空气传染。痘病毒有些可以在卵黄囊和组织培养中快速生长，有些则完全不能生长。痘病毒根据其抗原特性及病毒性能，可分为 5 组，每组之间有广泛的共同抗原。寄生于人类的有 4 组：第 1 组为正痘病毒组，包括天花、类天花、猴痘、痘苗病毒及牛痘病毒，呈椭圆形，大小为 250nm × 300nm；第 2 组为副痘病毒组，包括羊痘及挤奶人结节病毒，呈圆柱形，大小为 160nm × 260nm；第 3 组为传染性软疣病毒，形态介于椭圆形和圆柱形之间，大小为 200nm × 275nm；第 4 组为 yata 痘病毒组，有 tana 痘病毒。

一、天花

（一）病因及发病机制

天花是一种烈性传染病，主要发生脐凹状水疱及脓疱。由于牛痘苗的广泛接种，1980 年 5 月，世界卫生组织宣布天花在全球范围内已基本消失，现在已经停止接种牛痘苗。

天花是由天花病毒（variola virus）所引起，天花病毒有两型，毒力强的引起正型天花，弱者引起类天花（alastrim）。天花病毒的全基因序列已经明确，有些病毒基因编码的蛋白也已确定，其中大多数与牛痘苗抗原相同。病毒主要通过飞沫而直接传染，亦可通过沾污衣服、物件等而间接接触传染；天花痊愈后可获持久性免疫，再次获得者甚少。

天花病毒进入机体后病毒在接触部位（皮肤、呼吸道黏膜）大量复制，并扩散至淋巴结，通过单核吞噬细胞系统，再从淋巴结扩散至血液形成第一次病毒血症；病毒在血液中大量复制、繁殖，形成第二次病毒血症，扩散至全身所有器官，出现相应的临床症状，以皮肤表现最为突出。

（二）临床表现

潜伏期一般为 10 ~ 14d，突然发病，首先出现高热、全身不适、头痛、背痛、呕吐等全身症状，发病第 1 ~ 3d 在下肢部、大腿内侧、腋下及腰部两侧可出现一过性麻疹样或猩红热样皮疹（前驱疹），同时面部出现斑疹；在发病的第 3 ~ 4d，体温迅速下降，自觉症状减轻，同时出现离心性分布的皮疹，即头、面、四肢末端皮疹较躯干部多而密。皮疹初发时为暗红色斑疹，数小时后变为丘疹，在发病第 6 ~ 7d 转变成水疱，中央凹陷，周围有红晕，此时口腔、咽喉及眼角、结膜等处也有发疹。发病第 8 ~ 9d，水疱转变为脓疱，此时体温再度上升，中毒症状加重，在发病第 11 ~ 12d，脓疱逐渐干燥，结成黄绿色厚痂，自觉剧痒，体温渐降，全身情况好转，于发病 2 ~ 4 周后，开始脱痂，留有瘢痕。

上述正型天花（称普通型）见于从未接种牛痘者，此外尚有轻型及重型天花。轻型者系感染一种毒力弱的天花病毒或发生于曾接种牛痘但抗体已降低者，其全身症状轻，皮疹少，一般可不发展成水疱或脓疱，故病程短，愈后不留瘢痕。重型者全身症状严重，皮疹多为出血性损害或脓疱互相融合，全身中毒症状重，且多有并发症，并发症以皮肤、黏膜继发细菌感染较为常见，亦可并发喉炎、中耳炎、支气管或肺炎、角膜浑浊溃疡等，重者可引起败血症、脑膜炎等，甚至弥散性血管内凝血而危及生命。

发病初期可能有白细胞升高；在疾病潜伏期和发作阶段，偶尔在恢复期，血液中可检测到病毒；皮损中一般都能分离到病毒，以丘疹、水疱中病毒载量最多。在出血性重型患者，血小板减少，凝血因子 V 明显降低，凝血酶原、凝血因子Ⅶ中度下降；出血早期可检测到抗凝血酶抗体。

（三）组织病理

丘疹期真皮乳头毛细血管扩张，真皮乳头水肿，血管周围淋巴细胞、组织细胞浸润；水疱期表皮增厚，细胞内、细胞间水肿，棘细胞气球样变性，棘细胞分离形成棘层下部水疱；脓疱期真皮血管周围中性粒细胞浸润，并侵入表皮及疱液中，愈合时表皮再生、结痂。在水疱、脓疱期，棘细胞胞质内可见典型的嗜酸性包涵体（Guarnieri's boldies），严重者可见红细胞外渗。

（四）诊断及鉴别诊断

根据其皮疹的形态、分布及发展过程等特点，结合流行病学情况，典型病例诊断不难。可能的鉴别诊断包括水痘、Kaposi水痘样疹，根据临床表现及病毒学检查鉴别不难。

（五）治疗

对天花病毒目前无特效的抗病毒药，治疗主要是支持和对症处理。发现患者后要严格隔离管理，所有有接触史者要及时追踪，隔离观察。患者的治疗包括：

1. 对症、支持治疗　加强护理、保持清洁和水、电解质平衡以及对症治疗。可选用抗生素，以防止细菌继发感染。对重症患者，可输全血或血浆，肌内注射丙种球蛋白。

2. 中医中药疗法　在前驱发热时，可用桑菊饮加减；在发疹初期，可用升麻葛根汤加减；形成脓疱时，可用沙参麦冬汤加减。

二、种痘反应

种痘指用减毒的牛痘病毒疫苗接种于人体，使人发生牛痘，从而产生对天花的主动免疫。种痘后反应一般分正常反应和异常反应两种。

（一）正常反应

根据种痘反应和时间分为三种：

1. 原发反应　见于初次接种及无抗天花免疫力者。种痘后3～4d，局部出现丘疹，后转变为水疱，中有脐凹，周围有红晕；第8～10d水疱内容浑浊，形成脓疱，周围红晕扩大，瘙痒。此时可有发热、全身不适、食欲减退及局部淋巴结肿大等症状，以后脓疱渐干燥结痂，经3周左右脱痂，留有瘢痕。

2. 复种反应　见于多年前曾种过痘苗而复种者，有两型。

（1）加速反应：见于以往曾接种成功机体还有部分免疫力者，种痘2～3d后局部出现丘疹，3～4d变成水疱，4～5d变成脓疱，第7d部分结痂或完全结痂，全身反应较轻。

（2）免疫反应：见于以往种过牛痘具有免疫力者，种痘1～2d内局部出现红斑及丘疹，有痒感，第3d丘疹变大，第5d丘疹消退，不出现脓疱，这种反应又称"强的成功反应"。

3. 外伤反应（无反应）　种痘后3～5d只见针痕，未见其他反应，此表示接种技术不当或痘苗已失效，应重新接种。

（二）异常反应

也有称为种痘后并发症，在大规模进行痘苗病毒接种时，由于痘苗本身的稳定性和个体差异的关系，可能会出现一些异常反应，按其重要性及损害部位，一般可分为三类：即中枢神经系统并发症（种痘后脑炎）、皮肤并发症及其他并发症，其中以皮肤并发症常见。现就皮肤反应分述如下：

1. 泛发性牛痘疹（generalized vaccina）　此反应发生于原先皮肤完全正常者，但由于患者免疫功能较差，形成特异性抗体的时间迟缓，以致接种的病毒经血行播散产生短暂的病毒血症而发病。常在接种后6～9d内全身成批出现散在性丘疹，逐渐演变为水疱和脓疱，严重者脓疱可融合成片。口腔黏膜亦可累及，可伴有发热。以后随着机体特异性抗体的产生，病变即停止，脓疱干燥结痂，痂脱而愈，一般不留瘢痕，预后良好，病程3周左右。

治疗只需对症处理及防止继发感染。

2. 移植痘（意外种痘）　因自体接种或与新近种过痘的人接触感染或因意外感染所引起。一般多发生于暴露部位、皮肤黏膜交界处以及被搔抓部位。除眼部外，发生于其他部位者，呈一典型痘疱，其过程与原发反应相同。若移种于眼睑缘，则眼睑发生明显红肿，睑缘可见大小不等痘疱，破溃后形成表浅的溃疡，结膜常有明显充血，耳前或颌下淋巴结肿大。若侵及角膜，则发生角膜炎，将会影响视力，甚至造成失明。

眼部以外者无需特殊处理，主要为防止继发感染。若疫苗万一溅入眼内，切不可用手揉搓，应立即用硼酸水或生理盐水冲洗，随后用丙种球蛋白 10 倍稀释液滴眼，连续 1 周。对眼部移植痘也可肌内注射丙种球蛋白，同时局部用碘苷（疱疹净）眼药水或氯霉素眼药水滴眼，有继发细菌感染则全身应用抗生素。

3. 子痘或匐行痘　于种痘后 6～9d，在原发痘周围附近 3～5cm 处，出现 1～10 余个 2mm 大小的小痘疱，或原发痘向四周一圈扩散呈玉米样紧密排列，其经过亦由水疱、脓疱经干燥而结痂，多数在 2 周内消退，少有超过 1 个月者。此可能由于接种局部受机械刺激或痘苗病毒毒力强，病毒沿淋巴管散布所致。

一般不需处理，痘破后可涂布 2% 甲紫溶液，如局部反应重，可注射丙种球蛋白。

4. 坏疽性牛痘疹　又名进行性牛痘疹、坏死性牛痘疹，患者大多有明显的免疫缺陷或免疫功能低下，如白血病、淋巴瘤患者。细胞免疫缺陷是该病发病的主要因素。

多见于 1 岁以内的初种婴儿，复种者亦可发生。一般在种痘后 2 周内不愈合就要引起高度重视。表现为种痘部位发生坏死，形成圆形或卵圆形溃疡，边缘堤状隆起，中央明显坏死形成褐黑色厚痂，溃疡呈慢性进行性进展，逐渐变大变深，而且身体其他部位如口腔、咽喉等黏膜出现迁延损害，也为进行性坏疽，伴有高热，常因并发败血症而死亡。

种痘前要详细了解病史，对有各种免疫功能缺陷者，应避免种痘。发病后大量输入含有高价痘苗病毒抗体的冻干人血浆或近期种痘成功者的血浆或全血，或肌内或静脉注射含高价 VIG 等全身支持疗法。局部可用疱疹净软膏，亦可用紫外线局部照射或福尔马林灭活的痘苗局部注射，以提高局部细胞的敏感性。

5. 湿疹痘　又称牛痘性湿疹（eczema vaccinatum），系原有特应性皮炎或过去有其他皮炎等皮肤病病史的患者，种痘或接触种痘者后，将痘苗病毒直接接种在原有皮肤病的病损上或正常外观的皮肤上所致，痘苗病毒亦可能通过血流而播散到皮肤损害上。此种患者多有免疫功能不全，对痘苗病毒的免疫力甚低或没有免疫力，通常发生在初种痘的婴儿。

在感染痘苗病毒后，经过约 5d 的潜伏期，突然出现高热、头痛、倦怠、食欲缺乏、恶心、呕吐等全身症状，在原有皮肤病的基础上出现豌豆大小、扁平坚实性水疱，局部红肿，后迅速变成脓疱，疱顶微凹陷，有时发生坏死。皮疹多而密集，除发生于皮肤病病损的部位外，在其邻近正常皮肤甚至全身亦可出现少数散在性皮损。皮损可成批发生，有时可融成片。附近淋巴结肿大，皮损经 1～2 周后逐渐干燥结痂，痂脱后，留有浅表性瘢痕及色素沉着而愈。可并发脑炎或其他神经障碍，导致死亡，死亡率 5%。

病理改变表现为表皮内或表皮下水疱和脓疱，并有网状变性和气球状变性，有大量炎细胞浸润，其中以中性粒细胞较多，在疱底的气球状细胞中，可找到胞质内包涵体（Guarnieri 小体）。

凡患特应性皮炎等皮肤病患者，应暂缓种痘，也不要与种痘者接触。对发生种痘性湿疹患者，需卧床休息，加强护理，给予支持疗法，可同时使用抗生素、丙种球蛋白等，对原有的皮肤病亦要给予相应的治疗；对严重的种痘性湿疹患者，可肌内或静脉内注射痘苗病毒免疫球蛋白（vaccinia immune globulin，VIG）。

6. 胎儿牛痘　又称胎儿种痘反应、先天性种痘反应。较少见，大多发生于孕期第 3～24 周的孕妇且初次种痘者。胎儿绝大多数为死胎或产后短时间死亡，其体表有数目不等圆形或卵圆形溃疡，尸检可分离出痘苗病毒，病毒可能随母血经胎盘而输给胎儿。因此当无感染天花的危险时，应避免对孕妇进行种痘。

7. 种痘后多形疹　为种痘后非感染性皮疹，现认为系一种抗原抗体反应或系对痘苗蛋白或非蛋白成分过敏所致。多见于复种病例，常发生于种痘后 2 ~ 29d，表现为红斑、丘疹、斑丘疹、水疱、紫癜等。最常见为多形红斑（偶为严重的大疱型即 Stevens – Johnson 综合征）、猩红热样、麻疹样、荨麻疹或过敏性紫癜样发疹，偶可为血小板减少性紫癜、结节性红斑及表皮坏死松解症等发疹。尚有一种种痘性玫瑰疹（roseola vaccinia），即在初次种痘 2 周后，在躯干、面部发生对称性淡红色斑疹、丘疹，不融合、散在分布，原种痘处常常已结痂，周围有一巨大的红晕，患者一般不发热。

此种皮疹多数在 2 ~ 3d 内消退，一般可采用抗组胺药物、维生素 C、钙剂等治疗；对于大疱型多形红斑或表皮坏死松解症等严重患者，需注意水、电解质平衡及其他支持疗法，亦可用糖皮质激素。

8. 种痘部位的细菌感染　是因为种痘消毒不严或痘疮被抓破而引起细菌继发感染。可发生脓疱疮、疖、蜂窝织炎、淋巴管炎、外伤性猩红热、丹毒或寻常狼疮等，种痘后破伤风亦有报道。

种痘时应严格无菌操作，接种处需保持清洁，勿搔抓。对已发生感染的病例，应局部或全身采用抗生素治疗。

9. 种痘后激发或加剧其他皮肤病　曾有报道在接种后发生幼年性类天疱疮、特应性皮炎、银屑病或扁平苔藓等。亦有报道种痘后引起湿疹、银屑病或天疱疮等原有皮肤病加剧。

一般不需处理，痘破后可涂布 2% 甲紫溶液，如局部反应重，可注射丙种球蛋白。

10. 其他并发症　种痘后脑炎、骨髓炎、关节炎、溶血性贫血、心包炎、心肌炎等也偶有报道。

三、传染性软疣

本病是一种由传染性软疣病毒感染所引起的传染性疾病，其特点为在皮肤上发生特征性蜡样光泽的丘疹或结节，顶端凹陷，能挤出乳酪状软疣小体。

（一）病因及发病机制

传染性软疣病毒是痘病毒科中的一种特殊亚型一软疣痘病毒，是继天花消灭后成为唯一能感染人类并造成皮疹的痘病毒。其结构特征介于正痘病毒和副痘病毒之间，呈"砖形"，大小约 300nm × 310nm，在普通显微镜下有时亦可见到。核酸为 DNA，衣壳完全对称，外包以囊膜，在组织培养和鸡胚囊膜接种皆不能生长，也不易在实验动物中传。通过限制性内切酶分析或 PCR 扩增，本病毒可分为 Ⅰ 型和 Ⅱ 型，Ⅰ 型传染性软疣病毒是引起感染的主要亚型，占感染患者的 76% ~ 97%，但病毒亚型与皮损形态、皮损部位间无相关性。

传染性软疣病毒通过直接接触传染，也可自体接种。通常在公共浴室或游泳池中被传染，也可通过性接触传染。60% ~ 80% 患者血清中有特异抗传染性软疣病毒抗体，而正常对照组抗体仅 5% ~ 15% 阳性，可能与病毒感染能逃避机体免疫监视有关，现已明确在传染性软疣病毒基因组中，存在编码逃避免疫反应蛋白的基因。

临床上在特应性皮炎患者，传染性软疣发病率更高且易泛发；湿疹和某些皮肤病患者，局部使用糖皮质激素和其他免疫调节剂是发生传染性软疣的诱发因素；在结节病、白血病、艾滋病，可发生广泛性传染性软疣，提示细胞免疫功能对控制和清除感染起十分重要的作用。

（二）临床表现

本病多见于儿童及青年人，潜伏期变化很大，估计在 14d 到 6 个月。初起皮损为光亮、珍珠白色、半球形丘疹，以后在 6 ~ 12 周内逐渐增大至 5 ~ 10mm，中心微凹如脐窝，表面有蜡样光泽，直径小于 1mm 的皮疹用放大镜才能发现。挑破顶端后，可挤出白色乳酪样物质，称为软疣小体。皮损数目不等，或少数散在，或多个簇集，一般互不融合，偶尔单个皮损直径可长大至 10 ~ 15mm 大小（此种巨大损害多为单发，常继发细菌感染而发生炎症反应），或许多小的皮疹聚合形成斑块样损害（聚合型）。皮损发生数月或外伤后出现炎症反应，经过化脓、结痂而消退，愈合后一般无瘢痕形成，偶尔在皮下脂肪丰富的部位可出现凹陷性瘢痕。极少数患者其损害偶可角化而像小的皮角，称为角化性传染性软疣（molluscum contagiosum cornuatum）。

约 10% 的患者，特别是有特异性体质的个体，在发病一个月到数个月以后，某些皮损四周可发生斑片状湿疹样损害及离心性环状红斑；若眼睑或其附近有皮损时，有时亦可发生慢性结膜炎及表浅性点状角膜炎。当除去疣体后，此种湿疹样损害及结膜炎即自然消退。毛囊性传染性软疣损害不典型，苍白色丘疹凸出不明显，挤压黑头粉刺样毛囊性皮损，由于病毒进入真皮可导致脓肿形成。

传染性软疣皮损可发生在体表任何部位，好发部位受感染途径及穿衣方式（即气候条件）的影响。在温带地区皮损好发于颈部或躯干，特别是腋窝周围；热带地区的儿童皮损好发于四肢，成人皮损好发于躯干、下腹部、耻骨部、生殖器及腹内侧；性传播途径感染者皮损好发于肛周一生殖器部位。HIV 感染患者传染性软疣皮损可泛发全身且难于治疗，特别好发于面部，而相对健康的人群面部很少发生，且一般都发生在眼睑处。传染性软疣有时可发生于头皮、唇、舌及颊黏膜，甚至发生于足跖，此时会出现不典型皮损。皮损因搔抓而自身接种呈条状分布。偶尔皮损可发生在瘢痕和文身处。

大多数情况下传染性软疣皮疹可自行消退，如无继发感染或湿疹反应，愈合后不留瘢痕。皮损持续时间不定，变化很大，一般经过 6~9 个月即可自行消退，但亦有持续 3~4 年者。据研究显示，一般单个皮损存在很少超过 2 个月，但个别皮损可持续 5 年以上。

（三）组织病理

病变主要在表皮，表皮高度增生而伸入真皮，其周围真皮结缔组织受压而形成假包膜，并被分为多个梨状小叶，真皮乳头受压，而成为小叶间的异常狭窄的间隔。基底细胞大致正常，从棘层细胞起逐渐变性。在早期，感染细胞开始有卵圆形小体形成，以后细胞体积逐渐增大至 25μm，胞核固缩，最后整个胞质充满病毒的嗜酸性包涵体（软疣小体）。在表皮中部，软疣小体已超过受累细胞原有的体积，细胞核被挤于一侧，固缩成新月形，甚至完全消失。在颗粒层水平处，软疣小体由嗜伊红性变成嗜碱性，角质层可有很多的嗜碱性软疣小体（图 6-1）。在病变中央的顶部，变性细胞可脱落，因而成火山口状。真皮中无炎症或仅有少量炎细胞浸润，但有些病程较长的病变，真皮中有慢性肉芽肿性炎症反应，可能是由于个别丘疹破裂，内容物进入真皮所致。

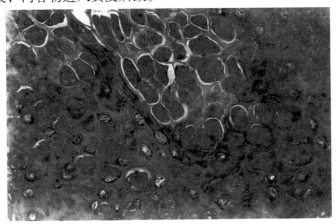

图 6-1 皮损脐凹内见软疣小体（HE 染色 ×400）

若将由皮损巾所挤出的乳酪状软疣小体涂于玻片上，用复方碘溶液染色可染成暗褐色，用生理盐水稀释成 200 倍的亮结晶蓝溶液，染色呈青色。

电子显微镜改变主要在表皮，表现疣底部细胞核增大，线粒体肿大，嵴不清晰，细胞质内可见病毒颗粒，疣体棘层细胞核膜变模糊，甚至核膜消失，线粒体嵴消失，严重时空泡化，细胞内几乎找不到完整的线粒体，有时胞质内见到束状排列的张力微丝及卷曲膜状结构，胞质内有大量成熟的"砖形"病毒。

（四）诊断及鉴别诊断

根据患者的皮损特点，皮损顶端凹陷如脐窝，能挤出乳酪状物，以及发病部位、年龄等特点一般不难诊断。对较小的早期皮损及化脓性病变，有时确定皮损的特点比较困难，用氯乙烷或液氮快速冷冻皮损，可突显特征性的脐窝。挤出的软疣小体涂于载玻片上，染色或不染色均能确定本病的临床诊断。组织病理检查可确定诊断，电子显微镜观察病毒形态可快速诊断。皮损标本应用核酸杂交或 PCR 分子生物学检测，可确定传染性软疣病毒 DNA。

传染性软疣单个较大的皮损，特别是一些呈内陷性生长的损害，需与基底细胞上皮瘤、角化棘皮瘤、化脓性肉芽肿等进行鉴别，组织病理检查有助于鉴别诊断。在艾滋病患者，传染性软疣临床上类似于皮肤隐球菌病，需通过组织病理及真菌学检查才能进行鉴别诊断。

（五）治疗

为防止传染性软疣扩散，建议患者避免到公共游泳池游泳、使用公共洗浴设施、参加接触性体育活动、合用毛巾等，直至皮疹完全消退。尽量避免搔抓，防止自身接种传染。

冷冻治疗对去除皮损有效，需要每间隔 3~4 周重复进行。对较大的损害刮除术和透热疗法比较适用，对浅表性皮损，可采用其他物理性治疗手段，以将损害中的软疣小体完全挤出或挑除为目的，如用木刮匙或用小镊子夹住疣体，将之刮除或削除，然后涂以 2% 碘酊、苯酚（石炭酸）或三氯醋酸，并压迫止血，也能达到治疗目的。对儿童患者为使患儿配合治疗，在治疗前可用麻醉剂霜局部封包，以减少治疗时的疼痛。激光治疗或外科切除手术也可考虑，但可能会形成瘢痕。

化学治疗主要以刺激局部的炎症反应而消除皮损，常用的方法有：①液态苯酚或 10%~20% 的苯酚溶液精确地涂于皮损部位；②斑蝥素局部外用刺激炎症反应，疗效满意；③使用去疣涂剂，用火棉胶或丙烯酸基质制成的 15%~20% 水杨酸制剂，精确地涂抹于皮损处，每周 1~2 次，可加速皮疹消退，水杨酸联合聚维酮碘溶液治疗的疗效比单独使用水杨酸更好；④局部外用 3% 酞丁胺软膏。

抗病毒药物西多福韦（cidofovir）治疗传染性软疣疗效较好，制剂有 1%~3% 的软膏或霜剂，或静脉滴注 5mg/（kg·w），适用于皮疹广泛、常规治疗无效或免疫功能不全、免疫抑制患者。

对免疫功能不全或免疫抑制的患者，局部或系统应用免疫刺激或免疫调节治疗，5% 咪喹莫特霜剂可有效清除传染性软疣疣体，使用方法多种，如 1~3 次/d，3~7d/周，治疗 4~16 周，80% 的患者疣体可彻底清除。

其他外用治疗方法有 0.1% 维 A 酸霜、5% 氢氧化钾溶液、硝酸银软膏、0.3%~0.5% 鬼臼毒素霜等。

四、牛痘

牛痘是由牛痘病毒（cowpox virus）感染所致，牛痘病毒为痘苗病毒的前体，由于痘苗病毒被广泛用于接种预防天花，所以本病虽然是一种牛的传染病，亦可传染给人。

（一）病因及发病机制

牛痘病毒是一种大分子双链 DNA 病毒，它在很多方面与痘苗病毒相似。该病毒的自然宿主是野生小型啮齿类动物，最有可能是仓鼠或林鼠，牛和人都可机会性接触感染，以往人类感染多发生于挤奶工、屠宰场工人。现在由于家养宠物的增多，发生感染的病例大多呈散发性，以欧洲、俄罗斯、中亚地区相对多见，夏、秋季节好发，且与接触野生或家养的猫有关，携带牛痘病毒的猫抓破入的皮肤后，可将病毒接种到局部皮肤而致病。

（二）临床表现

潜伏期 2~14d（一般 5~7d），在被感染的部位，初起表现为丘疹，很快转变成水疱，经过短暂的出血期后转变为脓疱，中有脐凹，周围绕有红晕及水肿，2 周内出现溃疡，然后结硬质黑痂，一般经 3~4 周而愈。皮损多发生于暴露部位，如手指、面部、前臂等处，且常为多发性。患者常有发热、肌痛、身体不适等症状，局部淋巴结炎及淋巴管炎，偶尔可出现脑膜脑炎、结膜炎等。有报道泛发性牛痘发生在特应性皮炎患者，临床上类似疱疹性湿疹，偶见有死亡；也可发生在 Darier 病外观正常的肛周-生殖器皮肤上，病程为自限性。

（三）组织病理

病理改变与种痘反应相似，表皮细胞内、细胞间水肿，棘细胞气球样变性，棘细胞分离形成棘层下部水疱；真皮乳头毛细血管扩张，真皮乳头水肿，血管周围密集淋巴细胞、组织细胞浸润；但表皮坏死较慢，常有基底层细胞增生，炎细胞浸润较密集，有较多的出血，在表皮下部细胞可见胞质内包涵体，它比天花及种痘反应的 Guarnieri 包涵体要大。

（四）诊断及鉴别诊断

根据有接触病猫和病牛的病史及接种处发生水疱和脐凹性脓疱的临床表现，可以得出初步诊断，但一半患者无接触史。快速诊断可对鳞屑或痂皮进行电子显微镜检查，发现痘病毒有助诊断，但阴性病例需进行组织培养、分离到牛痘病毒，PCR 检测可确定病毒类型。

临床上需与挤奶人结节相鉴别，后者皮损为光滑、棕红色、半球形的结节，无脐凹，多为单发。此外尚需与羊痘、原发性皮肤结核、异物肉芽肿、炭疽及孢子丝菌病等相鉴别。

（五）治疗

本病无特效治疗办法，主要是对症治疗及防治继发感染；对免疫抑制的患者可考虑注射丙种球蛋白。

五、挤奶人结节

挤奶人结节又称副牛痘（paravaccinia）、假牛痘（pseudocowpox），是接触感染挤奶人结节病毒病牛的乳头及乳房而被感染所引起的一种疾病，其特征为发生暗红色丘疹，后变成结节，常发生于挤奶或屠宰场的工人。

（一）病因及发病机制

挤奶人结节病毒（milker's nodule virus）属副牛痘病毒组，在电子显微镜下，形态、结构同羊痘病毒相同，呈圆柱形，末端突出，核心为一致密的 DNA，周围绕以宽阔的衣壳，大小为 140～300nm，此病毒对牛的乳头及乳房造成轻微感染，小牛在哺乳时吸吮乳头，引起口腔溃疡，与牛丘疹性口腔炎病毒引起的溃疡类似，有时无明显症状，有时症状十分严重。挤奶人结节病毒与牛丘疹性口腔炎病毒属同种病毒的不同亚型，两者能引起挤奶工人或检查牛口腔的兽医手部皮损，人类感染该病毒为意外感染，目前尚未有人与人之间传染的报道，但烧伤、烫伤患者的污染物可引起传染。本病毒能在牛的组织细胞培养中生长繁殖，但与牛痘病毒不同，不能在猴或人组织细胞培养中生长。

（二）临床表现

潜伏期 5～14d，通常在手指，也可在前臂、脸部等部位发生单个或多个皮肤无痛性损害。皮损开始为扁平的红色丘疹，1 周内演变成坚实的、略有浸润性的靶样结节，损害中央为红色，外有白色环围绕，周围有炎性红晕；由于明显充血及水肿，表皮紧张、发亮，以后逐渐由不透明到灰色而坏死，在结节中央凹陷处形成小片状结痂；痂皮脱落后结节表面不平，成为乳头瘤状淡红色赘生物，类似化脓性肉芽肿；以后皮损逐渐自然消退，不留瘢痕，病程一般 4～6 周。患者常有局部淋巴结肿大，但全身症状少见而轻微。

部分患者在结节出现的 1～2 周内，在手、前臂、上肢、下腿及颈部等处出现丘疹、丘疱疹、荨麻疹或多形红斑样发疹，此是一种毒性或变态反应，多在 1～2 周内消退。

（三）组织病理

在病变早期组织病理改变表现为棘细胞层上部分有细胞空泡化，某些部位出现多房性水疱，在空泡化的表皮细胞质、偶尔细胞核中有嗜酸性包涵体；真皮上部有程度不等的炎细胞浸润，毛细血管扩张。中期表皮有角化过度、角化不全，呈棘层海绵样水肿、棘细胞内水肿、气球样变性、网状变性等表现，出现多房性水疱，甚至表皮完全坏死，真皮中有大量单核细胞浸润。后期表皮棘层肥厚，表皮突呈指状向下延伸，呈假性上皮瘤样增生，真皮内血管增生、扩张，伴中性粒细胞、嗜酸性粒细胞及浆细胞肉芽肿性炎细胞浸润（图 6-2，图 6-3）。

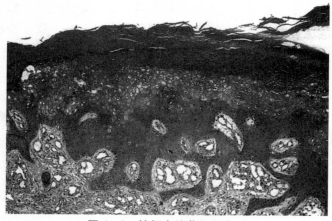

图 6 - 2　挤奶人结节组织病理

表皮角化过度伴角化不全，棘层肥厚，棘突下延，在棘层上
方可见多数空泡细胞，真皮浅层毛细血管扩张，周围少数淋
巴细胞浸润（HE 染色×100）

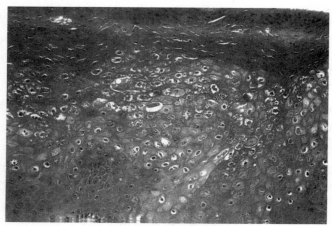

图 6 - 3　挤奶人结节组织病理

在棘层上方的空泡细胞内可见嗜酸性包涵体（HE 染色×200）

（四）诊断及鉴别诊断

根据有接触患病奶牛的病史，接触部位发生紫红色半球状结节、中央有凹陷等特点，临床诊断不
难，组织病理检查找到棘细胞内病毒包涵体支持本病的诊断，而确定诊断需要进行病原学检测。挤奶人
结节病毒分离、培养生长慢而且不可靠；如条件允许，早期病变组织电子显微镜检查可检出副牛痘病
毒；PCR 扩增可确定病毒基因。

本病需与羊痘、牛痘、牛丘疹性口腔炎、疱疹性瘭疽、脓皮病、原发性皮肤结核、非结核分枝杆菌
病、化脓性肉芽肿、炭疽及孢子丝菌病等进行鉴别，与羊痘、牛丘疹性口炎的鉴别诊断主要依靠病史，
与其他疾病的鉴别诊断要依靠病史及组织病理检查。

（五）治疗

由于本病多在 6 周左右自行消退，治疗主要为对症处理及防止继发感染。

六、牛丘疹性口腔炎

本病系由牛丘疹性口腔炎病毒感染所致，人类感染的临床表现与挤奶人结节、羊痘相似，感染皮肤
后出现丘疹、结节。

（一）病因及发病机制

牛丘疹性口腔炎病毒属副牛痘病毒组，在电子显微镜下，形态、结构同羊痘病毒相同，此病毒与挤

奶人结节病毒属同种病毒的不同亚型，两者均能引起挤奶工人或检查牛口腔的兽医手部皮损，人类感染该病毒为意外感染。牛丘疹性口腔炎病毒能在牛的组织细胞培养中生长繁殖，但分离、培养生长慢而且不可靠，且不能在猴或人组织细胞培养中生长。

（二）临床表现

潜伏期 5~8d（最长可达 24d），皮损表现与挤奶人结节、羊痘相似。感染后在接种部位出现红色丘疹、结节，质地坚硬，后扩大成为扁平出血性脓疱或水疱，中央有脐凹并结痂，痂皮呈黑色，痂周有特征性的白色边缘，其外再绕以红晕，以后痂皮脱落，变成乳头瘤样结节，最后变平、干燥、结痂而自愈，无瘢痕形成，病程一般持续 3 周左右。

（三）组织病理

与挤奶人结节病理变化相同。

（四）诊断及鉴别诊断

根据与病牛的接触史及特征性的皮损表现，可以进行临床诊断。在病损中分离、培养出牛丘疹性口腔炎病毒；PCR 扩增出牛丘疹性口腔炎病毒 DNA；电子显微镜检查发现属副牛痘病毒，均可确诊。

本病需与牛痘、羊痘、挤奶人结节等相鉴别，挤奶人结节病牛常无口腔病变，根据病史、临床表现、组织病理及病毒检测，鉴别诊断不难。

（五）治疗

主要对症治疗，预防和控制感染。

预防本病主要是避免用手直接接触病牛口腔。

七、羊痘

本病又称为传染性脓疱性皮炎（contagious pustular dermatitis）、传染性深脓疱疮（ecthyma conaigiosum）、感染性唇部皮炎（infectious labial dermatitis），由羊痘病毒（orf virus）感染所致。

（一）病因及发病机制

羊痘病毒属副牛痘病毒组，是一种对乙醚敏感的双链 DNA 病毒，在电子显微镜下呈圆柱形，末端凸出，中央有致密的 DNA 核心和宽阔的、层板状衣壳，其大小为 200nm×300nm，能在人羊膜细胞和原始恒河猴肾细胞培养上生长。此病毒主要侵犯绵羊和山羊，特别是羔羊，羊与羊之间通过直接接触或通过被羊痘病毒污染的牧场间接接触而感染本病毒。人主要是由于直接接触病羊污染的物质而被感染，故多见于牧羊人、兽医、用奶瓶喂养羔羊的农民等，屠宰工人、肉类搬运工、家庭主妇也可因为接触羊肉或羊尸，特别是羊头而感染；也有接触患病的驯鹿、牛犊和香獐（麝）后而被感染。土耳其曾有两次小规模暴发流行，都是因为接触感染的祭奠用动物而传染。尚未见人与人之间相互传染的报道。传染后可获得终身免疫力，接种牛痘不能预防羊痘。

（二）临床表现

潜伏期 5~6d。其临床表现与挤奶人结节很相似，初起为单个或数个质地坚硬红色或紫红色的小丘疹，后扩大成为扁平出血性脓疱或水疱，直径一般为 2~3cm，最大的达 5cm，中央有脐凹并结痂，痂皮呈黑色，痂周有特征性的灰白色或紫色晕，其外再绕以红晕，以后痂皮脱落，变成乳头瘤样结节，最后变平、干燥、结痂而自愈，无瘢痕形成，病程一般 3~6 周。本病在原发感染以外出现二次接种感染十分常见。损害多发生于手指、手部、前臂及面部等易接触部位。常发生局部轻微淋巴管炎、淋巴结炎。一般无全身症状或仅有微热、全身不适。少数病例由于病毒血行播散，可出现全身广泛性丘疱疹或水疱性皮损，在数周内消退。有些患者在发病后 10~14d，可发生一过性多形红斑样皮疹，亦可出现中毒性红斑。

有些病例可出现巨大的蘑菇样皮损，类似化脓性肉芽肿或恶性肿瘤，多见于免疫抑制患者，如淋巴瘤、淋巴细胞性白血病，健康人进行面部瘢痕削磨治疗时亦可出现类似皮损。有报道特应性皮炎患者发生化脓性肉芽肿样皮损，周围可出现卫星病灶。

（三）组织病理

疾病早期表皮棘细胞有明显的细胞内及细胞间水肿、空泡形成以及气球状变性，真皮内有致密的炎细胞浸润，中央为组织细胞、巨噬细胞，周边为淋巴细胞及浆细胞，可有少量中性粒细胞，皮损内小血管数增加，血管内皮细胞肿胀及增生，在早期损害的表皮细胞的胞质及真皮血管内皮细胞中可发现嗜酸性包涵体，但亦有人认为用光学显微镜检查在皮损中不能发现包涵体。后期灶性表皮坏死，棘层高度肥厚，表皮突呈指状向下延伸，呈假性上皮瘤样增生，真皮乳头水肿，真皮内血管增生、扩张，伴密集组织细胞、巨噬细胞、淋巴细胞及浆细胞，少量中性粒细胞浸润。电子显微镜检查在变性的表皮中可发现病毒颗粒。

（四）诊断及鉴别诊断

根据接触病羊的病史，出现顶端扁平的水疱和脓疱，中有脐凹及结痂等特征，可以建立临床诊断。确定诊断可用电子显微镜对痂及病损组织做病毒检查，疱液中含极少量病毒，电子显微镜检查常常阴性，因此不宜用疱液进行电子显微镜检测；也可应用 PCR 检测羊痘病毒 DNA；羊痘病毒组织培养生长慢而不稳定，一般不采用病毒培养诊断。

本病需与牛痘、挤奶人结节、化脓性肉芽肿及鳞癌等相鉴别，根据临床表现、组织病理及病毒检测，鉴别诊断不难。

（五）治疗

本病主要是对症治疗，有继发感染时控制感染；大的皮损可进行手术切除或冷冻治疗，但在免疫抑制的患者易复发。有报道，40%脱氧碘脲核苷外用和抗病毒药西多福韦（cidofovir）可缩短病程。

八、猴痘

猴痘是由猴痘病毒（monkeypox virus）引起的一种少见的散发的动物源性传染病，主要流行于中非和西非的热带雨林地区。1958 年，首次在实验室发现猴子体内存有猴痘病毒。1970 年，在非洲首次发现有人感染该病毒，但未有大规模流行，主要发生在民主刚果共和国。自 2003 年 5 月初起，在美国中西部地区 3 个州接连发生人猴痘病例，至 6 月底，感染者分布范围已扩大到 7 个州，感染者 81 例，这是该病毒首次在西半球暴发。

（一）病因及发病机制

猴痘病毒属痘病毒科正痘病毒属，为 DNA 病毒，直径 200～300nm，是一种除天花病毒以外唯一引起人类严重感染的正痘病毒，本病毒与人天花病毒、牛痘病毒和牛痘疫苗毒株有共同抗原。本病毒天然宿主为非洲野生啮齿动物和猴子，除猴以外，多种非洲鼠类，如松鼠、草原犬鼠、冈比亚大鼠以及兔、豪猪、穿山甲等动物亦携带有猴痘病毒。猴子感染本病毒后，症状与人天花相似，但亚临床感染更常见。根据感染病毒的毒株不同，感染动物的死亡率为 3%～4%。本病毒分离、培养特点与天花病毒不同，在 RK13 细胞株培养上生长良好，在 39℃下鸡卵黄囊膜培养上能形成凹陷。

传播途径可有以下几种：①被感染的动物撕咬或直接接触染病动物的血液、体液、伤口而被传染；②人与人之间通过长时间近距离接触、呼吸道飞沫、直接接触被感染者的伤口、体液或沾染病毒的物体如床上用品或衣服而被传染。易感人群为接触带猴痘病毒的野生动物、宠物或猴痘患者的人群，90% 发生在 15 岁以下的儿童，未接种过天花疫苗的人群接触发病率为 12%，接种过天花疫苗（牛痘苗）的人群有一定的抵抗力，兽医和医生亦容易被感染。

（二）临床表现

本病的临床表现与天花很相似，大多发生在 10 岁以下的儿童，潜伏期为 7～24d，平均 12d，前驱期为 2～5d。前驱症状有发热、全身不适、头痛及咽喉疼痛等。皮肤表现为全身形态单一的皮疹，呈离散或簇集分布，数量不等，且都同时快速出现，经过斑疹、丘疹、水疱、脓疱、结痂等阶段，部分皮损有出血倾向，一般历时数天到4周。皮疹主要分布于四肢及头面部，口腔、生殖器部位亦可发疹。其他症状包括发热（体温≥37.4℃）、头痛（100%）、背痛、咽喉疼痛、咳嗽、呼吸急促等。早期颈、颌下及腹股沟淋巴结肿大，可作为与天花、水痘区别的重要症状。

人与人之间传染的病例，一般被感染者症状较轻，接种过牛痘苗的人群有一定的抵抗力，感染后症状也比较轻。

猴痘一般预后良好，皮疹愈合后可留有浅表萎缩性瘢痕，病程2～4周。据世界卫生组织（WHO）估计，人猴痘的死亡率在1%～10%。

（三）组织病理

组织病理变化与天花相似，早期真皮乳头毛细血管扩张，真皮乳头水肿，血管周围淋巴细胞、组织细胞浸润；水疱期表皮增厚，细胞内、细胞间水肿，棘细胞气球样变性，棘细胞分离形成棘层下部水疱。脓疱期真皮血管周围中性白细胞浸润，并侵入表皮及疱液中，严重者可见红细胞外渗。愈合时表皮再生、结痂。

临床标本（包括皮损和血液）中分离培养出猴痘病毒或PCR检测临床标本，证实有猴痘病毒DNA，可确诊猴痘。电子显微镜观察受检物中有与正痘病毒形态一致的病毒颗粒或免疫组织化学、免疫荧光显示组织内、皮损刮片中存在正痘病毒，也有助于本病的诊断。荧光抗体法和放射免疫法晚期患者血清中可检出猴痘病毒抗体。

（四）诊断及鉴别诊断

根据临床流行病学接触史、临床表现及相关实验室检查，可做出正确的诊断。

本病临床上与天花很难区别，早期颈、颌下及腹股沟淋巴结肿大，是临床鉴别诊断的重要依据。本病尚需与其他痘类病毒感染包括牛痘、羊痘、挤奶人结节、Yaba猴病毒病、塔纳痘病毒病相鉴别，也需要与疱疹类病毒感染（包括水痘、带状疱疹和单纯疱疹）相鉴别，组织、皮损及疱液中检测出猴痘病毒是确定诊断的唯一可靠依据。

（五）治疗

对猴痘病毒病目前无特效治疗方法，患者一经发现需及时严格隔离至痘痂脱落。治疗主要为对症、支持治疗，局部或全身使用抗生素以防止继发感染，注射丙种球蛋白可能有益。有报道抗病毒药物西多福韦治疗本病可能有效。

九、塔纳河痘

塔纳河痘是由赤道亚塔纳河痘病毒属（Yata poxvirus）中塔纳河痘病毒（tanapox virus）引起的一种急性发热性传染病，感染的皮肤表现为局限性结节。本病首先在1957年被发现，后于1962年左右在肯尼亚塔纳河流域流行，故命名为塔纳河痘。

（一）病因及鉴别诊断

塔纳河痘病毒属痘病毒科，Yata痘病毒属，是唯一能引起人类疾病的Yata痘病毒。本病毒可感染猴和人，猴感染后可出现少数扁平丘疹，后坏死结痂，经4～6周自然消退。人类可能通过摩擦受损的皮肤或通过蚊子叮咬被此病毒感染，人与人之间传播十分罕见。

（二）临床表现

人感染塔纳河痘病毒后，潜伏期3～4d，前驱症状有轻度发热、头痛、背痛。皮疹初发时表现为单个红色瘙痒性丘疹，四周绕以红晕，直径1～2mm，以后损害逐渐增大变成结节，在2周后直径扩大至15mm，局部淋巴结肿大、压痛。病变第3周结节中央坏死变白，覆以硬痂，以后皮损逐渐愈合，愈合后留有瘢痕，疾病呈自限性，病程一般6周左右。本病偶有多个皮损发生，最多的报道有10个，皮疹好发在四肢、头面等暴露部位，男女均可发病。

（三）组织病理

表皮棘层高度肥厚，棘细胞广泛变性、肿胀，细胞内充满大量形态不一的嗜酸性包涵体，受累细胞核亦肿胀，染色质分布在细胞核周围。

（四）诊断及鉴别诊断

塔纳河痘病毒感染后，临床特征是皮疹缓慢发展，病变过程中无脓疱期，这一特点有别于其他痘病毒感染。电子显微镜观察发现有包膜的痘病毒可确定诊断。PCR检测临床标本，证实有塔纳痘病毒DNA，亦可确定诊断。

（五）治疗

对症治疗。

十、海豹痘

海豹痘是由人接触被海豹痘病毒（sealpox virus）感染的鳍足类动物如海豹或海狮引起的急性传染病。海豹痘病毒与羊痘病毒、牛口腔炎病毒等一样，同属于副痘病毒属。感染的动物主要分布于大西洋和太平洋，有8种易感动物，包括灰海豹、港海豹、竖琴海豹（harp seals）、海狗、北海熊、北海象、加利福尼亚海狮、星海狮及南美海狮等，海豹痘病毒很容易在这些动物间传播。动物感染表现为皮肤的结节，可以发展成炎性结节或坏死，好发于头、颈及胸部，通常数周后自行缓解。人类受损的皮肤接触鳍足类的生物含有病毒的皮肤或口腔可能会被感染，主要见于接触海洋动物的工作人员，其感染率高达50%，但通常无症状，也可表现为感染的局部出现孤立的丘疹或结节，一般1~2周内消退。少数可以进一步发展成坏死，形成溃疡，愈合后可留下浅表的瘢痕。通常发生在手部。改善工作条件，做好防护是预防本病重要的措施。治疗以对症支持为主。

十一、Yaba 猴病毒病

本病系人感染 Yaba 猴病毒所致的疾病。Yaba 猴病毒又称 Yaba 猴肿瘤病毒，属痘病毒科，猴感染该病毒后，可在皮肤上发生良性组织细胞增生性瘤性肿块，经过几个月后自然消退。人被病猴抓伤感染后，经过5~7d，在受损伤的部位出现红色小丘疹，以后逐渐扩大形成结节，直径可达2cm，经3~4周后逐渐消退。治疗为对症处理。

十二、来自野生动物的副痘病毒感染

多种副痘病毒存在于野生动物中，这些病毒有红鹿痘病毒、驯鹿痘病毒等，人类通过接触或处理感染这些副痘病毒的野生动物时被传染。

人感染野生动物的副痘病毒常发生在手部，表现类似羊痘，初起为红色或紫红色的小丘疹，单个或数个，质地坚硬，后扩大成为扁平出血性脓疱或水疱，中央有脐凹并结痂，痂皮呈黑色，痂周有灰白色或紫色晕，其外再绕以红晕，以后痂皮脱落，变成乳头瘤样结节，最后变平、干燥、结痂而自愈，无瘢痕形成，病程一般2个月左右。

组织病理示：明显角化过度伴角化不全，表皮呈假上皮瘤样增生，棘层中部细胞空泡样变性伴核皱缩，真皮内明显血管增生，伴弥漫性混合炎细胞浸润。电子显微镜下表皮棘细胞内可发现病毒颗粒。

（彭 云）

第十五节 人乳头瘤病毒性皮肤病

乳多空病毒（papovavirus）是一组双链、无包壳的 DNA 病毒，包括人乳头瘤病毒（human papillomavirus，HPV）、多瘤病毒（polyomavirus）和猴空泡病毒（simiare vacuolating virus）等，其中只有 HPV 能通过人之间密切接触传播，人是唯一宿主，其感染的靶细胞是皮肤和黏膜的上皮细胞，可引起多种病变。

1. 病毒学　HPV 为无包壳的双链 DNA 病毒，直径55nm，其衣壳由两种编码的蛋白即主要结构蛋白 L1 和次要结构蛋白 L2 构成。HPV 基因组全长 8kb，分成三个区域，包括上游调节区（URR）、早期编码区（E 区）和晚期编码区（L 区）。早期编码区包含 4kb 长的含有开放读码框的基因，在病毒复制的早期表达，而晚期编码区在病毒复制的晚期表达，编码衣壳蛋白。

HPV 有严格宿主及细胞特异性感染，在体外很难培养成功。近年来利用 PCR 等技术，已经证实 HPV 至少有 200 种基因型，且不同的基因型与引起的疾病有一定的关系（表 6 - 8）。

表 6 - 8　不同类型 HPVs 及其引起的疾病

疾病	HPV 类型
寻常疣	1、2、4、7、27、28、29、48、63
扁平疣	2、3、4、10、28、41、65（色素性扁平疣）
跖疣、镶嵌性跖疣	1、2、4
尖锐湿疣	6、11、13、16、18、30、31、32、34、35、39、40、42、43、44、45、51、52、53、54、55、56、57、58、59、64、66~68、70、72、73（常见的为 16、18）
巨型尖锐湿疣	6、11、56
疣状表皮发育不良	1、2、3、4、5、8、9、12、14、15、17、19、20、21~25、36~38、46、47、49、50
疣状表皮发育不良伴鳞状细胞癌	5、6、8、14、20、46、47
口腔黏膜局部上皮增生	13、32
咽喉乳头瘤	6、11、16、30
肛周生殖器疣、子宫颈上皮内新生物、阴道上皮内新生物、阴茎上皮内新生物	16、18、31、35、39、40、45、52、53、56、58、61、62、64、66~68、69、72
子宫颈癌	16、18、31、33、35、39、45、56、58、66~68
免疫抑制者皮损	26、57、75~77
跖表皮样囊肿	60
屠夫疣	7
口 - 生殖器疣	34、44、55、57、59、64

2. 致病机制　HPV 感染上皮的基底层细胞，但病毒的复制需要在完全分化角质形成细胞中完成，如上层棘细胞和颗粒层细胞。病毒 DNA 功能上分为早期（E）和晚期（L）区域，早期区域 DNA 控制病毒的复制、转录调节和转化，而晚期区域 DNA 编码病毒衣壳的结构蛋白，晚期区域 DNA 的表达依赖于宿主细胞的分化。因此，在体外培养条件下很难模拟病毒的生命周期，繁殖相当困难。

HPV 分型依据病毒 DNA 的基因型，即在病毒的 L1 区，如有 10% 的核酸序列同源性与其他 HPV 不同，就将这种 HPV 认定为一种新基因型，如有 90% 以上的核酸序列同源性与其他 HPV 相同，即将该病毒分类为某种病毒的亚型。根据这种分类方法，HPV 的分型越来越多，目前已经有 80 多种，以后还会逐渐增加。

所有 HPV 都有嗜鳞状上皮细胞性，但不同基因型的病毒易感染不同的部位，如 HPV - 1 易感掌跖部位，HPV - 16 易感生殖器部位，而 HPV - 11 则易感生殖器和咽喉部上皮细胞。

HPV 感染引起的乳头瘤开始是良性的，此时病毒基因在染色质外显子内复制。在一定条件下，出现一些称之为"高危"或"癌相关"的 HPVs 基因型，其大部分病毒基因丢失，而小部分病毒基因整合到宿主细胞的染色质中，并保留 E6 和 E7 病毒调节基因，肿瘤的发生与否决定于这些早期基因的表达，E6 蛋白灭活肿瘤抑制因子 p53，E7 蛋白抑制细胞 pRb 蛋白，p53 和 pRb 蛋白为细胞周期的负调节蛋白，当被感染细胞表达 E6 和 E7，细胞就会发生永生化分化，导致肿瘤的产生。

HPVs 的亚临床和潜伏感染：亚临床和潜伏感染逐渐得到公认，亚临床感染指患者未觉察 HPVs 感染，但经过详细的临床、组织学和细胞学检查及分子生物学检测，有 HPVs 感染的依据，据估计，70% 的生殖器部位的 HPVs 感染为亚临床感染。潜伏感染指感染部位无明显组织学改变，但存在病毒 DNA。

3. 宿主的免疫反应　HPV 容易发生持续感染，提示其能逃避机体的免疫反应。HPV 逃避机体免疫的机制包括：①病毒感染周期中缺乏病毒血症，因此不能充分与机体免疫系统接触；②在病毒复制的早期仅有低水平的蛋白表达，难以将有效的病毒抗原信息经朗格汉斯细胞递呈给 T 细胞引发机体免疫反应；③高水平病毒蛋白表达发生在"免疫豁免"的终末角质细胞，这时完整的病毒只从上皮外层脱落，显然无法有效激发免疫反应。尽管 HPV 感染能成功逃避机体的免疫机制，但最终能成功诱发免疫反应。机体免疫反应在抵御 HPV 发挥作用的证据包括：①60% ~ 70% 疣病的患者可以在 2 ~ 3 年内自行消退；②清除部分疣体的过程中，其他多灶性病变也可同时消退；③部分患者皮损消退前在皮损局部出现炎症反应；④细胞免疫功能低下的人群如 HIV 感染，其疣病的发生率高，病变进展快，且容易反复，而体液免疫缺陷的患者并不表现对 HPV 易感，提示在控制 HPV 感染中细胞免疫发挥重要的作用。

一、疣

疣是人类乳头瘤病毒（human papillomavirus，HPV）感染所引起，以往认为这些疾病是慢性良性疾病，但最近发现 HPV 感染后有一部分会导致恶性肿瘤，如皮肤癌、舌癌和子宫颈癌等，因而引起人们的重视。疣的分类如下。

1. 传统的分类是根据疣的临床表现及部位　将疣分为寻常疣、扁平疣、跖疣、生殖器疣（尖锐湿疣）、口腔疣、咽喉疣及疣状表皮发育不良。

2. 组织学分类　①包涵疣（蚁丘疣），在棘细胞层上部见有丰富、透明、均质性、嗜酸性大的包涵体，见于深在性过度角化掌跖疣；②局灶性空泡化及角化不全的乳头状疣，见于寻常疣、表浅性镶嵌型掌跖疣及尖锐湿疣；③表皮上部弥漫性空泡化疣，见于扁平疣、某些疣状表皮发育不良；④"发育不良"空泡化疣，见于某些疣状表皮发育不良。

3. HPV 不同类型与临床表现的分类　不同类型 HPV 与疣的临床表现有一定关联性，详见表 6 - 8。

（一）病因及发病机制

疣可通过直接或间接接触传染，肛周、生殖器疣大多通过性接触传染，医源性传染也是间接接触传染的可能途径之一。习惯性咬甲者易发生甲周疣。外伤或皮肤破损对 HPV 感染是一个重要的因素，如跖疣常好发于足部着力点，在胡须部位的疣常由于剃须而发生播散。

疣可发生在任何年龄，但婴幼儿少见，随着年龄的增长，发病率逐渐增高，到青壮年时期最高，估计在青少年中疣的发病率为 500/100 000，总人群的发病率为 300/100 000，男女发病比为 1 ∶ 1.4 左右，近年来肛周生殖器疣的发病率有明显增高趋势。

疣的病程与机体免疫有重要的关系，在免疫缺陷患者，如肾移植、恶性淋巴瘤、慢性淋巴细胞性白血病及红斑狼疮患者疣的发病率增高。

（二）临床表现

1. 寻常疣（Verruca vulgaris，common warts）　中医称"千日疮"，俗称"刺瘊""瘊子"等。皮损初起为针尖大的丘疹，渐渐扩大到豌豆大或更大，呈圆形或多角形，表面粗糙，角化明显，触之硬固，高出皮面，灰黄、污黄或污褐色，继续发育呈乳头样增生，摩擦或撞击时易于出血，偶可引起细菌感染。初起多为单个，可长期不变，但亦有逐渐增多至数个到数十个，有时数个损害可融合成片，少数可发生同形反应。多发生于青少年，一般无自觉症状，偶有压痛。寻常疣可发生于身体任何部位，常好发于手指、手背、足缘等处，1% ~ 2% 的寻常疣可发生于生殖器部位。若发生于甲缘者，其根部常位于甲廓内，表现为单纯性角化，待侵及皮肤时，才出现典型赘疣状损害。若向甲下蔓延，使甲掀起，破坏甲的生长，易致裂口、疼痛及继发感染。病程发展缓慢，约 65% 的寻常疣可在 2 年内自然消退。临床观察发现疣消退时常有下列预兆：突然瘙痒，疣基底部发生红肿，损害突然变大，趋于不稳定状态，或个别疣消退或有细小的新疣发生。寻常疣发生恶变罕有报道。寻常疣的特殊类型有：

（1）丝状疣（verruca filiformis）：好发于眼睑、颈、颏部等处，为单个细软的丝状突起。正常皮色或棕灰色，一般无自觉症状，若发生于眼睑，可伴发结膜炎或角膜炎。

（2）指状疣（digitate warts）：为在同一个柔软的基础上发生一簇集的参差不齐的多个指状突起，

其尖端为角质样物质。数目多少不等，常发生于头皮，也可发生于趾间、面部。一般无自觉症状。

（3）掌疣（verruca palmaris）：发生在手掌的寻常疣，皮损与跖疣相似，表现为表面角化伴粗糙不平的角化性丘疹或斑块，多见于手汗较多从事体力劳动或家务的人群。

（4）着色性疣（pigmented warts）：本病多见于日本学者的报道，皮损除有过度色素沉着外，其他很像寻常疣，主要发生在手部，也可发生于足底，很像跖疣。主要由HVP4、HPV60和HPV65感染所致。色素沉着是由于基底层HPV感染的组织中黑素细胞中大量存留黑色素。发生机制不清楚，推测与黑色素转运障碍有关。

（5）屠夫疣（butcher warts）：得名源于常发生于肉制品加工业者，与HVP7感染有关。表现为广泛的疣状丘疹或花椰菜样病变，多见于手背、手掌、甲周或抓鱼肉的手指。本病与动物乳头瘤病毒感染无关。

2. 跖疣（verruca plantaris, plantar warts）　跖疣系发生于足底的寻常疣，外伤和摩擦可为其发病的诱因，足部多汗与跖疣的发生也有一定的关系。初起为一细小发亮的丘疹，后逐渐增大，表面角化，粗糙不平，呈灰褐、灰黄或污灰色，外观呈圆形，境界清楚，周围绕以稍高增厚的角质环。若用小刀将表面角质削去，则见角质环与疣组织之间境界更为明显，继续修削，见有小的出血点，此是延伸的真皮乳头的血管破裂所致。若仅微量血液外渗凝固，则形成小黑点。好发于足跟、跖骨头或趾间受压处，有时可在胼胝的基底上发生，或两者同时并存。单发或多发，有时在一较大的跖疣的四周，有散在性细小的针头大的卫星疣。自觉不同程度疼痛，病程慢性，可自然消退，一般认为，儿童较成人易于消退，多汗或跖骨异常者不易消退。

跖疣的特殊类型有：

（1）镶嵌疣（mosaic warts）：跖疣的数个疣体聚集在一起，或相互融合形成一角质斑块，若将表面角质祛除后，则暴露多个角质软芯。通常无明显的疼痛。

（2）蚁丘疣（myrmecia）：又称包涵疣（inclusion warts），其特点为表面覆盖着一厚的胼胝，用刀将之削除后，则暴露出疣特有的白色或淡棕色的柔软颗粒，疼痛明显，有一定的压痛，多发生在趾尖端及其侧缘。

（3）脊状疣（ridged warts）：此疣由HPV60感染引起，为一种特殊的跖疣。表现为轻微隆起的3～5mm的肤色丘疹，发生在非受力的部位，缺乏典型跖疣的特点，容易误诊。

（4）跖疣囊肿（plantar wart cystis）：表现为足底出现1.5～2.0cm大小的囊肿，囊壁为上皮细胞。多发生在受力的部位，可并发脊状疣。发生机制为HPV感染的表皮被埋入真皮而形成的囊肿。

3. 扁平疣（verruca planae, plane warts, flat warts）　又称为青年扁平疣，主要侵犯青少年，大多骤然出现，为米粒大到绿豆大扁平隆起的丘疹，表面光滑，质硬，浅褐色或正常皮色，圆形、椭圆形或多角形，数目较多，多数密集，偶可沿抓痕分布排列成条状（同形反应），长期存在的扁平疣可融合成片。一般无自觉症状，偶有微痒。好发于颜面、手背及前臂等处。有时伴发寻常疣。面部扁平疣偶可伴发喉部乳头瘤。仅发生在面部的皮损且伴有红斑时，容易与寻常痤疮皮损相混淆，或两个病同时存在时容易漏诊。尽管病程呈慢性经过，但在所有临床型HPV感染中，扁平疣自发缓解率最高，有时突然消失，愈后不留瘢痕，但也有患者持续多年不愈。少部分患者可以复发。

4. 肛周生殖器疣（anogenital warts）　又称尖锐湿疣（condylomata acuminata），尖锐疣（acuminate-warts），性病疣（venereal warts）。

（三）组织病理

病毒疣的特征性组织病理改变是颗粒层和颗粒层下棘细胞的空泡样变性，变性细胞内常含有嗜碱性包涵体（为病毒颗粒）和嗜酸性包涵体（为角质蛋白），同时常常伴有棘层肥厚或乳头瘤样增生。各种疣尚有各自的病理变化如下：

1. 寻常疣　表皮棘层肥厚，乳头瘤样增生伴角化过度，间有角化不全。表皮崎延长，在疣周围向内弯曲，呈放射状向中心延伸，在棘层上部和颗粒层内有大的空泡化细胞，为圆形，核深染，嗜碱性，核周围有一透明带围绕。这些细胞有的仅含少量透明角质颗粒。在空泡化细胞之间的非空泡化的颗粒细胞内常含大量簇集的透明角质颗粒。增厚的角质层内间有角化不全，常位于乳头体的正上方，排列成叠瓦状。此种角化不全细胞的细胞核大，深嗜碱性，呈圆形而不是长条形。组织学和电子显微镜对比研究证实，在棘层上部的空泡化细胞和角质层的角化不全细胞的深嗜碱性的圆形核中，含有大量病毒颗粒。真皮乳头层内可有炎细胞浸润伴血管增生、扩张，但无特异性。

2. 掌跖疣　病理改变与寻常疣基本相同，但整个损害陷入真皮，角质层更为增厚，并有广泛的角化不全。棘层上部细胞的空泡形成亦较明显，构成明显的网状。因常有继发感染，故真皮内有较多的炎细胞浸润。

深在掌跖疣的组织特征为在表皮下部的细胞胞质内有很多透明角质颗粒，它与正常透明角质不同，为嗜酸性，在棘细胞层上部增大，互相融合形成形态不一、均质性大的包涵体。此种包涵体围绕在空泡化核的四周或被核四周空泡化而把它与核隔开。

3. 扁平疣　明显角化过度和棘层肥厚，但与寻常疣不同，无乳头瘤样增生，表皮嵴仅轻微延长，无角化不全。表皮上部细胞有比寻常疣更广泛的空泡形成，空泡化细胞的核位于细胞的中央，有不同程度的固缩。其中一些核呈深嗜碱性。颗粒层均匀增厚，角质层细胞因空泡形成而呈明显的筛网状。有些扁平疣基底层内含有大量的黑素，真皮内无特异变化。

（四）诊断及鉴别诊断

根据各种疣的临床表现、发病部位及发展情况，诊断不难，但需与下列一些疾病进行鉴别：

1. 寻常疣需与疣状皮肤结核相鉴别　疣状皮肤结核为不规则的疣状斑块，四周有红晕。

2. 跖疣需与鸡眼和点状掌跖角化症鉴别　鸡眼其压痛明显，表面平滑。还需与点状掌跖角化症相鉴别，后者早年发病，常有家族史，手掌、足跖均有损害，散在分布，以受压部位皮损多见。

3. 扁平疣有时需与毛囊上皮瘤及汗管瘤相鉴别　此两者皆好发于眼睑附近，组织学完全不同。有时扁平疣与扁平苔藓鉴别困难，后者儿童少见，好发在四肢曲侧，面部少见，瘙痒明显，常有黏膜损害，皮损呈紫红色，有白色细纹（Wickham纹）。

（五）治疗

治疗以破坏疣体、纠正局部角质形成细胞异常增殖和分化，刺激局部或全身免疫反应为主要手段，包括全身和局部治疗。

1. 全身治疗　目前采用的治疗方法很多，但疗效皆难以肯定。

1）中医中药：治疗疣的报道甚多，现介绍一些如下。

（1）平肝活血方（上海）：当归9g，郁金9g，赤芍9g，牛膝9g，红花6g，鸡血藤9g，灵磁石30g，山甲3g，龙骨24g，牡蛎24g，每天1帖，连用7~8d。

（2）治疣汤（四川）：桃仁、红花、熟地、归尾、赤芍、白芍各9g，川芎、白术、山甲、甘草、首乌各6g，板蓝根、夏枯草各15g，每天1贴，6~8帖为一个疗程。

（3）马齿苋合剂（北京）：马齿苋60g，败酱草15g，紫草15g，大青叶（或板蓝根）15g，每天1帖，分2次服，7~14帖为一个疗程。

（4）板蓝根注射液：2~4ml，肌内注射，每天1次，10次为一个疗程。

（5）柴胡注射液：2ml（相当于生药1g/ml）肌内注射，每天1次，20次为一个疗程。

2）维A酸类药物：维A酸类药物可以有效纠正被HPV感染的角质形成细胞异常角化，促进机体建立特异性细胞免疫反应，有利于病毒的清除。适用于皮损范围广泛，或皮损较大无法手术切除或进行其他治疗的患者。口服阿维A，成人每天20~40mg，连用15~30d，根据疗效可适当增加剂量或延长疗程。要注意药物的不良反应，特别是对生育的影响。也可选用异维A酸。

3）干扰素：对多发性且顽固难治的疣，可配合全身或病损局部注射干扰素，单独使用干扰素疗效不肯定。

4）治疗疫苗：治疗疫苗正在临床试验阶段，对HPV感染引起的肿瘤可能有预防和治疗作用。

2. 局部药物治疗　由于多数疣在发病后1~2年内能自行消退，不少患者即使采用深度破坏性治疗方法，有1/3仍会复发，因此对疣的各种局部治疗的疗效估价应特别慎重，对一些可能造成永久性瘢痕的疗法，不宜使用。

（1）氟尿嘧啶（5-Fu）：可用5% 5-Fu软膏，或5% 5-Fu、10%水杨酸及等量火棉胶或弹性火棉胶作溶媒配成涂剂治疗寻常疣，以及用2% 5-Fu丙二醇或5% 5-Fu二甲基亚砜（DMSO）涂剂治疗扁平疣，皆获得一定的疗效。根据多数资料报道，可能出现的不良反应有局部疼痛，皲裂、水肿、过敏反应、流泪、色素沉着及感染等。

（2）博来霉素：有人用0.05%~0.1%博来霉素生理盐水溶液或2%普鲁卡因溶液作局部皮损内注射，治疗单个或数个寻常疣或跖疣，根据疣的大小每次注射0.2~0.5ml，每周1次，通常2~3次后疣体脱落，不良反应较少。

（3）0.7%斑蝥素：加入等量火棉胶及醋酮溶液中，外用治疗甲周寻常疣，隔天涂搽一次，有一定的疗效。

（4）0.1%~0.3%维A酸乙醇溶液：局部外用，每天1~2次，治疗扁平疣和寻常疣，治愈率分别为83%及39%，不良反应有局部轻度烧灼感、红肿、脱屑及色素沉着。

（5）0.5%鬼臼毒素：每天2次，连续3d，如能耐受可连续使用4~5d，治愈率达60%~70%，如疣体未消退可隔周再用一个疗程。

（6）5%咪喹莫特（imiquimod）：霜治疗尖锐湿疣，每周3次，连续16周，治愈率达65%，复发率20%，也可用于寻常疣的封包治疗或配合水杨酸治疗。

（7）西多福韦：1%西多福韦凝胶外用或2.5mg/ml皮损内注射对多种疣有效。

（8）其他局部用药：对寻常疣特别是甲周围疣可试用20%碘苷霜，有人用二硝基氯苯（DNCB）在难治疣的部位诱发接触性皮炎，认为有治疗价值。跖疣可用3%福尔马林溶液做局部湿敷或浸泡，每天1次，每次15min，连续4~8周，也可用10%~20%的戊二醛溶液或凝胶，常有效。此外，个别报道对扁平疣可用25%补骨脂酊、30%骨碎补酊外搽；或用木贼、香附、板蓝根、山豆根各30g，煎浓汤外洗涂擦；或用马齿苋捣烂外敷，有一定效果。

3. 光动力学治疗　系统或局部使用氨基酮戊酸（ALA），经光照射后引起局部细胞死亡，可治疗部分寻常疣、尖锐湿疣。

4. 物理治疗　冷冻疗法、电灼疗法、激光治疗、红外凝固治疗、温热方法适用于数目少的寻常疣和跖疣。

5. 外科手术切除　可用于寻常疣及尖锐湿疣，但手术后常易复发。有人主张用钝性剥离法治疗跖疣。

二、鲍恩样丘疹病

本病首先由Lloyd于1970年所描述，他称之为多中心性色素性鲍恩病，以后相继有可逆性女阴异型、生殖器多中心鲍恩病、伴原位变化的色素阴茎丘疹等名称。现公认以鲍恩样丘疹病较为简练，现将其分类为Ⅲ级表皮内新生物。本病特点为在生殖器部位发生多发性色素性斑丘疹，良性经过，可自行消退，但病理组织呈原位癌样改变。

（一）病因及发病机制

本病电子显微镜检查发现其皮损的表皮角质形成细胞中有病毒颗粒。Gross等利用免疫细胞化学技术发现病损组织切片中有HPV结构抗原。同时采用核酸杂交技术分型，发现本病与HPV-16型密切相关。

（二）临床表现

发病年龄为1~64岁，好发于21~30岁，男女均可发病。皮损为多个或单个丘疹，呈肉色、红褐色或黑色，其大小不等，直径2~10mm，呈圆形、椭圆形或不规则形，境界清楚，丘疹表面可光亮呈天鹅绒外观，或轻度角化呈疣状，皮损散在分布或群集排列成线状或环状，甚至可融合成斑块。好发于腹股沟、外生殖器及肛周的皮肤黏膜，男性多好发于阴茎及龟头，女性多发生于大小阴唇及肛周。一般无自觉症状，部分患者有瘙痒或烧灼感，病程慢性，少数患者的皮损可自然消退，但可复发，有转变为浸润型癌的可能（＜5％）。

（三）组织病理

典型的鲍恩样丘疹病的病理改变为表皮细胞结构混乱，有很多核大、深染、成堆的异形的鳞状上皮细胞，亦有角化不良、多核及异形核分裂象的角质形成细胞。极少数患者同时或同一损害中见有鲍恩丘疹及尖锐湿疣两种病理改变共存的现象。

（四）诊断及鉴别诊断

本病呈良性多形性改变，故常误诊为扁平苔藓、银屑病、环状肉芽肿、色素性乳头瘤、脂溢角化症、尖锐湿疣、痣细胞痣、鲍恩病、增殖性红斑等，但有特殊的原位鳞癌的组织像，而临床经过良性可资鉴别。与鲍恩病区别点是本病发病年龄轻，皮损多发，有色素沉着倾向，而鲍恩病多发生于老年人，皮损常在龟头，为单个大斑块，斑块逐渐离心性增大并伴有浸润。

（五）治疗

手术切除效果最好，但不宜大范围切除。还可采用电灼、冷冻、二氧化碳激光、腐蚀剂等去除小范围损害，局部外用 5 - Fu 霜也有效。Nd：YAG 激光治疗也有效，且不产生瘢痕。其他有效的治疗方法有：口服维 A 酸、西多福韦外用、5％咪喹莫特外用、光动力学治疗等。

三、疣状表皮发育不良

本病由 Le wandowsky 及 Lutz 于 1922 年首先报道，为一种遗传性疾病，其特点是全身泛发性扁平疣及寻常疣样损害。

（一）病因及发病机制

本病对 HPVs 存在遗传易感染性，约25％的患者呈常染色体显性遗传，亦有人报道为 X 性联隐性遗传。研究发现，染色体 17q25 和 2p21 - p24 二个位点与本病相关。该病能自体接种和异体接种，用电子显微镜检查发现其损害细胞的核内包涵体中有 HPV 颗粒，因此认为此类患者对 HPV 有选择性细胞免疫缺陷，特别是 T 辅助细胞的数量和功能缺陷、NK 细胞活性增强，而与 DNA 损伤、修复及 HLA - A 和 HLA - B 抗原无关。目前已从本病各种皮损中分离出 20 多种 HPV，包括 3、5、8～10、12、14、1 5、17、19～25、28、29、36～38、47、49 及 50 型，但主要是 HPV3 及 HPV5、HPV8。HPV3、HPV10 常发现于良性、泛发性扁平疣样损害中，病程较长，不会恶变，HPV5、HPV8 除发现于扁平疣样损害中，尚可见于花斑癣样或棕红色的斑块型中，常有家族史，其暴露部位的损害常可发生癌变，表明 HPV5、HPV8 有致癌的可能，偶尔 HPV14、HPV17、HPV20 及 HPV47 也与肿瘤有关。由于癌变的损害只见于暴露部位，因此有人认为，日光损伤与恶变可能有一定的关系。

（二）临床表现

患者多自幼年发病，亦可初发于任何年龄，单个皮损为米粒大到黄豆大的扁平疣状丘疹，圆形或多角形，暗红、紫红或褐色，数目逐渐增多，对称分布。好发于面、颈、躯干及四肢，亦可泛发于全身，口唇、尿道口亦可发生小的疣状损害。皮疹以面、颈、手背处最多，较密集，甚至融合成片，其他部位多为稀疏散在。因发生部位不同，形态可有差异，如发生在面、颈、手背部者，很似扁平疣，发生于躯干及四肢者，则较大、较硬，很似寻常疣。根据临床观察，皮损可分为四型：①扁平疣型：多见，皮损分布较广泛，数目较多，颜色也较深；②花斑癣样型：较少见，为色素减退或不同程度棕色色素沉着性扁平鳞屑性丘疹，轻度角化，皮损几乎不高出皮面，临床似花斑癣；③点状瘢痕型：极少见，皮损轻度凹陷，角化亦轻微；④肥厚斑块型：少见，为淡红到紫色斑块，好发于四肢，皮损较大，临床上似脂溢性角化。

此外，常伴有掌跖角化、指甲改变、雀斑状痣及智力发育迟缓，有时自觉瘙痒，病程进展极慢，经年累月不退，也有妊娠后自行消退的病例报道。20％～30％的患者发生日光性角化，进一步可发展成鳞状细胞癌，但很少转移。

（三）组织病理

各种临床类型疣状表皮发育不良的组织学变化基本相同，与扁平疣改变相似，表现为角化过度、棘层肥厚，表皮上部有明显弥漫性细胞空泡样变性，甚至侵及棘层下部，以 HPV3 感染者多见；HPV5、HPV8 感染所致者，表皮增生明显，其深浅程度不一，病变细胞肿胀，呈不规则形，胞质为蓝灰色，有些细胞核固缩，核变空，呈"发育不良"外观。电子显微镜观察棘层甚至基底层均可发现病毒颗粒。

（四）诊断与鉴别诊断

根据全身泛发性扁平疣样或寻常疣样损害的临床表现及病理检查可以诊断。但需与下列疾病进行鉴别。

1. 疣状肢端角化症　皮损在手背、足背、膝、肘等处，表现为扁平疣状丘疹，手掌有弥漫性增厚以及小的角化，病理检查表皮上部细胞无空泡形成。

2. 扁平苔藓　为紫红色丘疹，有瘙痒，常有明显的黏膜损害，病理有其特异性改变。

（五）治疗

本病需密切观察有无鳞状细胞癌或癌前期病变的发生，一旦发现要立即手术或其他方法切除；避免过度日光照射，建议使用有效的防晒霜。严禁放射治疗。

本病无满意疗法，可试用 5－Fu 软膏，也可用聚肌胞注射液肌内注射，每次 4ml，每周 2 次。阿维 A 可试用于本病的治疗，且常可获得良好的临床疗效，但治疗机制不明，通常起始剂量为 1mg/（kg·d），且疗效与剂量呈相关性，停药后常复发，能否预防肿瘤和癌前期病变的发生，目前尚不得而知。

四、复发性呼吸道（咽喉）乳头瘤病

复发性呼吸道（咽喉）乳头瘤病（RRP）由 HPV 感染引起，可发生于任何年龄，以 5 岁以下儿童和 15 岁以上青壮年多发，青春期常能缓解，但以后常常复发，表现为良性、非浸润性疣样损害，可侵犯全呼吸道，以咽喉部常见。有呼吸道梗阻引起的症状，典型表现为声音嘶哑、喉头喘鸣和呼吸窘迫三联征，常误诊为哮喘、假膜性喉炎或变应性支气管炎等。喉镜检查，乳头瘤呈灰白色，通常发生在喉及声门下的鳞状和纤毛柱状上皮的移行区。

组织病理活检黏膜上皮呈乳头瘤样增生，棘层上部有体积大、淡染、核同缩的空泡状细胞。HPV 分型检测为 HPV－6 及 11 型，与尖锐湿疣的 HPV 亚型一致。因此，有人认为，本病系新生儿出生时通过产道，吸入产妇产道内 HPV 所导致。但育龄期妇女子宫颈、外生殖道尖锐湿疣的发生率远远高于新生儿复发性呼吸道（咽喉）乳头瘤病的发生率，因此有人对此提出怀疑，而且产妇患尖锐湿疣而行剖宫产手术本身也对产妇存在风险，所以目前对产妇患尖锐湿疣是否行剖宫产手术存在争议。

本病无特效治疗办法，可采取在内镜下激光治疗或全身麻醉下手术切除，也可用干扰素治疗。约 14% 的患者可发生癌变，且常常是致死性的，甚至发生在儿童期，放射治疗可增加癌变的发生率。

五、病毒相关毛囊发育不良

本病是近年来在接受器官移植的患者中行免疫抑制疗法时或白血病、淋巴瘤患者进行化疗时，出现的与多瘤病毒相关的一种毛发疾病，曾经认为本病与使用环孢素有关，又称为环孢素诱导的毛囊营养不良。临床表现为粟粒大小的红色或皮肤色丘疹，丘疹中间可见白色角化性的棘状突起，主要发生在面中部。损害数量较多时，可以相关融合，形成斑块，甚至引起面部变形。一些患者同时伴有眉毛和睫毛的脱落。也可发生于四肢及躯干，但头发不受累。组织学上可见到典型的、大量扩张的球状毛囊，伴有包含大毛发透明蛋白颗粒的核嗜酸性细胞的增生及突出的内根鞘细胞的扩大或角化。临床上有时与玫瑰痤疮和结节病相混淆。电子显微镜观察可见核内大量的 20 面体病毒颗粒，直径大小为 40nm。

少数患者局部使用 3% 西多福韦乳膏及口服更昔洛韦可以使症状缓解。

（彭　云）

第十六节 肝炎病毒感染相关的皮肤病

肝炎病毒感染是以肝脏炎症或坏死为主要病变的一组全身性感染性疾病。按照病原学分类，目前将病毒性肝炎分为甲型肝炎（hepatitis A）、乙型肝炎（hepatitis B）、丙型肝炎（hepatitis C）、丁型肝炎（hepatitis D）、戊型肝炎（hepatitis E）等，此外，其他病毒如庚型肝炎病毒（hepatitis F virus）、输血传播病毒（tranfusion transmitting virus，TTV）等是否引起病毒性肝炎尚未最后定论。各型肝炎临床表现相似，但发病机制、传播方式、病情经过及预后差别较大，其中丁型肝炎病毒是在乙肝病毒感染的基础上发生。肝炎病毒感染主要引起肝损害，但也可以借助病毒血症或免疫反应引起肝外表现，其中少数情况下可以表现为皮肤损害。皮肤损害可以伴随病毒性肝炎发作而发生，也可以单独表现为皮肤损害。我国是病毒性肝炎发病率较高的国家，重视病毒性肝炎皮肤表现，有利于及时发现相关的病毒感染，并合理开展相应的预防和治疗。

一、甲型肝炎病毒感染皮肤表现

甲型肝炎是由小核糖核酸病毒组中甲型肝炎病毒所致，该病毒十分稳定，其传播途径是以粪－口为主，一般是良性无症状性感染，部分出现黄疸性肝炎，不发展成慢性或引起肝硬化或肝癌。约10%的患者在感染早期出现一过性皮疹，通常为斑丘疹、紫癜或荨麻疹样皮损，个案报道有暴露部位的麻疹样发疹、结节性脂膜炎、复发性血管炎样皮疹（与持续病毒感染后冷球蛋白血症有关）。通常对症治疗可消失，无需特殊处理。

二、乙型肝炎病毒感染皮肤表现

乙型肝炎患者可有多种皮肤表现，急性期的皮肤表现是 HBsAg 与抗 HBsAg 的抗体所形成的免疫复合物有关，用免疫荧光检查，可在皮损的血管中测出免疫复合物及补体。

（一）临床表现

除 Gianotti - Crosti 综合征外，在急性乙型肝炎发病前 1~6 周，可有 20%~30% 的患者发生血清病样综合征，常表现为荨麻疹和血管性水肿，少数患者可发生红斑、斑丘疹、多形红斑、猩红热样红斑、白细胞碎裂性血管炎、苔藓发疹及紫癜等，同时可伴有关节痛及关节炎等，在血清及关节液中可测出 HBsAg - Ab 复合物。其他皮肤症状尚可发生结节性多动脉炎、特发性混合型冷球蛋白血症、结节性红斑等。

慢性活动性乙型肝炎可在躯干、四肢发生炎症性丘疹，中心化脓、结痂、萎缩，形成特征性痘样瘢痕，此皮疹可持续多年，且随着肝炎病情的变动而波动，其病理组织改变呈变应性毛细血管炎。此外，尚可发生肝病常见的皮肤表现，如红斑、痤疮、红斑狼疮样改变、局限性硬皮病、膨胀纹、紫癜、指甲下与甲根部出血。

乙型肝炎疫苗接种者可出现结节性红斑、泛发性环状肉芽肿、血小板减少性紫癜和 Reiter 综合征等皮肤表现。

（二）治疗

按乙型肝炎预防和治疗。乙型肝炎并发结节性多动脉炎时，系统使用拉米夫定（lamivudine）和血浆置换可有良好效果。慎用糖皮质激素。

三、丙型肝炎病毒感染皮肤表现

丙型肝炎病毒（HCV）是非经肠道传播性病毒肝炎，是输血相关性肝炎的主要原因之一，其感染特点是易慢性化。慢性的临床表现为乏力，而黄疸少见。其实验室特征与乙型肝炎相似，但血清氨基转移酶水平一般较低，波动也较大。慢性丙型肝炎的诊断应依靠肝脏活检和血清试验（如 ELISA 或 RIBA

法检测 HCV 抗体）或 PCR 法检测 HCV – DNA 来确定。

近年发现，丙型肝炎除引起肝脏损害外，还可通过免疫机制，并发其他各种器官病变，有时皮肤表现可为本病唯一临床证据。根据目前报道，与丙型肝炎有关的皮肤病变有皮肤瘙痒症、单纯性痒疹、结节性痒疹、混合性冷球蛋白血症（Ⅱ型或Ⅲ型）、扁平苔藓、迟发性皮肤卟啉症、皮肤血管炎、荨麻疹、结节性红斑、多形性红斑、结节性多动脉炎、白塞病、唾液腺损害（类似 Sjogren 综合征中的淋巴细胞性唾液腺炎）、坏疽性脓皮病、浅表播散性日光性汗孔角化症、泛发性环状肉芽肿、坏死性肢端红斑、成人 Still 病及单侧痣样毛细管扩张症等。HCV 可以是上述各种皮肤病的病因或与之相关。因此，对上述各种皮肤病患者应常规检查有无 HCV 感染。如有，采用抗 HCV 治疗（如用干扰素 α 300 万 IU，3 次/周，连续 6 个月），对部分患者可能有效。

四、戊型肝炎病毒感染皮肤表现

戊型肝炎病毒可以经粪 – 口途径进入人体，引起急性肝细胞炎症。本病发病过程与临床表现与甲型肝炎有相似之处，但也有自身特征，如黄疸前期较长，症状较重，可以引起胆汁淤积症状，发生肝功能衰竭较甲型肝炎更常见等。在感染的早期，皮肤表现为风团样损害、结节性红斑、紫癜等，可伴有关节疼痛。发生胆汁淤积时，可有皮肤瘙痒。诊断血中抗 HEV IgM 阳性是感染的标志。治疗上以对症为主。

五、儿童丘疹性肢端皮炎

本病首自意大利 Gianotti 提出，他在 1955 年报道了 3 例四肢、面部有特异性丘疹、浅表淋巴结肿大及肝大的小儿病例，其后世界各地都有报道，本病遂作为一独立疾病而被广泛承认，又称为"贾诺提 – 克罗斯蒂综合征（Gianotti – Crosti syndrome）"及"小儿丘疹性肢端皮炎（papular acrode matitis of chilclhood）"。由于在一段时期内比较重视皮肤症状的描述，而不强调伴发的肝炎，因而就易与另一种通常不伴有肝炎的丘疹水疱肢端局限性综合征（papulovesicular acrolocated syndrome）相混淆，为此有人建议将本病称为 Gianotti 病，而丘疹水疱肢端局限性综合征称为 Gianotti – Crosti 综合征。近年来，特别是第 5 次世界小儿皮肤病学大会认为两者单从皮损无法鉴别，许多文献所述的 Gianotti 病、Gianotti – Crosti 综合征是本病的同义语。

（一）病因及发病机制

Gianotti 首先确认本病与乙型肝炎病毒（HBV）HBsAg 有关，他在所有的病例血清中用放射免疫法均能检出 HBsAg，电子显微镜下可观察到含 HBsAg 的颗粒，提出本病是由于乙型肝炎病毒（主要是 HBsAg ayw 型，偶尔 adw 或 adr）通过皮肤黏膜所致的原发性感染，或可能是乙肝病毒抗原抗体复合物疾病。1966 年 Eileart 报道有本病典型皮疹而无肝炎的病例，在这些病例中其致病因子以 EB 病毒最为多见，其他有腺病毒、埃可病毒、柯萨奇病毒等。现认为本病的病因分为三类：①病毒，包括乙型肝炎病毒、EB 病毒、甲型肝炎病毒、丙型肝炎病毒、巨细胞病毒、柯萨奇病毒、呼吸道合胞病毒、腺病毒、副流感病毒、轮状病毒、细小病毒 B19、腮腺炎病毒、人类疱疹病毒 6 型及 HIV 等；②非病毒感染因子，包括 A 组 β 溶血性链球菌、肺炎支原体、巴尔通体、分枝杆菌、葡萄球菌等；③接种疫苗，包括脊髓灰质炎、百白破、麻疹、腮腺炎、乙型脑炎、乙肝疫苗及流感等疫苗。随着乙肝疫苗的广泛接种，与乙肝病毒感染相关的病例会越来越少。

（二）临床表现

不管病因如何，本病的临床有共同的特征。患者发病年龄自 6 个月到 15 岁，而以 2 ~ 6 岁居多，成人罕见发病。无明显的前驱症状而突然发疹。为自针头到绿豆大扁平充实性丘疹，暗红、紫红或淡褐色。初多发生于四肢末端、手背、足背等部，在 3 ~ 4d 内依次向上扩展至股部、臀部及上肢伸侧，最后延伸到面部，躯干多不受累，偶尔可见少数皮损。皮损多对称分布，呈播散性，互不融合，但易受机械刺激的肘部、膝部、手背及足背有时融合呈线状排列（Koebner 现象），瘙痒程度不等，HBV 感染者黏膜一般不受侵犯，而其他原因引起者可侵犯黏膜。经 2 ~ 8 周自然消退，可有轻度脱屑。在发疹时，全身淋巴结肿大，尤以颈部、腋窝、肘部及腹股沟等处淋巴结为甚。在皮疹出现的同时或1~2周后发生急性无黄疸型肝炎，亦有在发疹20d后出现黄疸，有肝大，无压痛，皮疹持续20~40d呈轻度脱屑而消退，在皮疹消退时，肝炎达极期，但患者一般情况良好，少数患者可有低热、倦怠和全身不适。

血清氨基转移酶（ALT、AST）值升至100~800IU/L，甚至可高达2 000IU/L，醛缩酶、碱性磷酸酶升高，但血胆红素水平不增高。皮疹发生数日后，血清HBsAg呈阳性，3个月后约半数可转阴，但此后阴转率极慢，1年后仍有40%阳性。白细胞总数一般正常，亦可稍有增多或降低，单核细胞增加，似传染性单核细胞增多症，但血嗜异性凝集试验阴性，血沉正常，血清蛋白电泳于急性期α2及β球蛋白增加，末期γ球蛋白增加。

（三）组织病理

表皮有轻度或中等度棘层肥厚和过度角化，真皮上部水肿，毛细血管扩张，其周围有淋巴细胞及组织细胞浸润，淋巴结内有严重的弥漫性网织细胞增生。皮疹电子显微镜检查可在真皮上部的小血管内皮细胞的胞质内见有直径20nm的微细管状集合块，电子显微镜检查淋巴结及肝脏均能见HBV抗原的结构。

（四）诊断及鉴别诊断

与HBV感染有关的小儿丘疹性肢端皮炎的诊断标准如下：①面部、四肢无瘙痒的红斑丘疹或丘疱疹，持续20~25d，不复发；②浅表淋巴结反应性肿大；③急性无黄疸型肝炎，至少持续2个月，亦可迁延数月或数年；④皮疹发生后数月出现血清HBsAg阳性。

与无肝炎的丘疹水疱肢端局限性综合征很难区分，目前认为，两病单从皮疹无法区别，因此Chuh制定的本病诊断标准如下：

1. 乙肝病毒血清反应阳性临床症状 ①单一形态的扁平丘疹或丘疱疹，直径1~10mm；②皮疹侵犯以下三个或四个部位：面部、臀部、上肢和下肢伸侧；③对称分布；④持续至少10d。

2. 乙肝病毒血清反应阴性临床症状 广泛的躯干部皮损和鳞屑性损害。

临床上本病尚应与玫瑰糠疹、扁平苔藓、药疹相鉴别。

（五）治疗

本病无特殊治疗方法，且任何治疗都不能缩短病程。由于本病有自限性，通常3~4周内自行消退，偶可持续8周以上，故仅做、一般对症处理。

（彭　云）

第十七节　副黏病毒相关的皮肤病

副黏病毒（paramyxoviruses）是RNA病毒，有对乙醚敏感的包囊，其大小为100~300nm，包括新城病病毒、腮腺炎病毒、副流感病毒、麻疹病毒及呼吸道合胞病毒。风疹病毒在新的病毒分类中为囊膜病毒科风疹病毒属中唯一的病毒，结构类似副黏病毒，在本节一并介绍。本组病毒中能引起皮肤变化者主要为麻疹病毒、呼吸道融合病毒和风疹病毒。副流感病毒除引起热性呼吸道感染外，在发热时，偶亦可在面、颈、躯干上部发生粉红色斑疹或斑丘疹，呈麻疹、风疹或猩红热样发疹，多见于儿童。流行性腮腺炎在疾病的中期，偶于躯干出现斑疹、斑丘疹或水疱，有时并发血小板减少性紫癜。可根据它们的特异性症状进行诊断。

一、麻疹

（一）病因与发病机制

病原体为麻疹病毒，属RNA病毒，大小约140nm，衣壳外有囊膜，囊膜上有血凝素，有溶血作用，但无神经氨酸酶。此病毒抵抗力不强，对干燥、日光、高温均敏感，对一般消毒剂也敏感。

麻疹病毒易感细胞表面表达CD46和CD150受体，后者是淋巴细胞活化的信号分子，单核吞噬细胞系统感染初期出现淋巴样细胞增生伴多核巨细胞形成，以后出现病毒血症，毛细血管内病毒抗原的堆积导致前驱疹的出现，包括 Koplik 斑细胞内也有病毒核衣壳，感染第 4d 出现的斑疹性皮疹与细胞介导的抗病毒免疫反应相关。如果机体细胞免疫力低下（如白血病患者，特别是使用细胞毒药物化疗者），病毒持续复制可导致巨细胞肺炎或致死性内脏病变；皮疹出现后，机体出现一过性 T 细胞介导的细胞免疫功能低下，持续 1~2 个月，患者结核菌素反应性降低，易发生结核感染和各种内脏器官的麻疹病毒感染，包括麻疹性脑炎。自然感染麻疹后可出现终身抗麻疹免疫力。

主要经飞沫通过呼吸道及眼结膜而传染。5 岁以下儿童发病数最高，而 6 个月以内的婴儿由于从母体获得的免疫力尚未消失，故不易感染。病后 2 周，体内即产生循环抗体且有持久免疫力，再次发病者很少。本病全年均可发生，但以冬春为多，用减毒的麻疹疫苗作预防注射可使麻疹发病率显著下降。

（二）临床表现

1. 潜伏期　9~11d，前驱期一般为 4d，表现有高热，眼结膜充血、怕光、分泌物增多。鼻流涕，呈黏液脓性，咳嗽，有时出现呕吐、腹泻。起病 2~3d 后，在第二磨牙对面的颊黏膜上，出现蓝白色或紫色小点，周围有红晕，称为 Koplik 斑，此斑初起 2~3 个，后逐渐增多，到发疹期，可蔓延到整个颊黏膜及唇内侧，且可互相融合，在发疹后的第 2d 开始消退，此种黏膜斑可作为麻疹早期的特征。有时在此斑出现之前，软腭黏膜潮红，甚至有小的瘀点。

2. 发疹期　为起病后第 4d 开始发疹，先出现于耳后、发际、颜面，后迅速蔓延到颈部、上肢、躯干及下肢，为一种玫瑰色的斑丘疹，压之退色，疹盛时可互相融合，疹间皮肤正常。皮疹在 2~5d 内出全。出疹时体温可达 41℃ 左右，中毒症状加重，颈淋巴结和肝、脾可肿大。在本病过程中，尤其发疹期，血清中乳酸脱氢酶增高，且其同工酶 -2 浓度也增高。

3. 恢复期　从出疹后 5~7d 开始，体温下降，全身中毒症状减轻，皮疹按出疹顺序逐渐消退，消退后留有棕褐色色素沉着斑并有细小的糠麸状脱屑，整个病程约 2 周。

由于麻疹病毒侵入的数量、毒力、患者发病年龄、机体免疫状况不同，近年来不典型麻疹较为常见，可表现以下几种情况：

（1）轻型麻疹：较为常见，多见于 6 个月以内的婴儿，或流行前注射过丙种球蛋白，或接种过疫苗未完全获得保护的人群。前驱期上呼吸道症状及发热等表现较轻，且持续时间短。麻疹黏膜斑不典型或缺乏。临床表现皮疹少，病程短，并发症少，但同样具有传染性，是重要的传染源之一。

（2）重型麻疹：多见于营养不良、免疫力低下或继发细菌感染等患者。表现有 4 型：①中毒型，表现为病毒血症严重，高热达 40℃ 或以上，伴谵妄、抽搐、昏迷、呼吸困难、肢端发绀和脉搏加快，早期出现大批紫蓝色斑疹，相互融合；②休克型，以循环衰竭为特征，皮疹稀少，色淡，或骤然隐退，面色苍白，唇及肢端发绀，脉搏细弱，心率快，血压下降等；③出血型，除中毒症状重外，皮疹呈出血性，可同时伴内脏出血；④疱疹样型，可出现广泛分布的水疱性损害，部分相互融合形成大疱，有时类似于 Stevens-Johnson 综合征或表皮坏死松解症，此时注意是否与合并使用的药物有关。

（3）非典型麻疹综合征（atypical measles syndrome）：又称异型麻疹，多见于接种麻疹灭活疫苗后 6 个月至 6 年，当接触麻疹患者或再次接种麻疹灭活疫苗时发生。表现为前驱期有高热、头痛、肌痛、乏力等，但缺乏麻疹黏膜斑。2~3d 后从四肢末端开始出疹，逐渐波及躯干和面部。皮疹呈多形性，有斑丘疹、水疱、紫癜或风团，常并发肺炎、胸腔积液。化验检查血中嗜酸性粒细胞计数增多，血凝抑制抗体和补体结合抗体呈强阳性，但病毒分离多为阴性。本病发病机制不清楚，多认为是病毒抗原介导的迟发型变态反应所致。目前国内多采用减毒的活疫苗接种，故此型已很少见。

（4）新生儿麻疹：由于出生前数天母亲患麻疹而感染。常无发热及上呼吸道症状，皮疹较多，但并发症少，预后好。

（5）成人麻疹：全身症状较儿童重，麻疹黏膜斑与皮疹同时或稍后出现。皮疹广泛并融合，但并发症少。孕妇患麻疹可发生死胎。

（6）无疹型麻疹：见于免疫功能低下的患者，如患白血病、先天免疫缺陷及长期使用免疫抑制剂的患者。可表现为发热等全身中毒症状，但无皮疹及麻疹黏膜斑。诊断主要依据流行病学及血清学检查、病毒分离等。

儿童并发症较多见，以营养不良和机体抵抗力低下的各种慢性病常见，急性感染期最多见的为支气管肺炎及中耳炎，其他可发生脑炎、心血管功能不全以及结核病变播散等。

（三）组织病理

在前驱期，有广泛的淋巴样组织增生，伴有多核巨细胞，在皮肤及上呼吸道黏膜中亦可见到此类细胞。在皮疹及 Koplik 斑处，有局灶性角化不全、角化不良及海绵形成，真皮内有少量淋巴细胞浸润。在电子显微镜下可见表皮细胞内融合多核的巨细胞，其中含有副黏病毒所特有的微管聚集物。

（四）诊断及鉴别诊断

在流行期间，对有接触史的易感儿童，如出现上呼吸道卡他症状时，应密切观察。如发现口腔有 Koplik 斑，即可确诊。在前驱期鼻咽拭子涂片用 Wright 染色，可见有多核巨细胞，尿沉淀中可发现巨细胞及胞质内包涵体的单核细胞。用直接荧光检查，可在此种剥脱细胞中发现有麻疹病毒抗原，均有早期诊断意义。在出疹期需与一些病毒性发疹性疾病进行鉴别，其鉴别要点见表 6 - 9。对于一些不典型或异型麻疹，诊断有困难时，可进行麻疹病毒的培养或麻疹抗体效价的测定，此种特殊的抗体，在发疹后 3 ~ 4d 出现，在 2 ~ 4 周后达高峰。对麻疹病毒可进行分子生物学检测，但目前尚未常规开展。

表 6 - 9　某些病毒性发疹性疾病鉴别表

病名	麻疹	风疹	传染性红斑	幼儿急疹	埃可病毒疹	贾诺提 - 克罗斯蒂综合征
年龄	5 岁以下儿童	幼儿	2 ~ 10 岁	8 个月至 2 岁	儿童	幼儿
潜伏期	9 ~ 11d	14 ~ 21d	5 ~ 14d	10 ~ 15d	3 ~ 5d	未定
前驱期	通常 2d 热度逐渐上升，卡他症状明显	发疹前或有轻度发热	常无	高热 40 ~ 41℃，持续 3 ~ 5d 后热退出疹	发热 38 ~ 40℃，持续 2 ~ 5d，腹痛、倦怠、呕吐、咽喉痛	无或微热
发疹部位	耳后→面颈→胸背腹→四肢	面部→躯干→四肢	颊部→四肢	颈部及躯干→四肢→面部	面部、颈部及肩部	小腿、股、臀部→上肢→面
皮疹形态	玫瑰色斑疹或丘疹，疹间见正常皮肤	淡红色斑疹或丘疹	有融合倾向的丘疹	玫瑰红色的斑丘疹	紫红色斑疹	暗红色扁平充实丘疹
黏膜疹	发病 1 ~ 2d 后颊黏膜见 Koplik 斑	软腭斑疹或瘀点	有时有暗红色斑疹	无	腭及咽喉部可有红色或黄色丘疹	无
并发症	支气管肺炎、喉炎、脑炎及心功能不全	颈、枕后淋巴结肿大，孕妇可致胎儿畸形	少	颈、枕后淋巴结肿大，偶有中耳炎、支气管炎	有时可发生无菌性脑膜炎	全身淋巴结肿大，急性无黄疸性肝炎
病程	10 ~ 14d	2 ~ 3d	6 ~ 10d	1 ~ 2d	4 ~ 5d	2 ~ 8 周

（五）预防与治疗

1. 预防　易感儿童可皮下注射麻疹减毒活疫苗，对高危接触者可肌内注射人免疫球蛋白。隔离患者至麻疹皮疹消退。

2. 一般治疗　卧床休息，给予易消化、营养丰富的饮食，儿童可给予维生素 A。保持眼、鼻、口腔及皮肤清洁，可用 3% 硼酸水或生理盐水洗眼、鼻和口腔。对咳嗽、高热、惊厥等症状，给予对症治疗。为了防止继发细菌感染可给予抗生素。

3. 中医药治疗

（1）早期：以透疹解表为主，可用宣毒发表汤加减（荆芥、葛根、薄荷、炒牛蒡子、前胡、蝉衣、生甘草）。

（2）出疹期：可清热透疹，用银翘散加减。

（3）恢复期：宜养阴败毒，可用沙参麦冬汤加减。

二、风疹

风疹，又称德国麻疹（German measles），是由风疹病毒引起的急性呼吸道传染病，可表现为上呼吸道炎症、发热、红色斑丘疹和耳后、枕后淋巴结肿大。孕妇妊娠早期感染风疹病毒，可致先天性风疹综合征或死胎。

（一）病因及发病机制

病原体为风疹病毒，此病毒直到 1962 年才在人羊膜细胞中培养成功。对乙醚敏感，早期分类为 RNA 多形副黏液病毒，新的病毒分类为囊膜病毒科风疹病毒属中唯一的病毒，结构类似副黏病毒。病毒直径 120～280nm，其中心毒粒直径为 50～70nm，四周有囊膜。此病毒仅能使人与猴致病，早期患者的血液及咽部分泌物可分离出病毒。主要经飞沫传染，进入人体后，开始在上呼吸道及颈淋巴结处生长繁殖，以后通过血液而播散到身体其他部位。早在发疹前 7d 即出现病毒血症，此时或稍后出现淋巴结肿大，在发疹时或发疹后 1～2d 内，血清中出现中和抗体，血循环中的病毒消失。因此发疹可能是由于抗体病毒复合物引起的一种炎症反应，而并不是由于病毒侵犯血管内膜所致，病毒直接作用也是致病因素之一。

本病在全球范围内发生，易在大城市春季流行，好发于儿童和青年人，潜伏期有传染性，出疹后传染性迅速下降。

（二）临床表现

1. 获得性风疹 又称后天获得性风疹。潜伏期为 14～21d，平均 18d。前驱期在儿童多数无或有轻度的前驱症状，在成人或青年人可有发热（可达 39℃）、头痛、倦怠、咽痛等症状，发疹后即消退。

一般在前驱期后的 1～2d 出现皮疹，有时在出疹的第 1d 或前驱期时，在软腭、颊、腭垂等处出现暗红色斑疹或瘀点（Forschheimer 征）。皮疹为本病的特征性表现，为小的淡红色充血性斑丘疹，先见于面部，而后颈部，再由躯干波及到四肢，于 1d 内布满全身，但手足心多无皮疹。早期皮疹像麻疹融合后似猩红热，持续 1～5d，通常 3d 消退，故描述风疹的皮疹为“1d 像麻疹，2d 似猩红热，3d 退疹”。常在下肢发疹时面部皮疹也已消退，消退后不留痕迹，可有轻度脱屑，约 40% 的患者可无皮疹。在发疹前 5～7d 即可出现枕骨下及后颈部淋巴结肿大，以出疹时淋巴结肿大最为明显，稍有压痛，可持续 1 周以上。

在前驱期及出疹初期，白细胞、淋巴细胞和中性粒细胞均减少，约于出疹后 5d，淋巴细胞增多。多数患者在发病后第 1 周内可有浆细胞增加。

并发症：在儿童很少见，主要为气管炎、中耳炎。在较大的儿童及成人常可并发关节炎，表现为手、足小关节或膝、肘、肩关节疼痛、肿胀，且常伴有发热。此外，极少数患者可伴发血小板减少或血小板正常性紫癜，也有伴发噬血细胞综合征的报道。并发脑炎更为少见，且无脱髓鞘现象，这一点与其他病毒性脑炎不同。

2. 先天性风疹 又称先天性风疹综合征（congenital rubella syndrome，CRS）。常见于先天性白内障、青光眼、耳聋、牙齿缺失、先天性心脏病、骨发育异常、小头畸形、智力障碍、消化道畸形、肝脾肿大、黄疸等患者。皮肤表现有血小板减少性紫癜，脐周、额部及颊部色素沉着，慢性荨麻疹及网状青斑等。因真皮有红细胞生成，可在皮肤上出现红色或紫色丘疹或结节，形成所谓的“蓝莓松饼婴儿”（blueberry muffim baby）。

不同妊娠时期。孕妇感染风疹病毒与引起胎儿畸形程度及表现相关。在妊娠前 11 周内感染，致畸率达 90%，且为多发性畸形；妊娠第 12～16 周感染致畸率为 25%，都为耳聋；妊娠前 6 周内感染常引起心脏和眼损伤；妊娠前 16 周内感染引起耳聋和神经精神发育缺陷，且在感染后 1 年或以上才出现症状。

（三）组织病理

皮肤及淋巴结表现为非特异性急性或慢性炎症变化。风疹性脑炎为非特异性血管周围炎症浸润、水肿及程度不等的神经元变性,且伴有轻度脑膜反应。

(四)诊断及鉴别诊断

主要根据接触史,全身症状轻微,有红色斑疹,耳后及枕后淋巴结肿大等进行临床诊断,但仅根据临床表现诊断很不可靠,特别是在妊娠和免疫抑制患者需进行相关的实验室检查确诊。目前多采用 ELISA 和间接免疫荧光技术检查特异性 IgM 抗体,具有快速、敏感及特异优点,一般风疹患者在风疹出现时血清特异性抗体 IgM 即可阳性,具有早期诊断价值。新生儿检出特异性 IgM 抗体,或出生后 6 个月特异性 IgG 抗体持续存在且效价升高者即可诊断先天性风疹。既往用血凝抑制试验、补体结合试验和中和试验等检测特异性抗体,需要急性期和恢复期双份血清标本,其抗体滴度升高在 4 倍以上有诊断价值,但难以满足早期诊断,故现多用于疾病的流行病学调查和回顾性诊断。特殊情况下亦可做组织培养进行病毒分离。

本病需与麻疹、猩红热、幼儿急疹、药疹、传染性单核细胞增多症等相鉴别。

(五)预防及治疗

1. 隔离患者 因本病传染期短,自皮疹出现后隔离 5d 即可。

2. 卧床休息 可多饮水,给予易消化的食物,其他可进行对症治疗。中医宜疏风清热,可用加味消毒饮(荆芥、防风、蝉衣、生甘草、炒牛蒡子、升麻、赤芍、连翘等)加减。

3. 预防接种 推荐对 1 岁到青春期儿童预防接种风疹疫苗。

4. 孕妇保护 由于孕妇感染风疹病毒对胎儿影响较为严重,故孕妇保护非常重要。育龄妇女、没有患过风疹的都应接受风疹疫苗的注射。已经怀孕情况下,是否注射风疹疫苗存在不同意见。流行期间,孕妇避免到公共场所。如已经确诊感染风疹,应考虑人工流产。

三、呼吸道合胞病毒感染

(一)病因及发病机制

病原体是呼吸道合胞病毒,直径 100~140nm,比麻疹病毒小,核酸为 RNA,螺旋对称,有囊膜,但无凝血素,可被乙醚或氯仿所破坏。用人类细胞、双倍体细胞、原代猴肾细胞等培养时可以生长,且可产生特殊的融合细胞。呼吸道合胞病毒存在多形性,根据其表面糖蛋白 G 的不同分 A、B 两个亚型。两个病毒亚型的致病性无差异,但 A 亚型的感染率较 B 亚型高。用荧光抗体技术检查,可在感染细胞的胞质中查到病毒。本病系通过患者飞沫经呼吸道传播,每年冬季和热带的雨季皆有流行,且可反复感染。

(二)临床表现

主要发生在 4~6 个月婴儿,多在冬季发病,潜伏期 4~5d,主要表现有发热、咽炎、细支气管炎及支气管肺炎等。在较大的儿童及成人则表现为普通的上呼吸道感染症状。老年人及骨髓移植者呼吸道合胞病毒肺炎并不少见,且死亡率高。

少数儿童感染者可在面部及躯干发生一过性单纯性红斑,但无特异性。亦有报道,在发病的第 4d 于肩部、胸部发生弥漫性斑丘疹,第 5d 播散到躯干、前臂及臀部等处。亦可见少量瘀点,皮疹多在 12h 后消退,同时体温亦下降。

(三)组织病理

感染黏膜上皮组织出现多核融合细胞,免疫荧光检查可在感染细胞的胞质中查到病毒抗原。电子显微镜检查可发现病毒颗粒。

(四)诊断

根据临床表现,取鼻咽部分泌物做病毒抗原检测即可确诊。细胞培养分离出病毒以及用标准免疫血清做中和试验和补体结合试验进行鉴定。

（五）治疗

患者应卧床休息及对症治疗。

四、儿童不对称性屈侧周围疹

（一）病因及发病机制

本病又称单侧性胸侧疹（unilateral laterothoracic exanthem），是一种独特的疾病，1962 年被报道。主要在晚冬和早春发病，欧洲地区常见，发病年龄在 8 个月 ~ 10 岁的儿童，以 2 ~ 3 岁多见，男女儿童比例为 1 ： 2，也有成人发病的报道。本病病因目前尚未清楚，因为有儿童发病、呈季节性、有家庭传染发病的倾向且广谱抗生素治疗无效等特点，所以推测本病由病毒感染引起。有报道腺病毒、副流感病毒、小核糖核酸病毒 B19、HHV6 等与本病相关，但大多数报道病毒血清学检查阴性。

（二）临床表现

发疹前 70% 左右的患儿有上呼吸道或消化道感染的症状，皮疹初发时为单侧散在红色丘疹，直径 1mm，周边有苍白晕，可融合成境界不清的麻疹样斑片，或呈湿疹样或网状，皮疹之间有正常皮肤，好发于腋窝、腹股沟附近、胸腹部（占 75%），逐渐向附近躯干和四肢皮肤扩散，发疹后 5 ~ 15d 约 70% 的患者可扩散到对侧，但仍然呈不对称分布，患者常有轻度瘙痒，70% 同侧淋巴结肿大。病程有自限性，皮疹 2 周至 2 个月自行消退，2 ~ 6 周，消退过程中偶有少量细小鳞屑，消退后不留痕迹。

（三）组织病理

表皮内水肿、海绵样变性，真皮全层血管、外泌汗腺导管周围及胶原束间淋巴细胞、组织细胞浸润，表皮内外泌汗腺导管穿过处也有淋巴细胞、组织细胞浸润，临近皮肤真表皮交界处可伴有交界性皮炎。

（四）诊断及鉴别诊断

鉴别诊断包括接触性皮炎、浅部真菌感染、非特异性病毒疹、药疹、非典型玫瑰疹、痱子、Gianotti - Crosti 综合征等，因皮疹不对称性，最容易误诊为接触性皮炎。

（五）治疗

本病无需特殊治疗，外用糖皮质激素及口服抗生素无效，抗组胺药可控制瘙痒症状。

（彭　云）

第七章

真菌性皮肤病

第一节　马拉色菌毛囊炎

一、概述

马拉色菌毛囊炎又称糠秕孢子菌毛囊炎（pityrosporum folliculitis），是由马拉色菌感染引起的痤疮样丘疹。该病世界范围均见报道，但热带地区更为常见。发病无性别差异，年龄分布以青少年为主，16～40岁为高发年龄。人体上半部毛囊皮脂腺丰富，因而为本病的好发部位。

发病机制是因为皮脂腺开口于毛囊，其脂质不断分泌进入毛囊，使毛囊的局部环境似一个微小型的含脂质培养基，有利于嗜脂性的马拉色菌生长繁殖；同时该菌分泌的酯酶可分解脂质，产生游离脂肪酸，后者可刺激毛囊及其周围组织发生炎症反应。人体上半部毛囊皮脂腺丰富，因而为本病的好发部位。

二、诊断思路

（一）临床特点

临床表现为成批出现的毛囊性半球状红色丘疹，直径为2～6mm，有光泽，周围可见红晕间或有脓疱。皮疹主要分布在胸背部，但颈、面、肩、上臂等处也可见到。部分患者有瘙痒感。皮疹数目多少不等且不融合，但大小和炎症程度趋于一致。因此，临床上凡遇到典型的成批出现的毛囊性丘疹且分布在好发部位，其病史有日晒或口服大量抗生素或皮质激素者均应怀疑本病。

（二）检查要点

（1）发生于脂溢区皮肤上的群集性丘疹。

（2）丘疹的颜色、大小、炎症程度趋于一致。

（3）皮损区内很少有其他性质的损害，如粉刺、脓疱等。

（4）丘疹尽管密集但极少融合。

（5）面颈、肩背和胸部为高发区，但其余部位也可受累。

（6）部分患者有瘙痒。

（三）辅助检查

真菌学检查：在皮疹毛囊角栓中直接镜检发现成簇的圆形或卵圆形厚壁宽颈的酵母样孢子时，则可建立马拉色菌毛囊炎的诊断。取材时应挑取或刮取一个完整丘疹及内容物。有时单取一个丘疹检查难以获得阳性结果，可多取几个，并兼顾中心区和边缘区。

（四）鉴别诊断

需与本病相鉴别的主要疾病是寻常痤疮，但后者皮损呈多样性，不仅有毛囊性丘疹，而且还间杂有黑头、白头粉刺，脓疱，甚至结节、瘢痕等，且皮疹的大小、出现时间和炎症程度彼此也有差别，加之询问病史没有明显的上述诱因，据此不难鉴别。必要时可做真菌学检查，但有时可从痤疮皮疹中检出有马拉色菌，此时应综合判断。另外，还应鉴别的疾病有多发性细菌性毛囊炎、激素痤疮、痤疮样药疹等。

三、治疗措施

首先应纠正诱发因素，然后选用唑类或丙烯胺类或吗啉类药物外用，剂型以霜剂、凝胶或溶液为宜，如能配合抗真菌香波局部洗浴效果更好。推荐使用环吡酮胺外用制剂，因为该药有较强的穿透性。由于马拉色菌深藏在毛囊内，治疗时间宜长，至少4周以上。对炎症反应较重或皮疹数目较多的患者应予以口服用药，如酮康唑或伊曲康唑，200mg/d，连服14至21d，同时配合外用治疗。也可考虑用伊曲康唑的冲击疗法，即200mg，每日2次，共1周，停药3周，为一疗程，需2个疗程。亦可尝试用氟康唑，50mg每日1次，共7~14d，或150mg，每3d1次，连服4次。

四、预后评价

本病可能复发或再感染，可在痊愈期每月口服酮康唑或伊曲康唑400mg一次，直至天气转冷。在天热季节外出要注意防晒，因其他疾患必需长期口服抗生素或糖皮质激素者需注重防护。

五、最新进展与展望

最近研究发现，马拉色菌还具有激活补体的能力，进而参与毛囊炎皮损的炎症反应。但有研究表明生理浓度的游离脂肪酸不足以引起炎症，因此也有人提出毛囊堵塞为该病的首要原因，而马拉色菌感染为次要因素。马拉色菌引起毛囊炎的确切作用机制有待进一步阐明。在一些临床试验的基础上，人们近些年对该病的治疗已渐达成共识，以口服治疗为主，局部治疗为辅，否则单用外用制剂极易造成复发。

（彭　云）

第二节　念珠菌病

一、概述

念珠菌病（candidosis，candidiasis）是指由念珠菌属所引起的感染。这些条件致病菌能够导致体质衰弱或免疫受损者急性或慢性的深部感染，但更为常见的是引起黏膜、皮肤和甲的感染。

念珠菌病在全球广泛分布。人群流行病学调查结果表明，相当大比例（30%~50%）的正常人的口腔和消化道中可以分离出念珠菌。正常妇女生殖道念珠菌带菌率也高达20%，说明念珠菌是人体正常菌群之一。念珠菌属中能引起疾病的10余种，其中白念珠菌是引起各种念珠菌病最主要的病原菌。近年来不断有新的念珠菌致病的报道，如都柏林念珠菌、解脂念珠菌等。

白念珠菌栖居于正常人口腔或肠道，但平时并不致病，这有赖于机体具有多种复杂的常常是相互依赖的机制，能防止念珠菌侵入引起感染。这些有效的防御机制既包括体液免疫也包括细胞免疫。同时，非特异性的防御机制也发挥了重要作用。这些机制即使受到轻微的损伤，也足以促使白念珠菌引起皮肤或黏膜或系统的感染，若宿主损伤严重，则能引发危及生命的机会性深部感染。

二、诊断思路

（一）临床特点

1. 阴道念珠菌病（vaginal candidosis）　该病常起病突然，非妊娠期妇女多在行经的前一周发病。多数患者主诉阴道和外阴剧烈瘙痒或有烧灼感，伴有或不伴有阴道分泌物增多。有些妇女自觉每次经前复发或症状加重。沐浴或上床就寝时遇热可使瘙痒更为剧烈。患者常有尿痛和性交痛。外阴检查常发现红斑，多位于阴道口皮肤和黏膜交界处，可累及大阴唇。会阴红斑擦烂，可伴水疱或脓疱。典型阴道念珠菌病还表现为外阴、阴道和子宫颈表面覆盖有厚的白色黏着性斑块。白带通常白而黏稠，含有豆腐渣样颗粒。

2. 念珠菌性包皮龟头炎（penile candidosis）　男性的生殖器念珠菌病多表现为龟头炎或龟头包皮炎。患者常有龟头黏膜破溃或刺激感，有时可见包皮下有渗出。龟头常见大片红斑伴有斑丘疹，偶见包皮有水肿和裂隙。有时阴茎包皮和腹股沟可见瘙痒性脱屑性损害。其不应仅根据临床症状判断，因为有许多其他原因也可引起龟头炎或龟头包皮炎。应从冠状沟或包皮下囊处采取标本做真菌检查。同时应检查患者有无糖尿病。

3. 皮肤念珠菌病（cutaneous candidosis）　损害好发于皮肤皱褶部位如腹股沟和臀沟以及乳房下等。这些部位通气不良和浸渍，使局部温暖、湿润，利于念珠菌的生长。损害亦易发生于小的皱褶部位，如指（趾）间。

浅表皮肤念珠菌病（间擦疹）通常开始表现局部的水疱或脓疱。摩擦导致疱壁破裂形成红色损害，具有不规则的边缘。主要损害周围常有许多小的丘疹、脓疱疹，称卫星状损害。指（趾）间念珠菌病表现为指间皮肤白色裂隙，外围有红斑。患者自觉不适并可能有疼痛，常在同一手（足）部患有甲床炎和甲沟炎。

患病新生儿出生时或出生后不久皮肤上出现损害，为孤立的水疱或脓疱，基底红色。损害最常见于面部和躯干，并可能在24h内迅速扩展至全身。这种先天性皮肤念珠菌病被认为源于子宫内或在分娩时感染。超过50%的患病新生儿的母亲患有阴道念珠菌病。

有些使用尿布的新生儿臀部和肛周出现红斑损害，尽管能分离出白念珠菌，但其所起的作用仍不清楚，但不应视为原发性念珠菌感染，因为患儿已先有刺激性皮炎的表现。

其他类型的皮肤念珠菌病还包括大的红色结节性损害。约10%的患有播散性深部念珠菌病的粒细胞减少患者有此类表现。

4. 甲念珠菌感染（candida nail infection）　甲念珠菌感染占甲真菌病的5%～10%，分为三种类型：念珠菌性甲沟炎、甲板远端念珠菌感染和慢性黏膜皮肤念珠菌病的甲板累及。念珠菌性甲沟炎常从甲沟近端皱襞开始发生，表现为甲皱襞肿胀、红斑伴疼痛。肿胀常使甲小皮与甲板分离。以后病菌由近端侵犯甲板，在甲板近端和侧面出现白色、绿色或黑色色斑，以后逐渐侵犯甲板远端。甲板渐变混浊，出现横沟或纵嵴或点状凹陷。甲板变脆并与甲床分离。

5. 慢性黏膜皮肤念珠菌病（chronic mucocutaneous candidosis）　该病是描述一种罕见的，患有先天性免疫学或内分泌学异常，出现持续性或复发性黏膜、皮肤和甲板的白念珠菌感染。多在3岁内发病。一般口腔最先累及，随后扩展至头皮、躯干和手足。甲板有时甚至整个指尖可被累及。本病虽广泛累及皮肤和黏膜，但很少出现深部感染。

6. 深部念珠菌病（deep candidosis）　深部念珠菌病与其他系统真菌病一样，临床表现并无特征性，唯一的提示线索就是在机体较为严重的基础病变或免疫（尤其是细胞免疫）严重受损的基础上出现的病情加重或感染征象，或出现受累系统或器官病变的临床表现。

（二）检查要点

（1）发生在黏膜的损害多有典型的损害特征。

（2）发生于皮肤的损害多位于皱褶处或间接处。

（3）念珠菌喜好潮湿环境，故红斑性皮损表而多湿润。

（4）伴甲沟受累的甲真菌病多由念珠菌引起。

（5）深部念珠菌病大多为机会性，患者有不同原因引起的免疫受损。

（6）浅部念珠菌病的损害具特征性，而深部念珠菌感染不具特征性。

（7）念珠菌病的发生多和个人遗传素质、人口学特征、伴发疾患以及免疫状态有关。

（三）辅助检查

实验室检查：念珠菌病的诊断必须结合典型症状、体征和镜检或培养。后者的敏感性和可靠性约为

90%，前者仅约为40%。阴道拭子标本应取自于阴道侧壁或后穹隆，拭子应滞留30s后再拿出，再置于转运培养基中送至实验室。间擦部位念珠菌病损害不典型，诊断常很困难。用拭子和刮屑分离培养出白念珠菌有时并无临床意义，因为白念珠菌可常常暂时栖居在这些部位。若用显微镜在采取的标本中找到假菌丝则更有诊断意义。甲沟念珠菌病的诊断依赖受累甲沟的特殊临床表现，但更要依赖直接镜检和培养的证实。采取标本可使用一次性微生物环或浸湿的拭子，应从肿胀的甲沟壁或甲沟下采取标本。有时轻压甲沟可获取脓液。近端甲板损害的直接镜检或培养有时十分困难，但取之于甲板远端、侧缘损害和甲下碎屑的标本则常可确定诊断。

诊断念珠菌感染需在无菌体液（如血液、脑脊液、支气管肺泡灌洗液、腹腔液等）中培养出念珠菌，在开放部位的取材除非见到大量的孢子和或假菌丝，否则无诊断意义。

当在培养基上有酵母样菌落生长时，可先做芽管试验，阳性为白念珠菌的可能较大，阴性则继续做生化试验，以鉴定菌种的水平。也可用快速显色培养基或生化鉴定试剂盒，均有成品供应。血清学实验和分子生物学实验可用作为快速的辅助诊断。

（四）鉴别诊断

阴道念珠菌病仅为引起白带增多的原因之一，所以应与一些疾病如细菌性阴道炎、滴虫病、衣原体、淋球菌感染等做鉴别，也应包括排除其他原因，如疱疹、接触性皮炎、银屑病和过敏（包括局部使用抗真菌制剂）等所引起的黏膜瘙痒。

皮肤和甲板的念珠菌感染也要注意和相应部位的非念珠菌真菌感染以及皮炎湿疹类、变态反应类和营养不良性疾患相鉴别。真菌培养是鉴别的最重要的依据。

三、治疗措施

（一）阴道念珠菌病

多数初发阴道念珠菌病患者局部使用制真菌素或咪唑类药物如克霉唑泡腾片或咪康唑栓剂可治愈。现有多种咪唑类药物制成的外用抗真菌制剂可供临床治疗阴道念珠菌病应用，包括霜剂和栓剂。这些药物与制真菌素相比有更高的治愈率，疗程更短，且具有很低的复发率，安全，局部外用不良反应很少。使用的时间为1~6个晚上。短疗程可得到患者好的依从性，但对首次发病患者不应少于6个晚上的使用。

口服伊曲康唑和氟康唑可用来短程治疗阴道念珠菌病。口服疗法虽比局部外用治疗昂贵却更受患者欢迎。对初发患者，氟康唑为单剂150mg口服，而伊曲康唑为200mg，服用2次，中间间隔8h，与食物同服。对再次发作者可酌情增加剂量，如氟康唑150mg/d，隔日1次，连续3次，或伊曲康唑200mg/d，连用4d。国内有医生尝试用特比奈芬口服，150mg/d，共7d，疗效尚可。

复发性阴道念珠菌病（1年中发作4次以上）治疗困难。这些患者常因病情反复发作而精神忧郁甚至引起心理障碍。重要的是诊断正确，要尽可能去除各种可能的诱发因素，但有时这些因素并不明显。患者如果有症状出现而又未经治疗，要尽可能进行真菌检查和体格检查等，包括排除糖尿病。性传播在阴道念珠菌感染中所起的作用尚不明确。局部外用或口服药物治疗男方性伴侣，似乎并不能阻止女方阴道念珠菌病的复发。多数患者症状的重新出现，考虑是前次发作时的治疗不充分所致。许多复发性阴道念珠菌病的患者可使用单次或多次局部外用或口服抗真菌制剂进行间歇性的预防治疗以防止症状的重新出现。每隔2~4周局部使用唑类制剂，虽不能取得真菌学痊愈却能控制症状的出现。间歇性单次口服氟康唑（150mg）也有效。症状控制3~6个月后可停止治疗，以观后效。很多患者会停止复发。

虽然对抗真菌药物的耐药性确实有时导致治疗失败，但其他一些原因如变态反应或依从性差等却是更为常见的治疗失败的原因。患有复发性阴道念珠菌病妇女的病原菌若不是白念珠菌而是其他念珠菌，就更应考虑具有耐药性。克柔念珠菌和光滑念珠菌比白念珠菌对氟康唑和其他咪唑类药更不敏感甚至耐药。对患有复发性光滑念珠菌感染的妇女可换用制真菌素或硼酸治疗。

（二）念珠菌性包皮龟头炎

治疗男性生殖道念珠菌病应使用生理盐水局部冲洗或局部外用抗真菌霜剂。制真菌素外用，早晚各

1 次，至少连续 2 周。克霉唑、益康唑、咪康唑或联苯苄唑霜剂外用，早晚各 1 次，至少 1 周。女方性伴侣也应予以检查。男性若治疗无效，应考虑是否可能是其他感染或非感染性原因所致。口服氟康唑或伊曲康唑也有良效，男性剂量要稍大于女性患者。

（三）皮肤念珠菌病

多数皮肤念珠菌病患者局部外用制真菌素、咪唑类或丙烯胺类药物治疗有效。如感染与其他一些疾病如糖尿病等有关，也必须进行治疗。抗真菌制剂联合皮糖质激素甚至抗生素局部外用常能取得更好的疗效，如复方克霉唑、复方益康唑等。

患有尿布皮炎伴发念珠菌感染的婴儿也应使用复方制剂。推荐使用制剂中的激素应为氢化可的松等弱效激素而不是其他较强的激素，以避免吸收和局部不良反应。还应指导患儿的母亲去除引发疾病的刺激因素。先天性皮肤念珠菌病的预后良好，数周后常能自愈。局部外用抗真菌药物如制真菌素或咪唑类能加速痊愈。

（四）甲念珠菌感染

念珠菌性甲沟炎若仅局限甲皱襞，外用咪唑类或特比萘芬常能治愈。患者务必采取措施避免甲沟的浸渍。如果近端甲板累及，多需口服药物治疗。局限性的甲板远端感染（受累面积小于全甲面积的 2/3）可用 5% 阿莫罗芬搽剂（每周 1 次）或 28% 噻康唑溶液（早晚各 1 次）或 8% 环吡酮胺局部（开始每周 3 次，3 个月后每周 2 次，再 3 个月后每周 1 次）外用治疗，疗程 6 个月以上。

对于严重的甲板感染，仅局部外用药物就很难奏效。口服伊曲康唑对此类患者是一线选择。方法为短程冲击疗法，每日 400mg 连续 1 周，停 3 周，连续 2~3 个疗程，能治愈多数指（趾）甲甲板的感染。特比萘芬（250mg/d）亦可应用，常需连续治疗 9~12 周。氟康唑每周 150mg，连续 12~16 周也有效。

（五）慢性黏膜皮肤念珠菌病

多数患者经短程抗真菌治疗后，其口腔和皮肤的损害会消退，但治愈甲板感染所需的时间要长得多。除非患者的免疫缺陷得到纠正，否则感染会再次复发，皮损的消退只是暂时的。伊曲康唑和氟康唑虽不一定比以前的咪唑类药物更有效但长期使用却更为安全。合用免疫增强剂会有利于病患的好转或恢复。

（六）深部念珠菌病

与其他深部机会性真菌感染一样，深部念珠菌病一旦确诊要及时救治，因为预后的好坏与能否早期诊治关系很大。目前的一线用药仍是两性霉素 B，念珠菌一般对其高度敏感（MIC <0.1μg/ml）。开始剂量为 0.5~1.0mg（kg·d），加到 5% 葡萄糖液中静脉滴注，根据机体耐受情况逐渐增大到 3~4mg/（kg·d），最大不超过 5mg/（kg·d）。为了克服该药较为严重的不良反应，尤其是肾脏毒性，近年来新上市的两性霉素 B 脂质体，具有提高疗效和降低毒性的显著特点，但价格十分昂贵。用法为以 0.1mg/（kg·d）开始逐渐增大到 3~5mg/（kg·d）。专家建议同时合用 5 - FC（5 - 氟胞嘧啶），剂量为 150mg/（kg·d），口服或静脉滴注，这样可以产生协同作用并有效防止耐药的发生。如此治疗 6~8 周后，待患者症状明显消退并真菌检查阴性后，可改用氟康唑维持治疗，200~400mg/d。对一开始就因肾功能不全或不能耐受小剂量两性霉素 B 的患者可用氟康唑或伊曲康唑溶液静脉给药，如用前者可采用 400~800mg/d，播散性病例可增至 1 000~1 200mg，后者也可用至 400~800mg/d。对有严重细胞免疫缺陷的患者可合用免疫增强剂或免疫调节剂，如 IL - 2、TNF 等。

四、预后评价

浅部念珠菌病一般预后良好，但积极纠正诱发因素对有效防止复发很有帮助。如念珠菌性阴道炎患者慎用抗生素、激素、避孕药对维持阴道内微生态菌群的平衡十分重要，手部皮肤和甲的念珠菌感染往往与长期或密切接触水有关，偏胖的年轻女性尽量不穿牛仔裤等紧身裤等。深部念珠菌病则危害较大，预后很大程度取决于能否获得早期诊断和正确治疗。对那些严重免疫低下的住院高危患者建议预防性服用小剂量抗真菌药物，如氟康唑和伊曲康唑，剂量为 100~200mg/d，以保持一定的血药浓度，一则能有效降低体内寄居真菌的数量，二可抵御刚入侵的少量真菌。但要注意有诱导耐药的隐患。

五、最新进展与展望

现已明确白念珠菌的毒力因子至少包括4种：①形态转换，即由寄生状态的酵母相转变为具侵袭能力的菌丝相。表型转换在白念珠菌致病中起着毒力作用，容易入侵和逃避宿主的防御。②黏附因子，是念珠菌黏附于宿主细胞的生物分子，使念珠菌具有黏附宿主上皮细胞的能力，是其致病的首要条件。白念珠菌黏附上皮主要依靠其表面类似于哺乳类动物细胞蛋白受体的成分完成。③分泌型蛋白水解酶，使机体细胞之间的连接破坏并产生组织损伤，其中最重要的两种酶是分泌型天冬氨酸酶（Saps）和磷脂酶（PL）。④免疫下调，研究发现白念珠菌胞壁抗原具有下调宿主细胞免疫的作用。其他念珠菌的毒力不及白念珠菌强，感染频率也较低，但致病机制基本一致。

念珠菌对唑类和其他抗真菌药物产生耐药是当前临床抗真菌治疗面临的严峻问题，其耐药机制已成为研究热点，已明确的有唑类药物靶酶编码基因的突变或表达上调、药物流出泵蛋白活性增强等。另外，念珠菌在体内生成生物膜也是其耐药的重要原因。

（彭　云）

第三节　放线菌病

一、概述

放线菌病（actinomycosis）为一种进行性、慢性、化脓肉芽肿性疾病，常表现为脓肿、结节，溃破形成瘘管、窦管，脓液中可找到硫磺颗粒。放线菌属于原核生物，但其能产生与真菌类似的菌丝和孢子，其引起的疾病表现也与真菌病难以鉴别，所以习惯上将放线菌病并入真菌病中论述。放线菌分为需氧性和厌氧性两大类，前者中最常见的为人型放线菌（以色列放线菌），其次为牛型放线菌，多感染动物，还有赖斯兰德放线菌、龋齿放线菌等。后者主要是奴卡菌和马杜拉放线菌。放线菌为人类口腔、牙垢、扁桃体上的正常菌群。易感因素为机体免疫降低、局部外伤等。

二、诊断思路

（一）临床特点

1. 部位　放线菌感染最好发于面颈部（60%～63%），依次为腹部（18%～28%）、胸部（10%～15%）、其他部位（8%左右）。

2. 颈面型放线菌病　此病最常见，好发于颈面交界处及下颌角、牙槽嵴；初发为局部轻度水肿和疼痛或无痛性皮下肿块，逐渐变硬、增大，继而软化形成脓肿，破溃后出现窦管，排出物中可见淡黄色"硫磺颗粒"，脓肿周围可形成肉芽肿。

3. 皮肤型放线菌病　皮肤正常结构破坏易造成感染，局部皮下结节，后软化、破溃，形成窦管，排出物中可见硫磺颗粒。

4. 胸部型放线菌病　从口腔吸入，也可从其他部位播散感染，多见肺门和肺底，为急、慢性肺部炎症，感染波及胸壁后，穿透出现窦管，可见含"硫磺颗粒"排出物。

5. 腹型放线菌病　最常见为肠道感染，好发回盲部，表现类似急性、亚急性、慢性阑尾炎，继而出现不规则肿块，与腹壁粘连，穿破形成窦管，排出脓液中可见硫磺颗粒。

6. 脑型放线菌病　此病较少见，临床表现与细菌性脑部感染类似。局限性脑脓肿型，临床表现为占位性病变体征；弥漫型，出现脑膜炎，类似细菌性脑膜炎的症状、体征。

（二）检查要点

（1）好发于面颈部，尤其是颈面交界处及下颌角、牙槽嵴。

（2）典型皮损呈先硬后软再破溃的肿块。

（3）肿块破溃后形成窦管并排出"硫磺颗粒"。

（4）部分患者有明确的局部外伤史。

（5）除皮肤型外，累及胸部和腹部的炎症也可形成窦管并见硫磺颗粒。

（三）辅助检查

1. 真菌学检查　关键是从送检标本查找硫磺颗粒。直接镜检：颗粒用 KOH 或生理盐水制片，低倍镜下呈圆形或弯盘形，周边放射状排列透明的棒状体。革兰染色油镜下可见革兰阳性纤细缠绕的菌丝体和圆形、杆状菌体。抗酸染色阴性。培养：在脑心浸液血琼脂培养基中，于 CO_2 厌氧环境下，菌落呈白色或淡黄色粗糙而不规则节结状，紧贴于培养基表面。

2. 病理学检查　广泛炎性浸润；炎性坏死及脓肿；炎性肉芽组织增生；紫红色云雾状放线菌菌落团；革兰染色有放线菌。

（四）鉴别诊断

临床上表现为面颈部硬性肿块不能确定为肿瘤者、持续肺部慢性感染或肺脓疡者、胸腔积液疗效不佳者，腹部硬性包块或术后切口形成接管者，均应考虑放线菌病。该病应注意与结核病、奴卡菌病、深部真菌病、细菌性或阿米巴肝脓疡、恶性肿瘤、阑尾炎、细菌性骨髓炎等鉴别。

三、治疗措施

放线菌病：强调早期治疗、合理用药、疗程足够。

（一）药物治疗

首选青霉素，200 万 ~ 2 400I 万 U/d 静脉滴注，连用 2 ~ 6 周或更长，后改为青霉素或阿莫西林口服半年至 1 年，近年主张个性化治疗。磺胺类药物可加强青霉素疗效，常用复方新诺明口服 1 ~ 2g/d。青霉素过敏者可选用红霉素、四环素、利福平、克林霉素或头孢类抗生素，但剂量宜大，疗程稍长。

（二）手术切除

病灶局限者可手术切除，尽量清除病灶并配合药物治疗、不能切除者应切开引流，使其充分透气，改变厌氧环境，不利于放线菌生长。

（三）其他

对颈面部浅在病灶，在药物治疗的同时可配合 X 线局部照射；亦可充分开放伤口，用过氧化氢溶液冲洗，以 2% 普鲁卡因稀释青霉素于病灶周围浸润及窦管内灌注。

四、预后评价

如能做到早期诊治，合理用药，疗程足够，则本病预后良好。发生在深部的放线菌感染其良好预后的获得还取决于综合措施的科学实施，包括脓液引流等。

五、最新进展与展望

病原菌常通过龋齿、牙周脓肿、拔牙后黏膜破损处、扁桃体化脓灶、扁桃体摘除术后侵入黏膜下组织，或经唾液腺、泪腺导管进入腺体引起面颈部放线菌病。含放线菌的脓液吸入支气管内，可致胸部放线菌病。放线菌吞服后沿消化道破损处或经腹壁外伤伤口感染可引起腹部放线菌病。因此，皮肤或内脏黏膜的破损，是使放线菌能深入组织内致病的重要条件。损害中如并发细菌感染，则造成厌氧环境更有利于放线菌生长致病。极少数免疫缺陷者感染致病性较强的菌株时可引起血行播散，甚或出现中枢神经系统放线菌病。病原菌通常是由局部通过窦管向周围蔓延侵犯皮肤、皮下组织、肌肉、筋膜、骨骼及内脏，而并非经淋巴管播散。

（彭　云）

第四节 孢子丝菌病

一、概述

孢子丝菌病（sporotrichosis）是由双相型真菌申克孢子丝菌所致的亚急性或慢性感染。此种真菌随外伤植入后引起皮肤或皮下感染，通常表现为淋巴管性传播，在易感个体偶可引起肺、关节、骨或其他部位的感染。孢子丝菌病为世界范围性分布，但最常见于温带及热带地区。发病无明显的性别、年龄或种族倾向，孢子丝菌病在成人中比儿童更为常见，尤其在经常接触土壤、植物或植物性物质的职业个体中更为普遍，如园林工人、造纸厂工人、花匠、矿工及木匠。在我国，大多数病例为散发，但也有区域性流行的研究报告，如东北吉林地区的流行，据专家研究认为和当地大量种植的芦苇有关，患者也多从事与芦苇有关的产业。

二、诊断思路

（一）临床特点

孢子丝菌病临床表现呈多样性。

1. 皮肤孢子丝菌病 皮肤孢子丝菌病是孢子丝菌病最常见的临床类型，好侵犯暴露部位，如四肢，特别是手和手指。右手较左手更易被侵犯。最初的皮疹常发生在外伤后 1~4 周，为一小的、坚硬的、无痛性结节，开始时可以移动，以后与周围组织粘连，局部皮肤发红变紫，结节变软破溃形成一个持久性溃疡，排出浆液性或脓性液体。溃疡边缘不规则并可有水肿及结痂。在随后的数周和数月，沿着淋巴管的走向产生更多的结节，这些结节同样进一步发展为溃疡。但约有 25% 的皮肤感染者，其原发疹保持固定状态而不沿淋巴管传播，这类患者多见于儿童，面部皮疹也常常表现为这种类型，即所谓的固定型孢子丝菌病。

2. 皮肤外孢子丝菌病 皮肤外孢子丝菌病最常见于伴有基础性疾病或易感素质的个体，如糖尿病患者、酗酒者及 AIDS 患者。最常累及的部位是肺、关节和骨，但偶有内眼炎和脑膜炎的病例报道。外伤后发生于四肢的皮肤损害提示应考虑本病，假如患者居住在地方流行区，沿淋巴管发生的多发性溃疡更值得怀疑。

（二）检查要点

（1）好发于暴露部位，特别是手部。

（2）典型皮损为一个至数个结节，后期形成溃疡。

（3）儿童患者多发于面部，成人患者多见于四肢。

（4）固定型在儿童多发于面部，淋巴管型则多见于四肢。

（5）本病不具传染性，未见家庭聚集性。

（6）不少患者有皮损部位的外伤史。

（7）系统性或播散性孢子丝菌病患者往往并发有免疫受损性基础病。

（三）辅助检查

1. 真菌学检查 如下所述。

（1）镜检：临床材料如脓液或组织的直接镜检常由于菌数稀少而失败。但若查到孢子丝菌典型的卵圆形或雪茄形孢子或发现星状体则可确诊。免疫荧光染色在显示单个真菌细胞方面有时很有帮助。

（2）培养：孢子丝菌病的确诊依靠分离到病原菌。应将临床材料接种到几种培养基上，包括葡萄糖蛋白胨琼脂，在 25~30℃下孵育，3~5d 内可见到丝状菌落。随着时间的推移，菌落颜色通常由奶油色逐渐转变为亮棕色到暗棕色或黑色。菌种鉴定应依靠其菌丝型的形态学特征及其在 37℃下在血琼脂上可转化为酵母型。

2. 血清学试验　在孢子丝菌病的诊断中无明显意义。免疫扩散和凝集试验可用于检测申克孢子丝菌抗体，尤其对诊断不常见的皮外型孢子丝菌病更有帮助。

3. 病理检查　可作为重要的辅助检查，如在组织中发现孢子丝菌特征性的星状体以及典型的"三区结构"可有力支持诊断。"三区"指中央为"化脓层"，外为"结核样层"，周围则为"梅毒样层"。化脓层主要为中性粒细胞，结核样层，为多数上皮样细胞及多少不等的多核巨细胞，梅毒样层为浆细胞及淋巴细胞的浸润。

（四）鉴别诊断

皮肤型孢子丝菌病需与许多感染性疾病鉴别如芽生菌病、着色芽生菌病、奴卡菌病、副球孢子菌病、利什曼病和皮肤结核病，鉴别依据就是致病菌种的分离、培养和鉴定。

三、治疗措施

（一）皮肤及皮肤淋巴管型孢子丝菌病

伊曲康唑，100～200mg/d，连续3～6个月，治疗应持续到皮疹消失后数月。或特比奈芬，250mg/d，连续3～6个月，效果亦佳。饱和碘化钾溶液因其疗效肯定、易于吸收且便宜，对于皮肤淋巴管型孢子丝菌病患者仍不失为一种有效的治疗方法。起始剂量为每天3次，每次1ml，并逐渐加量到每次4～6ml。治疗应至少持续到临床治愈后1个月，通常需要2～4个月。变态反应及胃肠道反应是碘化钾治疗常见的并发症。碘化钾联合伊曲康唑或特比奈芬可增进疗效缩短疗程。

（二）皮外型孢子丝菌病

对于此病治疗较为困难。伊曲康唑（400mg/d）是治疗骨关节孢子丝菌病的首选药物，治疗应至少持续12个月，疗程偏短可导致复发。肺孢子丝菌病治疗亦困难，且易复发。急性期患者应使用两性霉素B［1.0mg/（kg·d）］治疗，当病情改善后应用伊曲康唑（400mg/d）进行替代维持；对于那些病情不十分严重的患者，可从一开始就应用伊曲康唑。播散性孢子丝菌病患者更需要用两性霉素B治疗，总给药量应达到1～2g。患有AIDS的孢子丝菌病患者需要持续终身的伊曲康唑维持治疗以预防复发。对于那些不能耐受药物治疗的皮肤或皮肤淋巴管型孢子丝菌病患者，局部的温热疗法是一个有效的变通治疗方法。

四、预后评价

限于皮肤的孢子丝菌感染预后不错。发生于面部的皮损若损害较重溃疡较深，愈后会留有瘢痕，可以用美容手段修复。对于那些不能耐受药物治疗如碘过敏或有肺结核的皮肤或皮肤淋巴管型孢子丝菌病患者，局部的温热疗法是一个有效的辅助治疗方法。

注意避免外伤及与带菌材料直接接触。若皮肤有破伤，立即涂碘酒，如外伤后不久有结节性损害出现，应考虑本病的可能。患者换下的敷料应烧毁，真菌室工作人员注意防止实验室感染。

（陈　凤）

第五节　着色芽生菌病

一、概述

着色芽生菌病或称着色真菌病是由多种棕色（暗色）真菌引起的一组皮肤和皮下组织的慢性局灶性感染，最常见的累及部位是四肢，其特征为逐渐增多的疣状增生和结痂性损害。

该病最常见于热带和亚热带地区。我国迄今已报道500余例，大多为20世纪70年代后所见，以山东、河南和广东等省报道为多，其中山东章丘的流行病学调查显示其发病率高达0.23‰，属世界罕见。在我国北方地区最多见的是卡氏枝孢真菌，而南方地区和散发病例则以裴式着色真菌为主。着色真菌病的病原体广泛存在于环境中，可见于土壤、树木和其他植物中。因创伤时可将病原体接种于皮肤而发生感染，细微损伤，棘刺、木屑的扎伤或创伤，常足以造成病原体的侵入，故该病常见于户外活动的人群及赤足者。

二、诊断思路

（一）临床特点

感染继发于创伤时病原体侵入皮肤和皮下组织。最常见的感染部位为小腿和足部，其他还有手、上肢、面颈部、肩部和臀部等，多数患者的病灶为单侧性。初发病灶为在真菌侵入部位出现的单个粉红色无痛性丘疹，然而多数患者在此阶段不会就诊。初发病灶增大后形成一个大的角化斑块，其表面粗糙，边缘高起，若沿淋巴管播散（或自体接种），常在原发病灶周围形成一些卫星状病灶；无痛，但常有痒感；典型损害呈疣状或菜花状境界清楚的斑块或结节。即使病灶广泛，可累及整个肢体，患者的全身健康状况也不至于受影响；疾病后期一些病灶呈有蒂状损害，表面可继发细菌双重性感染，形成溃疡并有恶臭物排出，双重感染也被认为是病期较长患者的淋巴回流瘀滞、形成象皮肿的原因；罕有患者出现淋巴结、肝、脑或血行播散，仅见于裴氏着色真菌所致，考虑其与该菌亦可引起暗色丝孢真菌病有关。和其他表面增殖性病变一样，该病亦能致癌。

（二）检查要点

（1）好发于小腿和足部，多数皮损为单侧性。

（2）典型皮损呈疣状或菜花状境界清楚的斑块或结节。

（3）该病常见于户外活动的人群及赤足者，并常有外伤史。

（4）疾病后期一些病灶呈有蒂状损害，表面可继发细菌双重性感染，形成溃疡并有恶臭物排出。

（5）本病不具传染性，未见家庭聚集性。

（6）病例为散发，以前国内曾报告山东章丘地区成流行区，但近年已无该特征。

（7）罕见引起深部或系统感染。

根据病史及典型的临床表现以及典型的组织病理改变并见到厚壁孢子即可初步诊断，而真菌学阳性结果是诊断的金标准。

（三）辅助检查

1. 真菌学检查　如下所述。

（1）镜检：对组织切片或损害处脓液、刮屑或活检物做显微镜检查，若发现成簇的特征性小而圆、厚壁、棕色硬壳的小体，则着色芽生菌病的诊断可以成立。这些细胞常沿长轴和横向分隔。

（2）培养：着色芽生菌病的确诊依靠病原体的分离培养。25～30℃培养条件下1～2周后，可见卵圆形灰黑色或墨黑色丝状菌落。但培养物必须保留4周方可丢弃。鉴定致病菌种颇为困难，需依据小培养中分生孢子梗的形态。

2. 组织病理检查　组织切片中除可见到感染性组织相外，还可见到呈暗色的菌丝或孢子，特别是见到厚壁的硬壳细胞（小体）有确诊意义。

（四）鉴别诊断

着色芽生菌病应与其他真菌感染性疾病，包括芽生菌病、罗伯菌病、副球孢子菌病、暗色丝孢霉病、鼻孢子菌病和孢子丝菌病等相鉴别，也需要与原藻病、利什曼病、皮肤结核及某些麻风损害、梅毒、银屑病和亚急性或盘状红斑狼疮进行鉴别。

三、治疗措施

该病治疗困难，对于小病灶应予手术切除。但此举有较大的危险性，易导致局部播散，只有在联合应用抗真菌药物时方可尝试手术治疗，如在术前口服伊曲康唑200mg/d，1～2周，术后继续用2周左右。

至今尚无治疗着色芽生菌病的十分理想的药物。据报道，长疗程口服伊曲康唑（200～600mg/d，12～36个月）对相当比率的南美患者有显著改善。根据我国医生的临床经验似乎不需要如此长的疗程，半年左右，但不同患者的个体差异和病情严重度不同决定了其疗程应该个体化。

在伊曲康唑问世之前，氟胞嘧啶100～200mg/（kg·d），分4次服用，是治疗着色芽生菌病的首选药物，但常出现耐药性。氟胞嘧啶与两性霉素B［0.5～1.0mg/（kg·d）］或噻苯达唑25mg/（kg·d）联合口服时，可以获得更好的疗效。在达到临床治愈后仍应持续治疗至少1个月。国内有医生尝试用特比萘芬治疗也有良效，用法是250mg/d，连续口服3个月到半年以上，停药指征是真菌学转阴1个月以上。也有人用500mg/d，服用1个月左右换成250mg剂量持续治疗。还有内用10%碘化钾溶液、酮康唑、5-FC、两性霉素B、氟康唑等药物有效或治愈的报道。

最近，有人采用伊曲康唑和特比萘芬每周交替使用或两药联合的方法治疗4例单用抗真菌药物口服效差的着色芽生菌病患者获得成功。有的专家推崇5-FC与伊曲康唑联合。也有研究显示泊沙康唑在治疗着色真菌病方面比伊曲康唑更具优势。

病损局部应用热疗有时也有效，因本病的病原菌均不耐受42℃以上的高温。局部加热至45～50℃，每次30～60min，每天1～2次。热疗可采用远红外治疗器、灯泡照烤、热水袋热敷等办法，还可以冷冻。这些办法只适用于早期、小面积、增殖程度轻、无播散倾向者。

四、预后评价

局限性的皮肤和皮下着色芽生菌病预后良好，可根据皮损位置、大小、多少、患者健康和免疫状态以及经济状况选择不同的治疗方法和方案，多采用联合治疗的方法。要积极合理治疗，防止出现细菌的双重感染和自身的播散性感染。一旦出现严重的播散性感染并累及重要器官，则预后不佳。

（陈　凤）

第六节　曲霉病

曲霉病（aspergillosis）是指由一些致病曲霉引起人类皮肤、甲、外耳道、鼻窦、眼眶、支气管、肺、骨及脑膜等急性炎症和慢性肉芽肿改变，严重者可导致败血症，引起死亡。本病无地区性，世界各地都有发病。

一、诊断要点

（一）临床特点

1. 肺部感染　内容如下所述。

（1）变态反应性支气管肺曲霉病：也称过敏性肺炎，由吸入曲霉孢子并对曲霉过敏所致，是一种综合征，包括哮喘、短暂性或持久性肺浸润、外周嗜酸性粒细胞增多。与职业有一定的关系，多见于酿造工人和农民。停止接触变应原后1～4d自行消退，若反复接触变应原，病程可迁延1个月以上。

（2）支气管定植：在有先驱肺病的患者，如癌、结核、结节病、复发性细菌性肺炎、硅肺或肺脓肿等，发生支气管树内曲霉定植。

（3）肺曲霉球：多在肺部存在空洞性病变的情况下有空腔内产生曲霉定植所致。通常继发于结核病和结节病，75%发生在肺上叶，一般单发，多数病例无症状，在胸片常规检查中发现。亦可有咯血、咳嗽、低热、多痰、胸疼等，咯血是本病的重要症状。

（4）慢性坏死性曲霉病：多见于轻度免疫抑制患者，有先驱肺病者、糖尿病、结节病和小剂量糖皮质激素治疗者。常见症状有发热、咳嗽、咳痰。

（5）急性侵袭型肺曲霉病：多见于长期中性粒细胞减少患者，尤见于白血病、骨髓移植者、糖皮质激素或细胞毒药物化疗者、AIDS或慢性肉芽肿病患者。临床症状类似于急性细菌性肺炎，咯血提示肺梗死或坏死性支气管肺炎。影像学无特异性。一般在2～3周内死亡，若免疫状况改善，可形成空洞，但大量、致命的咯血可发生在此阶段。约 1/3 患者发生血行播散，累及脑、肾、胃肠道、心肌和骨骼。

2. 副鼻窦感染　内容如下所述。

（1）曲霉球：真菌团块生长在窦腔内，不侵犯窦黏膜，好发于上颌窦，偶尔累及其他副鼻窦，一般侵及单侧。患者机体免疫力正常，往往有长期慢性鼻窦炎史，窦腔引流不畅，黏液分泌增多。影像学显示放射密度增加，中央可有金属密度（钙磷化）；外科窦道引流术可见到似奶酪样褐色或绿色团块、易碎；CT 检查显示无相邻结构侵袭。

（2）侵袭型曲霉病：此型多见，通常发生在免疫抑制患者，临床表现类似于鼻脑毛霉病，表现为发热、鼻窦炎，有侵袭到眼眶和脑的症状。

3. 播散型　多见于严重免疫抑制或静脉药物成瘾者，多自肺部到血流，而播散到全身各器官，如脑、肾、心、骨、眼及胃肠道等，也可能由外伤或手术所致。

4. 皮肤型　原发性少见，通常由外伤和定植所致，表现为多数结节性损害。常继发于播散型或皮肤烧伤、孤立的坏死性皮肤斑块、皮下肉芽肿或脓肿。继发于播散型的皮损类似于坏疽性深脓疱，先红斑，继之进行性中央坏死。

5. 眼曲霉病　主要由外伤引起，以角膜损害最为常见，表现为深浸润溃疡及表浅结节。也可由鼻或副鼻窦感染侵袭眼眶所致。

6. 耳曲霉病　黑曲霉和烟曲霉为常见病原体，在外耳道内聚生，引起听力降低、痒疼或从外耳流脓。耳镜显示在耵聍上有绿色或黑色绒毛生长。

7. 医源性曲霉病　在医疗操作过程中因器械污染而引起。心外科是主要易感因素，其次为海洛因成瘾者中药物的污染。

（二）组织病理

可有非特异性炎症、肉芽肿、坏死性和化脓性改变，由于血管栓塞和曲霉毒素的作用，坏死常很严重。曲霉在组织中仅生长菌丝，有时可见到曲霉头或有性阶段。菌丝无色、分隔、双叉分枝、呈 45°，宽度 $3 \sim 6 \mu m$，一般粗细均匀。菌丝常指向一个方向或自中心向四周生长如阳光四射，具特征性。慢性损害中的菌丝较短，扭曲，可宽达 $12 \mu m$。

（三）实验室检查

1. 直接镜检　可疑标本 KOH 湿片示透明，双分叉，分隔菌丝；偶尔在痰中可看到小的，壁粗糙的孢子（直径 $3 \sim 4 \mu m$）。偶尔可见到分生孢子头结构。若为曲霉有性期感染，则可见闭囊壳及子囊孢子。

2. 真菌培养　曲霉病的确诊要依据培养中分离出致病菌。由于空气中常有曲霉存在，故对分离结果的解释要慎重。

3. 曲霉菌素皮肤试验　对肺曲霉球及变态反应型曲霉病患者，皮试常为阳性。对严重的曲霉病患者伴免疫机制受损，皮试可阴性。

4. 血清学试验　内容如下所述。

（1）抗体检测：有助于非免疫抑制性曲霉病如肺曲霉球、变应性支气管肺曲霉病的诊断。应用免疫双扩散试验和对流免疫电泳检测曲霉抗体是一种简便有价值的辅助方法。

（2）抗原检测：对免疫受损患者测定其体液中曲霉抗原才是诊断曲霉病的确切方法。可供检测的抗原很多，半乳甘露聚糖和 β - （1 - 3） - D 葡聚糖抗原检测方法已商品化。包括乳胶凝集试验（LA）、放射免疫法和酶联免疫吸附试验（ELISA）法。目前认为 ELISA 是最为敏感的方法，血清是其较好的检测样本，假阳性率为 1% ~ 18%，假阴性率为 8% ~ 10%。如果在感染患者的血清和尿样标本中检测到，是侵袭性曲霉病的特征性标志。

5. 分子生物学检查　核酸探针技术及 PCR 技术诊断准确、敏感且快速，为曲霉病的早期诊断开辟了新的领域。

二、治疗

（一）系统治疗

1. 两性霉素 B　起始剂量为 1mg（体重 <30kg 的儿童给予 0.5mg）溶于 5% 葡萄糖液 50ml 中，1～2h 滴完。如果患者用药后耐受性好，对于免疫功能正常以及不存在严重感染危及生命的患者，采用逐渐增加剂量的方案。常规剂量两性霉素 B 1.0mg/（kg·d），溶于 500ml 葡萄糖液中，6～8h 滴完，但每次静脉滴注剂量不应超过 50mg。对于免疫功能受抑或存在严重感染的患者，应在患者能耐受的前提下尽可能快速地增加剂量。疗程视病情而定。

2. 两性霉素 B 脂质体　凡对两性霉素 B 疗效不佳的严重感染者、产生严重不良反应者、肾损害者可采用两性霉素 B 脂质体。剂量 2.5～5.0mg/（kg·d），目前有三种类型，即两性霉素 B 脂质体（AmBisome）、两性霉素 B 脂质体复合物（Abelcet，ABLC）和两性霉素 B 胶状分散剂（Amphocil，Amphotec，ABCD）。

3. 5-氟胞嘧啶（5-FC）　极少单独用药，主要与两性霉素 B 联合应用，也可与氟康唑或伊曲康唑联合应用。口服是首选的给药方法，也可以静脉滴注或腹腔内灌注。常规剂量为 50～150mg/（kg·d），分 4 次服用。婴儿 5-FC 的半衰期延长，给药间隔应为 12 或 24h。

4. 伊曲康唑　其静脉制剂适用于系统性曲霉病，开始 2d 每日 2 次静滴，每次 200mg，以后改为每日 1 次静滴，每次 200mg，每次滴注时间为 1h。疗程 14d，对静脉用药超过 14d 的安全性尚不清楚。以后改为口服制剂，常规剂量 200～800mg/d，儿童 5mg/（kg·d），疗程视病情而定。

5. 特比萘芬　可用于对传统抗真菌药物治疗发生不良反应、耐受性差或复发的患者，推荐剂量 250～500mg/d，儿童 5～15mg/（kg·d）。

6. 伏力康唑　是一种新型三唑类药物，为第二代合成的氟康唑衍生物，具有抗菌谱广，抗菌效力强的特点。有口服和静脉制剂，首剂 400mg 或 6mg/kg，每日 2 次，继以 200mg 或 3mg/kg，每日 2 次。如上述剂量反应不佳者，增加维持量。

一项开放性研究显示，每日 2 次口服 200mg 伏力康唑治疗 25 例非粒细胞缺乏症患者侵袭性曲霉病（大约 50% 患者曾用伊曲康唑或两性霉素 B 治疗失败），12 周后有效率 69%。另一项研究显示，静脉滴注 6mg/（kg·12h）伏力康唑，继之以 3mg/（kg·12h）静脉滴注 6～27d，然后口服伏力康唑 200mg，每日 2 次，持续 4～24 周。结果 71 例急性侵袭性曲霉病患者中（72% 患者曾用伊曲康唑或两性霉素 B 治疗失败）75% 有效。还有 1 例由烟曲霉和变形菌属感染引起鼻窦炎的患者用伊曲康唑治疗 5 个多月无效，改用伏力康唑 200mg，每日 2 次，14 个月后完全治愈，随访 5 年无复发。

7. 泊沙康唑　第二代三唑类抗真菌药物，广谱抗真菌活性，对曲霉有良好作用。口服 200mg，每日 4 次或 400mg，每日 2 次。

8. 棘白菌素　半合成脂肽类抗真菌药物，属于 β1-3 葡聚糖合成酶抑制剂。卡泊芬净（Caspofungin）和米卡芬净具有高度抗烟曲霉活性。

9. 联合用药　内容如下所述。

（1）特比萘芬与唑类药物：特比萘芬与伊曲康唑或伏力康唑（部分情况下与两性霉素 B）可协同抗曲霉属。

（2）伊曲康唑与尼可霉素 Z：对烟曲霉和黄曲霉有协同作用。

（3）两性霉素 B 与利福布汀：体外两性霉素 B 单用或与利福布汀联用时抗曲霉显示，两种药物联用时 MIC 值显著下降，对所有菌株均有协同或叠加杀菌效应。

（4）两性霉素 B 与阿奇霉素：在体外亦抗曲霉，可能通过抑制真菌蛋白合成来发挥协同作用的。

（二）各型曲霉病的治疗

1. 过敏性肺曲霉病　脱离变应原，轻症患者无需治疗。泼尼松仅用在急性期，慢性期慎用激素。同时应雾化吸入 0.125%～0.25% 两性霉素 B 溶液或制霉菌素混悬液 5 万 IU/ml，每日 2 次，每次 10～

15min。支气管扩张药物和体位引流有助于防止黏液栓塞。

2. 肺曲霉球 如发生大量或反复咯血是外科手术切除的指征，通常应切除肺叶以确保完全清除病损。如有手术禁忌证，可用两性霉素 B 支气管内滴注，或经皮注射，用两性霉素 B 10～20mg 加 10～20ml 蒸馏水，每周滴注 2 或 3 次，共 6 周。较大剂量 40～50mg 可用经皮插管滴注入肺空洞内。

3. 慢性坏死性肺曲霉病 抗真菌药物治疗、加手术切除肺部坏死病灶及周围浸润组织可根治本病。

4. 急性侵袭性肺曲霉病 两性霉素 B 是该型曲霉病首选药物，给药有很多方案，单用两性霉素 B、两性霉素 B 联合 5-FC 或利福平、联合伊曲康唑或特比萘芬等。

5. 气管、支气管炎和阻塞性支气管曲霉病 气管、支气管炎有时用两性霉素 B、伊曲康唑或特比萘芬能予以控制。阻塞性支气管曲霉病口服伊曲康唑常有效。

6. 曲霉性副鼻窦炎 变应性曲霉性鼻窦炎可用泼尼松龙治疗，剂量 20～30mg/d，一旦症状缓解即减量。免疫受损伴发急性侵袭性鼻窦炎患者可用两性霉素 B 治疗，鼻窦内感染物的外科清创术有效，但在中性粒细胞减少期间不宜采用。鼻窦的慢性坏死性曲霉病的治疗包括去除所有坏死组织的外科清创术，然后给予长疗程的伊曲康唑，共 6 个月。清创术也用于鼻窦内曲霉性真菌球的治疗。对某些鼻侧曲霉肉芽肿，手术清除感染灶，加引流和通气，术后用伊曲康唑至少 6 周，可减少复发率。

7. 脑曲霉病 手术切除加用高剂量两性霉素 B 脂质体可使部分患者生存，也有用大剂量伊曲康唑 800mg/d 治疗有效的报道。

8. 眼曲霉病 去除感染组织，局部或口服抗真菌药物治疗。局部治疗可用 5% 那他霉素溶液、0.15% 两性霉素 B 溶液、1% 咪康唑溶液或 0.1%～0.2% 特比萘芬溶液。对于严重或局部治疗效果不好者，可口服伊曲康唑、酮康唑 400mg/d 或氟康唑 200～800mg/d。曲霉性内眼炎需要药物和手术共同治疗，需行玻璃体内给药。

9. 曲霉性心内膜炎 需要积极的药物和外科治疗，一旦确诊即应用两性霉素 B 治疗，治疗开始后 1～2 周可进行受累瓣膜的替换术。

10. 曲霉性骨髓炎 首选两性霉素 B，但成功治疗常需要积极外科手术清除坏死组织。对某些病例，长疗程的伊曲康唑积极治疗有效。

11. 皮肤曲霉病 慢性皮肤曲霉病首选两性霉素 B 治疗，应配合外科清创术。也可口服伊曲康唑、特比萘芬等。

12. 耳曲霉病 可用 3% 硼酸溶液、20% 酒精溶液等将耳垢轻轻洗去，清洁外耳道。早晚局部外用那他霉素或制霉菌素，疗程 2～3 周。还可将浸有两性霉素 B、那他霉素或咪康唑的纱布块放入到外耳道中，并经常更换，疗程为 1 周。

三、预防

曲霉主要是空气传播的致病菌，在粉尘多的地方工作时，或接触有曲霉污染的场所时，应戴防护口罩。清理有曲霉生长的日常用品时，宜用湿布擦拭，以防孢子飞扬，污染空气。脱粒时稻谷飞入眼内，切忌用力擦眼，应及时用生理盐水冲洗，以免角膜擦伤。对眼和皮肤等外伤应及时处理。忌食霉变的花生、果品等食物以防止胃肠曲霉病。医院可安装空气过滤装置，设立屏障，除去花盆种植的植物，手术器械严格消毒，以防医源性感染，应尽量减少诱发因素的影响，对于肺结核、慢性支气管炎、支气管哮喘、支气管扩张等原发病应积极治疗。对有较严重的原发病又常用抗生素、糖皮质激素及免疫抑制剂的患者，可定期作鼻拭子、痰等多途径的真菌检查，一旦发现，即给予两性霉素 B 雾化吸入及其他适当的抗真菌药治疗。小剂量静脉用两性霉素 B 已被用于防止流行期的感染及肺曲霉病。可用福尔马林或过氧乙酸溶液喷洒消毒。

（陈　凤）

第七节　毛霉病

毛霉病（mucormycosis）是由毛霉目中的不同菌种引起的疾病，是以菌丝侵犯血管、梗死和组织坏死为特征的一种急性或亚急性过程。

一、诊断要点

（一）临床特点

1. 潜在疾病　潜在疾病影响侵入途径，控制不良的糖尿病是鼻脑毛霉病的主要潜在疾病。肺毛霉病更常见于恶性血液病、淋巴瘤、严重中性粒细胞减少。皮肤软组织毛霉病常产生在局部外伤和以前存在疾病的部位、控制不良糖尿病、中性粒细胞减少或代谢性酸中毒。也可通过血行播散到皮肤或从潜在组织中蔓延，如副鼻窦。此外静脉药物滥用、医用外科材料受污染等亦可引起毛霉病。

2. 鼻脑型　源于副鼻窦，但表现为相邻结构眶、腭、面、鼻和脑的急性，快速进行性的感染。发病多开始于鼻窦或上鼻甲，少数从硬腭或喉部开始。病初像细菌性鼻炎、伴发热、眶额或副鼻窦疼痛，一半的患者流脓涕或血涕。邻近部位水肿、红斑，继之发绀和黑色坏死。鼻的侧壁，尤其鼻中隔先受累，渐累及硬腭或鼻相邻面部皮肤。鼻窦影像学显示混浊，并可见液平面。从筛窦扩展到眼眶部，先复视，后上睑下垂、球结膜水肿和眼睑水肿。进一步眼球后结构受累导致眼球突出，角膜感觉丧失，对光反应迟钝或消失等。向上可影响额叶。蝶窦炎常从侧面扩展，产生窦腔血栓形成或颈动脉腔瘘，脑血栓形成，引起脑梗死；累及第 7 对脑神经、颞叶，引起面瘫，也可扩展到中耳。经血行播散到肺少见。若不治疗在发病 4 周内死亡。

3. 肺型　常常是肺炎改变。先发热，很快发展为肺炎，一或多处损害，偶见胸腔积液。若患者能生存较久，则可变成空洞，可有大量咯血。多在 2～3 周内死亡。病变可侵及纵隔、心脏及横膈等处。可有溃疡性支气管和气管损害。

4. 皮肤型　许多患者是外伤之后感染，常伴有糖尿病或免疫抑制，可在注射部位、蜘蛛咬伤、静脉或腹腔导管、手术伤口等处感染。有时严重烧伤、开放性骨折、大的外伤等也可感染。致命的是局部进行性播散。其他来源包括：副鼻窦的感染扩展，肺损害的血行播散。皮损单一，开始为红斑，中等硬度，疼痛性蜂窝织炎，形成中心区域黑色坏死，界清。

5. 脑型　局部扩展最常源于筛窦，神经外科术后感染也有报告。血行播散源于肺部病灶，也可由于蝶窦炎累及颈内动脉，来自心脏损害的血栓、静脉药物滥用等。常表现为突发性局灶性神经缺乏或昏迷。脑脊液可正常或不正常，真菌培养阴性。CT 和核磁共振有助于诊断。

6. 胃肠道型　主要在胃部，其他为结肠、食管。表现为表浅或深在的溃疡，胃部损害可用胃镜取溃疡坏死碎屑组织，找到菌丝即可诊断。严重或深部损害可形成穿孔或出血。结肠损害与之相似，结肠镜可见到绿色或黑色的中心坏死区。

7. 其他　心血管毛霉病罕见。可由于手术后感染或播散性损害引起。此外在心内感染部位形成腔壁赘生物，导致败血症栓子到达脑、肺、肾及其他器官。

（二）组织病理

组织内菌丝侵入血管，引起血栓形成和组织栓塞坏死。镜检可见在血管中及其周围有粗大菌丝，HE 染色效果较好，菌丝粗大，无分隔，个别地方偶见分隔，一般 7～15μm 宽，还可见更宽的，分枝呈直角。用 PAS 和银染色效果好。

（三）实验室检查

1. 直接镜检　KOH 湿片可见到宽大、无分隔或极少分隔菌丝，菌丝壁较厚，侧枝与母枝成直角，则比培养分离更有意义。

2. 真菌培养　毛霉目中的致病菌在许多真菌培养基上快速生长，因其对放线菌酮敏感，故培养基内不加放线菌酮，可加抗生素抑制细菌生长。因为毛霉菌是常见的污染菌，因此鼻、腭分泌物及痰培养意义不大，当从坏死病灶、痰或支气管灌洗液中分离出毛霉菌时，在解释其意义时应谨慎。如果患者具有糖尿病或免疫抑制，则应重视所分离的毛霉菌。

二、治疗

要成功治疗毛霉病则必须控制基础疾病、切除坏死组织及应用两性霉素 B。

（一）系统治疗

1. 两性霉素 B 常规剂量 1.0mg/（kg·d），直到无新坏死区域形成，可减量至 0.5~0.6mg/（kg·d），一般持续 8~10 周，总量 2g。可与 5-FC、利福平 600mg/d 联合应用，近年来倾向于联合三唑类药物，如伊曲康唑等。如果患者对高剂量常规剂型两性霉素 B 治疗无效，可采用其脂质体，剂量为 3~5mg/（kg·d）。

2. 酮康唑 有报道用酮康唑 600mg/d 联合大蒜素 90~120mg/d 应用 50d 治愈鼻毛霉病。皮肤坏死性的损害也有用酮康唑 200mg/d 治疗 2 个月有效的报道。

3. 伊曲康唑 有报道用伊曲康唑 400mg/d 治愈原发性皮肤毛霉病，疗程 8 个月。

4. 氟康唑 有报道用氟康唑 200~400mg/d 治疗皮肤毛霉病有效。

5. 特比萘芬 有报道特比萘芬 500mg/d 治疗原发性皮肤毛霉病 6 个月明显有效。

6. 泊沙康唑（Posaconazole，Sch56592） 对根霉有良好作用，口服 200mg，每日 4 次，或 400mg，每日 2 次。

（二）外科疗法

1. 鼻脑毛霉病 立即对感染及坏死组织行外科清疮术，并给予两性霉素 B 局部灌洗疗法以及眼和鼻部包敷疗法（1mg/ml）治疗。

2. 皮肤毛霉病 手术切除坏死病灶及其周围感染组织是治疗最重要的一环，但感染的范围越广则外科手术的效果越差。患者在无基础疾病时用外科清除术，预后良好。

3. 肺毛霉病 如果呈局限型，患者在 48~72h 内对两性霉素 B 治疗无效，则应考虑行全肺叶和肺段的外科切除术，有报道通过肺叶切除而治愈肺毛霉病。

三、预防

保持皮肤黏膜完整及生理屏障的完善。忌滥用抗生素、糖皮质激素，烧、烫伤患者严格保持无菌环境及无菌操作，消化性溃疡患者应及时治疗。高危人群重点监测。对有较严重原发病尤其是糖尿病酸中毒、白血病、淋巴瘤、血液透析等患者，可定期作鼻拭子、痰、尿等多途径真菌检查。以便早期发现，早期治疗。

（陈　凤）

第八章

寄生虫、昆虫性皮肤病

第一节　毛虫皮炎

毛虫皮炎是由毛虫毒毛所致的急性炎症性皮肤病。毛虫种类较多，我国主要有松毛虫（枯叶蛾科）、桑毛虫（毒蛾科）、茶毛虫（毒蛾科）及刺毛虫（刺蛾科）等，直接接触虫体或脱落的毒毛沾染皮肤可致病。

一、诊断要点

1. 好发人群　此病主要发生于山区的农民、林厂的工人、爬树的儿童，尤多见于从事松树林的伐木工人。

2. 好发部位　常见于颈、肩、胸、背及上肢等暴露部位，少数因接触毛虫毒毛沾染的衣物发生于身体其他部位。

3. 典型损害　毛虫毒毛刺入皮肤数分钟至数小时后，刺伤处皮肤出现绿豆至黄豆大的淡红色或鲜红色水肿性斑疹、丘疹、丘疱疹或风团，形态多样，中央可见针尖大水疱或黑点。皮疹数量与毒毛刺入皮肤的数量一致，一般几个至十数个，多者可达上百甚至数百个，多不融合，但刺入皮肤的毒毛密集时，可出现大片水肿性斑块或风团。可因搔抓、揉搓、挤捏或摩擦，出现糜烂、渗液、结痂及鳞屑。

若毒毛进入眼睛，可引起结膜炎、角膜炎，处理不及时可致失明。若毒毛污染食用水，可引起口腔黏膜炎和消化道炎症。若大量毒毛同时刺入皮肤，可引起全身中毒，甚至死亡。

松毛虫除可引起皮炎和结膜炎外，还可引起关节炎，一般在松毛虫皮炎发生1～2周后，但短者可为1～2d，长者可达20d或更长，主要表现为手、足、肘、膝、踝等关节出现疼痛，以手足小关节最为多见，且不对称，继而受累关节处组织肿胀，影响活动，重者可丧失劳动能力。

4. 自觉症状　皮肤损害有刺痛、瘙痒及烧灼感，毒毛刺入皮肤数量较多时，可伴有发热、乏力等全身症状。毛虫性结膜炎和角膜炎则表现为疼痛、烧灼感剧烈，松毛虫性关节炎有不同程度的关节疼痛及活动受限。毛虫性口腔黏膜炎和消化道炎症，可表现为发热、恶心、呕吐、胸骨后疼痛、乏力等中毒症状。

5. 病程　皮疹一般1～2周自愈。毛虫性关节炎约1周后逐渐缓解，少数可长达数月，若发生游走性或复发性关节炎，病程可长达数年甚至数十年。

6. 实验室检查　用透明胶带在皮损处粘取，在显微镜下可发现毒毛。

二、治疗

1. 一般治疗　毛虫刺伤皮肤后，应及时用胶布、伤湿膏或胶带纸反复粘贴患处去除毒毛，并用肥皂水、5%～10%氨水或碳酸氢钠溶液冲洗，在粘取毒毛时，应注意勿将胶布等垂直按压在皮肤上，以免毒毛刺入更深。患处避免搔抓、揉搓和摩擦，防止毒毛断入皮内。

2. 局部治疗　去除毒毛后，局部涂搽1%冰片炉甘石洗剂、樟脑酊，以及0.05%卤米松霜或软膏、

0.05%丙酸氯倍他索软膏、0.025%醋酸氟轻松乳膏或软膏、0.1%哈西奈德乳膏或软膏等糖皮质激素制剂，每日2或3次。红肿较明显者，可用1%新霉素溶液、0.1%苯扎溴铵溶液或1%~2%明矾溶液等湿敷，或外敷鲜茶汁、鲜马齿苋泥、季德胜蛇药糊或云南白药糊，可显著缓解症状。

3. 全身治疗　皮损广泛或伴有全身症状者，可给予去氯羟嗪75~150mg/d、盐酸左西替利嗪5mg/d、氯雷他定10mg/d、特非那定120~180mg/d、非索非那定60mg/d或盐酸赛庚啶6~12mg/d等抗组胺药，必要时短期应用糖皮质激素，如醋酸泼尼松20~30mg/d、地塞米松3~5mg/d等。

松毛虫性关节炎在急性期给予消炎镇痛剂，如吲哚美辛25mg、保泰松25mg或布洛芬0.2g，每日3次，口服，亦可同时应用糖皮质激素，如醋酸泼尼松10mg，每日3次，口服；或地塞米松5mg，每日1次，肌内注射。

4. 封闭疗法　皮疹密集且症状明显者，可用1%盐酸吐根碱溶液3ml或3%盐酸吐根碱注射液1ml加1%利多卡因1ml，于患处近心端皮下注射，可迅速止痛，但心脏病、高血压、孕妇及幼儿忌用。关节炎症状较明显或其他治疗方法无明显缓解者，关节腔内可注射强的松龙10~20mg，1~2周1次。

5. 中医治疗　局部可选用马齿苋、苦参各30g，艾叶20g；或白花蛇舌草、七叶一枝花、蒲公英、野菊花各30g，地肤子、黄柏各15g，水煎取汁湿敷患处，每日2~3次。

（陈　凤）

第二节　隐翅虫皮炎

隐翅虫皮炎是一种由毒隐翅虫体液所致的急性接触性皮肤病。毒隐翅虫种类主要有梭毒隐翅虫、青翅蚁形隐翅虫、黑足蚁形隐翅虫等，虫体各段均含有强酸性毒汁，当碎裂的虫体体液直接或间接沾染皮肤时即引起皮肤损害。

夏秋季皮肤裸露，该虫夜晚飞进房间叮咬皮肤或虫体受压时体液外溢可释放出毒液，能引起皮炎。但多数虫体在皮肤爬行时并不放出毒液，只有当虫体被拍击或压碎时，毒液沾染皮肤才引起皮肤损害。

一、诊断要点

1. 好发季节　多发生于夏秋季节夜晚在室外作业或乘凉时，男女老幼均可受侵。
2. 好发部位　皮损多见于面颈、胸、背、四肢等暴露部位，偶可发生于外阴。
3. 典型损害　一般在皮肤沾染隐翅虫体液2~4h后，在接触部位出现与沾染毒液面积基本一致的点状、条索状、地图状或泼水状等不同形态的水肿性红斑，此后可出现大小不等的壁薄水疱和灰白色脓疱样损害，破溃后形成浅表红色糜烂面和结痂，严重者可出现皮肤浅表性坏死。毒液沾染眼睑、阴茎等组织疏松部位时，则症状严重，局部肿胀明显。
4. 自觉症状　局部有明显的瘙痒、灼热和疼痛感，甚至剧痛，严重时可伴有发热、头痛、头晕、淋巴结肿大等全身症状。
5. 病程　皮损一般于1~2周留暂时性色素沉着而愈，伴有组织坏死者病程延长。

二、治疗

1. 一般治疗　加强个人防护，发现皮肤上落有隐翅虫时不要用手直接拈取或拍击，应将虫体拨落于地用脚踏死。若发现皮肤沾染隐翅虫体液，应避免搔抓，并及时用肥皂水、5%~10%氨水或4%碳酸氢钠水清洗。
2. 局部治疗　患处可涂搽1%冰片或薄荷炉甘石洗剂、樟脑酊，或0.05%卤米松霜、0.1%糠酸莫米松霜、0.02%丙酸氯倍他索霜、0.025%曲安奈德霜、0.1%哈西奈德乳膏等糖皮质激素制剂。红肿较明显或糜烂有渗液时，可用3%硼酸溶液、0.1%依沙吖啶溶液、1%~2%明矾溶液或1:5000高锰酸钾溶液冷湿敷，待患处干燥后再涂搽糖皮质激素霜剂。

继发感染可涂搽2%甲紫溶液、10%硫磺炉甘石糊剂、冰黄肤乐膏，或2%莫匹罗星软膏、1%红霉素软膏、1%利福平软膏、3%磷霉素软膏、1%诺氟沙星软膏或0.2%盐酸环丙沙星软膏等抗生素制剂。

3. 全身治疗 症状明显或皮损面积较大时，可给予抗组胺药物，如马来酸氯苯那敏 12mg/d、盐酸赛庚啶 6mg/d、盐酸西替利嗪 10mg/d、氯雷他啶 10mg/d 等，分次口服或顿服。必要时可给予糖皮质激素，如醋酸泼尼松 30mg/d，分次口服。其他如患处灼痛明显者可给予止痛药、继发感染者可口服抗生素等对症处理。

4. 中医治疗 如下所述。

（1）内治法：本病治宜清热、解毒、利湿，方选清热解毒利湿方加减，药用苡仁 20g，蒲公英、土茯苓、生地各 15g，金银花、连翘、泽泻、赤芍各 12g，甘草 6g，每日 1 剂，水煎取汁分次服。

（2）局部治疗：可选用蒲公英、地肤子、苦参、甘草各 20g，紫背天葵、野菊花、蛇床子、白鲜皮、连翘各 10g；或忍冬藤、苦参各 15g，薄荷叶、赤芍、芒硝（后入）各 10g，水煎汁冷却后湿敷患处，每次 10～15min，每日 3～4 次。

将捣烂的鲜马齿苋泥敷于患处，或季德胜蛇药片 6～8 片用茶叶水化成糊状后敷于患处，每日 2 次，常可收到较好的消炎镇痛的作用。

（陈 凤）

第三节 叮咬皮炎

叮咬皮炎是指被具有吸血的喙器或刺吸型口器的昆虫叮咬后引起的炎症性皮肤病。此类昆虫主要包括蚊虫、臭虫、蠓虫、白蛉、蚋、蚁、跳蚤、蜱、螨、椎猎蝽等，在叮咬人体吸血的同时将体内的毒汁或唾液注入人体，引起机体的局部及全身变态反应，而且可传播多种传染病，危害人类健康。

一、诊断要点

1. 好发年龄 任何人被昆虫叮咬后均可出现局部炎症反应，但全身变态反应多见于儿童。
2. 好发部位 主要发生于面颈、上胸、手足及四肢等暴露部位。
3. 典型损害 被叮咬处皮肤出现水肿性红斑、丘疹和风团，在损害中央可见暗红色的瘀点，偶见丘疱疹、水疱和结节，数量多少不定，散在分布或密集成群。常因瘙抓引起糜烂、渗液、结痂、抓痕或继发感染，愈后留暂时性色素沉着。

少数患者可出现全身变态反应，皮肤出现泛发性水肿性红斑、风团，甚至大片瘀斑，严重者可发生喉头水肿。少数儿童被蜱叮咬后可引起"蜱瘫痪症"，表现为上行性麻痹，最后可因呼吸中枢受累而死亡。

4. 自觉症状 多数被叮咬者有不同程度的瘙痒和/或疼痛，少数可无任何症状。某些过敏体质者可有剧烈瘙痒和灼痛感，甚至出现发热、腹痛、腹泻、恶心、头痛等全身症状。
5. 病程 皮损一般一周左右消退，但结节性损害消退缓慢，少数可发展成慢性皮炎。

二、治疗

1. 一般治疗 加强个人防护，进入林区或在野外，需穿长袖衣衫，预防蚊虫叮咬。搞好环境和个人卫生，作业区可喷洒凯素灵、倍硫磷、美曲膦酯等杀虫剂，消灭虫体和滋生地，工作后及时洗澡换衣。避免搔抓和刺激皮损，防止继发感染和形成慢性皮炎。

2. 局部治疗 患处涂搽抗炎止痒剂，如1%酚或薄荷炉甘石洗剂、0.25%樟酚搽剂、虫咬皮炎药水、花露水、清凉油，或0.05%卤米松霜、0.1%糠酸莫米松霜、0.02%丙酸氯倍他索霜、0.025%曲安奈德霜等糖皮质激素制剂，以及林可霉素利多卡因凝胶、2%利多卡因、2%普鲁卡因或pramoxine等局部麻醉剂，每日3～5次。

继发感染可涂搽2%莫匹罗星软膏、1%新霉素软膏、1%红霉素软膏、2%龙胆紫溶液、3%聚维酮碘液或0.2%盐酸环丙沙星软膏等，每日2次。

3. 全身治疗 瘙痒明显或皮损严重者可酌情给予盐酸西替利嗪 5～10mg/d、盐酸左西替利嗪 2.5～5.0mg/d、氯雷他定 5～10mg/d、非索非那定 60mg/d 或咪唑斯汀 5～10mg/d 等抗组胺药，分次或 1 次口服。必要时可给予醋酸泼尼松 20～30mg/d、地塞米松 5mg/d 等糖皮质激素，继发感染者给予广谱抗生素。

4. 封闭疗法 局部症状明显或结节性损害，皮损内可注射糖皮质激素，如地塞米松 2.5～5.0mg、醋酸泼尼松龙 5～15mg、复方倍他米松注射液 5～7mg，可迅速缓解症状和抑制组织增生。

5. 物理疗法 局限顽固性难退的结节性损害或已形成痒疹者，可考虑进行手术切除、电烧灼、激光、微波、液氮冷冻或浅层 X 线治疗。

6. 中医治疗 局部可选用桃树叶适量；或野菊花、马齿苋、蛇床子、地肤子、苦参各 10g，薄荷 6g，水煎淋洗或湿敷患处，每日 3～5 次。雄黄、枯矾各等份，研细末后凉茶水调敷患处，也有较好疗效。

（陈 凤）

第四节 疥疮

疥疮是由疥螨所致的接触传染性皮肤病。疥螨属蛛形纲疥目，寄生在皮肤的表皮层内，因掘隧道时的机械性损伤、分泌物及排泄物的刺激引起皮肤炎症，极易在家庭及接触者之间传播流行。

疥疮患者多因与受感染者直接接触被传染，或使用患者用过的被褥、衣物等间接接触被传染，亦可被有疥螨寄生的动物如猫、犬、兔、羊、牛、马等传染。

一、诊断要点

1. 好发年龄 男女老幼被疥螨感染后均可发病，临床以中青年人和儿童较为多见。

2. 好发部位 皮疹好发于皮肤薄嫩处，如指（趾）间、腕屈侧、肘窝、腋窝、女性乳房下、下腹部、股内侧、外生殖器等部位，成人头面部和掌跖部不受侵犯，但可累及婴幼儿。

3. 典型损害 皮损主要为红色丘疹、丘疱疹、小水疱、隧道、结节和结痂等，其中水疱常见于指（趾）缝，结节常发于阴囊、阴茎和阴唇。少数患者可有风团样、大疱性、角化性损害。

隧道为疥疮的特异性皮疹，长 5～15mm，弯曲微隆起于皮面，呈淡灰色或皮色，末端有丘疹、丘疱疹或水疱，为雌性成虫所在处，但部分患者无典型的隧道或很难识别。可因搔抓、破溃等继发感染，发生脓疱疮、毛囊炎、疖病、淋巴结炎等。

4. 特殊类型 如下所述。

（1）婴幼儿疥疮：皮疹分布常较广泛，可累及头皮、颈、手掌和足跖，除典型皮疹外，多有脓疱和湿疹样损害。经正规治疗后，在足的侧面仍可陆续出现小水疱和脓疱，对治疗疥螨的药物无反应，称之为疥疮后综合征。

（2）挪威疥：又称角化型疥疮或结痂型疥疮，多发生于身体虚弱、免疫缺陷或大量应用糖皮质激素者。损害主要为皮肤干燥、结痂和脓性感染灶，指（趾）端有大量银屑病样鳞屑，指（趾）侧缘肿胀，指（趾）甲增厚变形，手掌角化过度，毛发干枯脱落，头皮和面部有较厚的鳞屑和脓性痂皮，有特殊的臭味，局部淋巴结肿大。

（3）难辨认疥疮：局部或全身应用糖皮质激素可使疥疮的症状和体征发生改变，缺乏典型疥疮损害的特征，且皮损分布广泛。

（4）结节性疥疮：病程中或抗疥治疗后，阴囊和阴茎可出现直径为 3～6mm 的暗红色结节，足跖部结节呈红棕色，表面常有角化和鳞痂，常伴有不同程度的瘙痒。婴幼儿可能由于皮肤薄嫩，对异物反应强烈而易发生疥疮结节。

5. 自觉症状 瘙痒剧烈，尤以夜间为重，常在感染后 3～4 周出现。灭疥治疗 1～2 周后，皮肤瘙痒可消失。

6. 病程　慢性经久，未经治疗可持续数周至数月或更久。有效抗疥治疗可很快将疥螨杀死，但皮肤瘙痒仍可持续数日。

7. 实验室检查　在隧道末端的丘疹、水疱内可找到疥虫或虫卵。

二、治疗

1. 一般治疗　患病后应及时诊治并适当隔离，避免传播。与患者密切接触的周围人和家庭成员，均应进行 2~4 周的医学观察。患者穿过的衣服及使用过的被褥、手套、用具等，均应煮沸消毒或在日光下曝晒灭虫。将被污染的衣物离体干燥放置 72h，疥螨也可自行死亡。

2. 外用药治疗　如下所述。

（1）搽药方法：搽药前用肥皂和热水沐浴，将皮肤拭干后，将灭疥外用药均匀涂搽于颈部以下全身皮肤，皮损处应反复涂药并用力摩擦，临睡前搽药 1 次或早晚各 1 次，疗程以药物杀虫效果而定，疗程结束后再用热水及肥皂水沐浴，应尽量将皮肤上的药物洗净，更换已消毒的衣被。若治疗 2 周左右有新发皮疹或检出活疥虫，可重复一疗程。首次搽药前先用中长效糖皮质激素霜剂（如 0.05% 卤米松霜、0.1% 糠酸莫米松霜、0.02% 丙酸氯倍他索霜、0.025% 曲安奈德霜等）薄涂皮损，可明显缓解瘙痒症状。

临床最常应用的灭疥药物硫磺制剂，无蓄积毒性，安全且疗效肯定，掌握一定的搽药方法对其疗效十分重要和必要。除以上所述外，使用在硫磺制剂进行抗疥治疗过程中，可不必每日洗澡和更换内衣，因沾染在内衣上的药物及其气味也有杀虫作用，可增强灭疥效果。

（2）灭疥药物：主要有 5%~10% 硫磺软膏或霜，每晚或早晚各 1 次，疗程 3~4d；25%~30% 苯甲酸苄酯洗剂或乳膏，每晚 1 次，连续 3d；1% 丙体 666 乳膏或软膏，1 次即可，8~12d 后彻底洗掉，孕妇、哺乳期妇女、小于 2 岁儿童及泛发性皮炎患者禁用；5% 三氯苯醚菊酯乳剂，1 次即可，8~14d 后彻底洗掉；10% 克罗米通霜，每晚 1 次，连用 2 次，第 2 次用药后 24d 彻底洗掉；40% 硫代硫酸钠溶液和 4% 稀盐酸溶液，先涂前者，待干后再涂后者，每日早晚各 1 次，连续用 3~4d。以上药物可酌情任选一种。

3. 内用药物　病情严重者可选用依维菌素，成人用 12mg，儿童剂量为 150~200μg/kg，单次口服，5 岁以下儿童、年老体弱者、孕妇禁用；或阿苯达唑 400mg，单剂口服，5d 为一疗程。

此外，甲硝唑 0.6g/d，分 3 次服，疗程 7d，可增强外用药疗效；氨苯砜 100mg/d，分 2 次服，7d 为一疗程，用于治疗疥疮结节；瘙痒明显者给予盐酸赛庚啶 6~12mg/d、马来酸氯苯那敏 12mg/d、盐酸西替利嗪 10mg/d、氯雷他定 10mg/d 或非索非那定 60mg/d 等抗组胺药物；继发感染者给予罗红霉素 150~300mg/d（儿童 5~10mg/kg·d）、红霉素 2~4g/d（儿童 30~50mg/kg·d）、阿莫西林 2~4g/d（儿童 20~40mg/kg·d）、氨苄西林 2~4g/d（儿童 25mg/kg·d）、头孢氨苄 1~4g/d（儿童 25~50mg/kg·d）等抗生素，分次口服。

4. 封闭疗法　糖皮质激素局部注射用于疥疮结节的治疗，每个结节内可注射用 1% 普鲁卡因或 1% 利多卡因溶液稀释而成的 1% 醋酸泼尼松龙混悬液、0.5% 甲泼尼龙醋酸酯混悬液、0.2% 复方倍他米松混悬液或 1% 曲安奈德混悬液 0.1~0.2ml，每周或每月 1 次。

5. 物理疗法　疥疮结节可采用液氮冷冻治疗，一般 2 次冻融即可，冻融范围局限于损害处，避免水疱形成和周围正常组织水肿。

（王丽昆）

第五节　蜂蜇伤

蜂蜇伤是由蜜蜂、黄蜂、大黄蜂、土蜂等毒蜂蜇伤所致的急性炎症性皮肤病。毒蜂尾部毒刺蜇入皮肤后，释放出含有组胺、5-羟色胺、胆碱酯酶、缓激肽、透明质酸酶、蚁酸和抗原物质的毒汁，引起局部皮肤及全身变态反应。

一、诊断要点

1. **好发年龄** 男女老幼均可被蜇伤，但主要见于林业和野外工作者，儿童也不少见。

2. **好发部位** 此病主要发生于四肢及面颈等暴露部位。

3. **典型损害** 蜂蜇伤处皮肤迅速出现水肿性红斑，中央被蜇处有一瘀点，较重者可发生风团、水疱或血疱，蜇伤组织疏松部位时，局部常高度水肿。若被群蜂和黄蜂蜇伤，可发生大面积水肿，偶可发生变应性休克。

4. **自觉症状** 刺伤后局部立即出现灼痛、刺痛及痒痛感，严重者可伴有周身瘙痒。偶可出现畏寒、发热、头晕、头痛、恶心、呕吐、心悸、烦躁、抽搐、虚脱、昏迷等全身症状，严重者可发生休克。

5. **病程** 单纯水肿性红斑一般2h自行缓解或消退，严重者可在数小时或数日内死亡。

二、治疗

1. **一般治疗** 蜇伤后立即拔出毒刺，并用清水冲洗或外涂碘酊，然后用吸奶器或火罐将毒汁吸出。刺入皮内的蜜蜂产卵器带有毒囊，宜用小刀将其剥除，勿用手及镊子拔除，以免将毒囊内的毒液挤入组织内，因断入皮内的毒刺不能被组织吸收且有刺激性，所以必须清除。

2. **局部治疗** 黄蜂的毒液为碱性，被蜇后可用食醋冲洗；蜜蜂的毒液为酸性，被蜇后可用肥皂水、3%氨水或5%碳酸氢钠溶液冲洗，然后用20%醋酸铝溶液冷湿敷，或用季德胜蛇药3~5片用温开水化开调成稀糊状敷于患处。局部外搽10%氨水或虫咬皮炎药水，以及5%~10%碳酸氢钠溶液冷湿敷等，可明显减轻疼痛。

3. **全身治疗** 局部红肿明显，发生水疱，或伴有全身症状者，可给予盐酸赛庚啶6~12mg/d、盐酸西替利嗪10mg/d、氯雷他定10mg/d、非索非那定60~120mg/d、咪唑斯汀10mg/d等抗组胺药，分次或1次口服。必要时可应用糖皮质激素，如醋酸泼尼松20~30mg/d、地塞米松3~5mg/d等，口服或肌内注射。

早期在进行上述治疗的同时，口服季德胜蛇药10~20片，可增强抗炎、抗过敏及止痛效果，并注意预防变应性休克的发生，有休克症状者应及时组织抢救。

4. **封闭疗法** 疼痛剧烈者，可用1%盐酸吐根碱水溶液3ml或糜蛋白酶5mg加2%利多卡因注射液2~3ml，在肿胀处周围及基底部浸润注射，可迅速消肿止痛。

5. **物理疗法** 用冷水或冰袋冷敷患处可减轻症状。

（马珊珊）

第六节 匐行疹

匐行疹是指动物线虫或钩虫的幼虫在人体皮肤内移行所致的线状损害。幼虫种类主要有巴西钩虫、犬钩虫、粪类圆线虫等，肺吸虫、血吸虫、马蝇及牛蝇的幼虫偶可引起。

一、诊断要点

1. **好发年龄** 任何人感染致病幼虫后均可发生，多见于儿童。

2. **好发部位** 皮疹多见于四肢远端、臀部和外生殖器等部位。

3. **典型损害** 皮损初为幼虫侵入处出现红色斑疹、丘疹和丘疱疹，一般在幼虫潜伏4d或更久后，开始以每日约2cm的速度在皮内和皮下组织向心性掘进，约一周即可形成15~20cm长的不规则形隆起于皮面的红色线状损害，可因搔抓呈湿疹样变，线状损害的末端为幼虫所在处，其死亡后形成质硬的皮下小结节。

某些幼虫如腭口线虫除在皮肤移行外，亦可在肝、脑或肺内移行，出现相应症状，如幼虫在肺部移行，可引起肺组织暂时性、游走性的浸润灶，即Loeffler综合征。

4. 自觉症状　幼虫在皮肤组织移行时有不同程度的瘙痒、灼热或刺痛感。偶有发热、乏力、肌肉酸痛、食欲不振等全身症状。

5. 病程　幼虫一般于 10d 或数周内死亡，皮损自行消退。

6. 实验室检查　线状损害末端可找到蠕虫的幼虫。有全身症状者血中嗜酸性粒细胞增多。

二、治疗

1. 一般治疗　患病后及时诊治，尽量避免搔抓患处，以免影响正确诊断而延误治疗。

2. 全身治疗　可给予噻苯哒唑 50mg/（kg·d），分 2 次口服，连续 2d，1 周后可重复一个疗程；或阿苯达唑 200～400mg，每日 2 次，连服 3～5d；或伊维菌素 0.2mg/（kg·d），连服 2d。继发细菌感染者给予广谱抗生素。

3. 局部治疗　外用含亲脂性载体的噻苯哒唑制剂，如涂搽噻苯哒唑粉 500mg 加入 5g 凡士林配成的软膏，或涂搽噻苯哒唑悬液（100mg/ml）后，再涂搽糖皮质激素类软膏，每日 2 次，连用 5d，可收到较好疗效。

4. 物理疗法　线状损害的末端可用氯乙烷或液氮喷射冷冻或透热疗法杀死幼虫。

（王松芬）

第七节　毒蛇咬伤

毒蛇咬伤是毒蛇毒腺中的毒汁进入人体内所致的皮肤及全身中毒反应。蛇毒成分复杂，主要有神经毒和循环毒两大类，对中枢神经、周围神经、神经肌肉传导功能，以及心脏、血管及血液系统等，均可造成损害。

一、诊断要点

1. 好发年龄　我国毒蛇咬伤主要发生于南方从事野外工作者，以中青年人较为多见。

2. 好发部位　毒蛇咬伤多发生于手足及小腿等处。

3. 典型损害　皮肤咬伤处（毒蛇咬伤为 2 个或 4 个毒牙痕）可见斑状出血和咬伤痕迹，咬伤后不久局部组织即出现红斑、水肿、瘀斑、坏死、溃烂等，伴有淋巴管炎、淋巴结炎或蜂窝织炎，甚至可造成严重化脓性感染或肢端坏死。

严重者可因循环功能衰竭、呼吸麻痹、肾功能衰竭或中毒性休克而死亡。神经毒毒蛇咬伤处水肿及出血较轻，而循环毒毒蛇咬伤处水肿和出血较明显，可有瘀斑和坏死。

4. 自觉症状　毒蛇咬伤依其毒汁的性质和作用出现不同的症状。循环毒在局部造成剧烈疼痛，可有发热、烦躁不安、谵妄、心悸及出血等症状；神经毒仅有局部瘙痒或麻木感，但可引起肌肉疼痛、眼睑下垂、言语不清、声嘶、吞咽困难、呼吸不畅等全身症状；混合毒兼具神经毒和循环毒两种症状，且表现更为严重。

5. 病程　若毒蛇咬伤后的伤口处理及时可很快愈合，处理不及时可造成肢端坏死，甚至短期内死亡。

6. 实验室检查　重症患者可出现血浆凝血酶原时间延长、纤维蛋白原明显降低，凝血酶调节蛋白及纤溶酶原激活抑制物明显升高，血清总胆红素、肌酐、转氨酶、心肌酶谱均明显增高。

二、治疗

1. 急救处理　被毒蛇咬伤后不要惊慌和跑动，尽快在伤口近心端绑扎止血带或布带，用清水、盐水或 1:5 000 高锰酸钾溶液反复冲洗伤口，再应用拔火罐的方法吸出毒液，若用嘴吸吮时需用力，并在口腔和伤口之间贴敷薄橡胶片或塑料薄膜，避免毒液吸入口腔和腹部，亦可在毒牙咬伤处行十字切开，离心性挤出毒液，再用清水或盐水反复冲洗。以上急救处理宜在 1h 内处理完毕。

2. 全身治疗　如下所述。

（1）抗蛇毒血清：及时注射单价或多价抗蛇毒血清，注射前应做皮试，首次肌内注射 4ml，以后每次 2ml，每 4～6h 注射 1 次；亦可用抗蛇毒血清 10ml 加生理盐水或 50％ 葡萄糖溶液 20～40ml，缓慢静脉注射（儿童用量酌减）。

（2）糖皮质激素：重症者宜尽早应用大剂量糖皮质激素，如氢化可的松 300～500mg/d 或地塞米松 10～15mg/d，加到 5％～10％ 葡萄糖溶液中，静脉滴注，连用 3～5d。具有显著抗炎、抗过敏、抗休克的作用。

（3）对症处理及支持疗法：如对于蛇毒抗凝作用引起的出血，可输全血；对于肌肉麻痹可注射新斯的明；有抽搐时静脉注射钙剂；疼痛剧烈时给予止痛药；呼吸困难时给予可拉明等呼吸兴奋剂；呼吸肌麻痹时应用呼吸机进行人工呼吸等。

其他如吸氧、补液、扩容、强心、利尿等，根据病情选择性应用，必要时给予抗生素和破伤风抗毒素。禁用中枢抑制剂、抗凝剂和横纹肌松弛剂。

3. 封闭疗法　伤口周围用胰蛋白酶 1 000IU～6 000IU 加 0.25％ 普鲁卡因 10～20ml 进行环状注射，亦可直接注射于伤口内，每日 1 次，能有效分解蛇毒蛋白酶，防止组织坏死。

4. 低温疗法　患处放置冰袋或将被咬肢体置于 4～7℃ 冷水中，以及伤口周围喷洒氯乙烷等，可减缓毒素吸收速度，降低毒液中各种酶的活性。

（贾玲芝）

参考文献

[1] 赵俊英，王增芳．首都医科大学附属北京友谊医院皮肤科暨北京市皮肤病专家会诊中心病例讨论精选．北京：人民卫生出版社，2016.

[2] 李慎秋，陈兴平，周礼义．皮肤病性病诊疗指南．第3版．北京：科学出版社，2015.

[3] 林仲．看图识病诊断皮肤病（一）单纯疱疹．南京：江苏凤凰科学技术出版社有限公司，2015.

[4] 常建民．皮肤病理简明图谱．第2版．北京：人民军医出版社，2015.

[5] 方洪元．朱德生皮肤病学．第4版．北京：人民卫生出版社，2015.

[6] 宋兆友．皮肤病五十年临证笔录．北京：人民卫生出版社，2014.

[7] 韩世荣．常见皮肤病防治300问．西安：陕西科学技术出版社，2015.

[8] 常建民．色素减退性皮肤病（附临床及病理图谱）．北京：人民军医出版社，2014.

[9] 李伯埙．皮肤病临床与组织病理学．北京：世界图书出版公司，2015.

[10] 王宝玺，晋红中．皮肤病与性病科．北京：中国医药科技出版社，2014.

[11] 鲁严，骆丹，张美华．危重皮肤病救治．北京：人民卫生出版社，2013.

[12] 张建中，高兴华，郑敏．皮肤性病学．北京：人民卫生出版社，2015.

[13] 学骏，涂平，陈喜雪，等．皮肤病的组织病理学诊断．第3版．北京：北京大学医学出版社，2016.

[14] 张学军．皮肤性病学（第八版）．北京：人民卫生出版社，2015.

[15] 张建明．皮肤性病诊断图谱．北京：化学工业出版社，2016.

[16] 王家璧，刘跃华．实用皮肤病理学．北京：人民卫生出版社，2016.

[17] 虞瑞尧，王家璧，漆军．常见皮肤病图谱．第3版．北京：人民卫生出版社，2013.

[18] 晋红中．简明皮肤病手册．北京：人民卫生出版社，2016.

[19] 张信江，鲁东平．皮肤性病基层医师诊疗手册．北京：人民卫生出版社，2014.

[20] 刘刚．常见皮肤病治疗学．南京：东南大学出版社，2016.

[21] 张燚，展昭新．田素琴皮肤病临证经验集．沈阳：辽宁科学技术出版社，2016.

[22] 吴志华．皮肤科治疗学．第3版．北京：科学出版社，2016.